JN244429

新体系看護学全書

健康支援と社会保障制度❸

社会福祉

メヂカルフレンド社

　Aさん（80歳）は，一人暮らしをしていましたが，転倒して骨折し，入院しました。手術後の看護を受け，リハビリテーションを行ったため，退院できるようになりましたが，以前のように歩けるようにはならず，介護を要します。病院では，退院後に受ける介護サービスや住まいのことなど，退院の準備を進めなければなりません。近くに住んでいるが折り合いの悪い家族との関係や，年金が少ないため医療費の支払いも心配です。退院後も医療と福祉を受けていきます。このように，医療と福祉は連続し，一体として提供される必要があります。ここでは高齢者の例をあげましたが，子どもや障害者，成人についても同じことが言えます。

　このようななかで，看護師を目指す人が社会福祉を学ぶ意義としては，次のようなことがあげられます。まず，看護を受ける患者さんはずっと病院にいるわけでなく，地域に戻って暮らしていくので，地域において医療と福祉をどのように総合的に受けていくのかを考えたうえで，病院と地域における看護を考えていく必要があります。また，総合的な医療と福祉を提供していくためには，看護師だけではなく，福祉の専門職を含めた多職種と連携をしていくため，福祉職など他の職種の役割や仕事を理解する必要があります。さらに，患者さんの生活にかかわる問題は多岐にわたっているので，医療だけでなく周辺領域の生活支援のしくみや解決方法を知っている必要があります。人をトータルにみる看護のためには，不可欠なことです。

　本書においては，社会福祉のしくみを説明しています。第1章では，社会福祉の理念，生活や集団の中での社会福祉の役割や技術を扱っています。第2章では，社会保障制度について，現状と動向に続いて基本的なしくみを解説しています。第3章では，医療保険，介護保険，年金保険，労働保険といった社会保険制度を詳述しています。第4章の社会福祉の歴史と動向を踏まえ，第5章では，生活保護，障害者，児童，高齢者などの社会福祉制度について解説しています。第6章では，福祉行政のしくみと民間活動について，財政や人材のことも含めて説明しています。

　社会福祉の分野では，時代の動きの中で，頻繁な制度改正が行われています。本書では，大きな流れとともに，基本的なしくみがわかるように，最新の情報で説明しています。時代の中で制度がどうなってきたかを頭に入れながら，制度によって支えられている看護を学習していただきたいと思います。

2024年10月

西村　淳

執筆者一覧

編集

西村　淳　　神奈川県立保健福祉大学保健福祉学部社会福祉学科教授

執筆（執筆順）

吉中　季子　　神奈川県立保健福祉大学保健福祉学部社会福祉学科准教授
川久保　寛　　北海道大学大学院法学研究科准教授
西村　淳　　神奈川県立保健福祉大学保健福祉学部社会福祉学科教授
玉川　淳　　神奈川県立保健福祉大学保健福祉学部社会福祉学科教授

目次

| 第**1**章 生活と社会福祉 | 吉中季子 001 |

I 社会福祉の意義 002

A 暮らしを支える社会福祉 002
1 豊かさとは 002
2 生活問題の解決 002

B 社会福祉の概念 002
1 目的概念としての社会福祉 003
2 実体概念としての社会福祉 003

C 看護と社会福祉 003
1 医療ニーズを取り巻く様々なニーズ 003
2 医療保障の意義 004

D 社会福祉を支えるいくつかの理念 004
1 ノーマライゼーション 004
2 自立支援 005
3 社会的排除と社会的包摂 005
4 持続可能な開発目標 006

II 生活基盤と社会福祉 007

A 人口と家族 007
1 人口構造の変化 007
2 家族形態の変化と多様性 010
3 晩婚化・未婚化 012

B 雇用と社会の変化 014
1 産業の変化と人口移動 014
2 雇用と働き方の変化 014
3 見えない貧困 016

C ライフサイクルの変化と複雑化 016
1 ジェンダーと法的な動き 017
2 共働き世帯と女性の労働力人口比率 018

D ケア役割の様相の変化 020
1 家庭内の役割分担 020
2 育児と介護に関する制度 020
3 ケア役割の新たな問題 021

E 家族観の多様化 022
1 家族のダイバーシティ 022
2 多様性に対する動き 022

III 社会のなかの集団 023

A 集団の機能と変化 023
1 集団心理 023
2 グループダイナミクス (集団力動) 023

B 地域集団における人間関係 023
1 地域集団とは 023
2 ソーシャル・サポート・ネットワーク 024
3 ソーシャルサポートの内容 024

IV 社会福祉援助技術 025

A 社会福祉援助技術の意義 025
1 社会福祉援助の方法 025
2 ソーシャルワーク 025
3 ソーシャルワーカー 025

B 社会福祉援助技術の形態 026

C ソーシャルワークのプロセスと基本原理 026

D 福祉・保健・医療の連携 027

国家試験問題 028

| 第**2**章 社会保障制度と社会福祉 | 川久保寛 029 |

I 社会保障の理念 030

A 社会保障とは 030
1 社会保障の起こりと諸外国での発展 030
2 日本における社会保障 031

B 社会保障の目的 032
1 生活の保障・生活の安定 032
2 個人の自立支援 032
3 家族機能の支援 034

C 社会保障の機能 034
1 リスク分散機能 034
2 所得再分配機能 034
3 ビルト・イン・スタビライザー機能 035
4 家族責任からの個人の解放 035
5 人権の拡大・情報公開の充実 035

D 社会保障の構成 036
1 社会保険 036
2 公的扶助・社会福祉サービス・社会手当 036
3 公衆衛生および医療 037

II 社会保障制度の現状と動向 038

A 社会保障制度の現状 038
1 社会と国民生活の把握 038
2 人口と経済・財政 038

3	社会保障制度の現状	038

B 社会保障制度の動向 040
1	社会保障給付費	040
2	社会支出	042
3	社会保障制度改革の動向	042
4	社会保険・税番号制度（マイナンバー制度）	043

国家試験問題 044

第3章 社会保険制度 川久保寛 045

I 社会保険制度の役割と変遷 046

A 社会保険と民間保険 046
1	民間保険のしくみ	046
2	社会保険の特徴	046
3	労働者保険と国民保険	047

B 社会保険の目的・機能 047
1	所得の再分配	048
2	加入者の権利性とスティグマからの解放	048

C 社会保険の変遷 049
1	社会保険の始まりと健康保険	049
2	社会保険の拡大と年金保険	049
3	経済成長と給付の引き上げ	050
4	社会保障の見直しと給付の引き下げ	050
5	高齢社会の到来と新たな制度	051

II 医療保険 051

A 医療保険制度の変遷 051
1	戦前の医療保険	051
2	国民皆保険体制の推進	053
3	老人保健法の施行	053
4	医療制度改革	054

B 各制度の概要 054
1	医療保険の分立	054
2	被用者保険と地域保険	055
3	医療保険の給付	056
4	健康保険	058
5	国民健康保険	061
6	高齢者医療制度	063
7	医療提供体制	066
8	医療提供施設の分類と医療計画	068

C 国民医療費の動向 070
1	国民医療費	070

2	国民医療費の推移	070
3	日本の国民医療費と諸外国	070

D 公費医療制度 072

E 診療報酬制度 072
1	診療報酬制度と中央社会保険医療協議会	072
2	診療報酬制度の概要	073
3	診断群分類と看護人員配置基準	073
4	審査・支払制度	074

F 医療保険制度の現状と課題 075

III 介護保険 075

A 介護保険制度の経緯 075
1	介護保険制度創設の経緯	075
2	従来の制度の問題点	076
3	介護保険制度創設の目的	077

B 介護保険制度の概要 077
1	介護保険の基本理念	077
2	介護サービスの利用	078
3	保険者	079
4	介護保険の被保険者	079

C 要介護・要支援認定と利用手続き 080
1	要介護・要支援認定	080
2	介護サービスの利用手続きとケアマネジメント	082

D 保険給付の概要 083
1	保険給付の種類	083
2	利用者負担	085
3	高額介護サービス費と特定入所者介護サービス費	086
4	事業者の指定	087

E 地域支援事業と地域包括支援センター 087
1	地域支援事業	087
2	地域包括支援センター	088

F 介護保険財政と介護保険における計画 089
1	介護保険の公費負担	089
2	保険料負担	089
3	介護保険の算定・改定	090
4	介護保険における計画	091

G 苦情・不服申立て 091
1	苦情処理	091
2	不服申立て	091

H 介護保険の現状と課題 092
1	介護保険法改正と地域包括ケアシステム	092

| | 2 | 介護保険の課題 | 093 |

IV 年金保険制度 　093

A 年金制度の経緯と現状 　093
- 1 恩給制度から被用者年金へ 　093
- 2 国民皆年金体制と給付の引き上げ 　094
- 3 基礎年金制度とマクロ経済スライド 　094

B 年金制度の体系と分類 　095
- 1 公的年金と私的年金 　095
- 2 社会保険方式と税方式 　095
- 3 賦課方式と積立方式 　096

C 国民年金保険 　097
- 1 被保険者 　097
- 2 老齢基礎年金 　097
- 3 障害基礎年金 　098
- 4 遺族基礎年金 　099
- 5 第1号被保険者の独自給付 　100

D 厚生年金 　100
- 1 適用事業所と被保険者 　100
- 2 老齢厚生年金と在職老齢年金 　101
- 3 老齢厚生年金の支給額 　101
- 4 障害厚生年金と障害手当金 　101
- 5 遺族厚生年金 　102
- 6 費用負担 　103

E 年金制度の現状と課題 　103

V 労働保険制度 　104

A 雇用保険制度 　104
- 1 雇用保険の目的 　104
- 2 雇用保険の保険者と被保険者 　104
- 3 給付 　105
- 4 費用負担 　106

B 労働者災害補償保険（労災保険） 　106
- 1 労災保険の目的 　106
- 2 労災保険の保険者と被保険者 　108
- 3 給付 　108
- 4 費用負担 　108

　国家試験問題 　110

第4章 社会福祉の歴史と動向　西村淳 111

I 社会福祉の歴史 　112

A 古代から昭和初期まで 　112
- 1 古代から近世まで 　112
- 2 近代国家による救済 　112

B 戦後の社会福祉体制 　114
- 1 終戦と福祉3法体制 　114
- 2 公私分離原則と措置制度 　114

C 福祉6法体制の確立から福祉の充実へ 　115
- 1 福祉6法と国民皆保険 　115
- 2 福祉元年へ 　116

D 福祉政策の転換と少子高齢化社会への対応 　117
- 1 福祉政策の転換 　117
- 2 少子高齢化への対応, 障害者福祉の進展 　117

E 社会福祉基礎構造改革以降 　118
- 1 社会福祉基礎構造改革 　118
- 2 地域包括ケアシステムの構築へ 　119
- 3 少子化対策・生活困窮者対策・障害者施策 　120

II 社会福祉の現状と課題 　121

A 戦後社会福祉の大きな流れと到達点 　121
- 1 救貧から普遍化へ 　121
- 2 措置から契約へ 　122
- 3 施設から地域へ 　123

B 社会福祉の現在の課題 　124
- 1 少子高齢化への対応 　124
- 2 自立支援と権利擁護 　124
- 3 貧困・格差問題への対応と社会的包摂 　125
- 4 地域包括ケアシステム・地域共生社会の構築と医療・介護連携 　125

　国家試験問題 　126

第5章 社会福祉の諸制度と施策
　西村淳 127

I 生活保護に関する法と施策 　128

A 生活保護制度のあゆみと概要 　128
- 1 生活保護法の成立 　128
- 2 生活保護制度の目的としくみ 　128

B 生活保護の基本原理と原則 　129
- 1 基本原理 　129
- 2 保護の原則 　129

C 生活保護法の扶助の種類と内容　130
- 1 生活扶助　130
- 2 住宅扶助　131
- 3 医療扶助　131
- 4 生業扶助　131
- 5 そのほかの扶助　131

D 保護基準　131
- 1 厚生労働大臣が定める保護基準と級地制度　131
- 2 保護基準の算定方法の変遷　131
- 3 最近の保護基準見直し　132

E 生活保護の実施機関　132
- 1 福祉事務所　132
- 2 社会福祉主事, 現業員と査察指導員　133
- 3 保護施設　133

F 生活保護の実施　133
- 1 申請と受給のプロセス　133
- 2 生活保護の費用　135
- 3 生活保護の実態（開始理由・廃止理由）　135
- 4 自立助長のためのしくみ　135

G 生活保護の関連施策　137
- 1 生活困窮者自立支援制度　137
- 2 求職者支援制度　138
- 3 子どもの貧困対策　139
- 4 そのほかの関連施策　139

H 生活保護の現状と課題　140
- 1 生活保護受給者の増加　140
- 2 自立・就労支援　141
- 3 不正受給問題　141
- 4 医療扶助　141

II 障害者福祉に関する法と施策　142

A 障害者福祉制度のあゆみと概要　142
- 1 障害者福祉の発展　142
- 2 社会福祉基礎構造改革から障害者権利条約の批准へ　143
- 3 障害者施策の目的と概要　143

B 障害者のとらえ方　144
- 1 障害の考え方　144
- 2 各法の障害者の定義　145
- 3 障害者の人数　146

C 障害者総合支援法　147
- 1 障害者総合支援法の対象者と給付　147
- 2 障害福祉サービス　147

- 3 相談支援　150
- 4 地域生活支援事業　151
- 5 自立支援医療　151
- 6 補装具　151
- 7 実施体制　153

D 身体障害者福祉の施策と関係法　154
- 1 身体障害者の定義と身体障害者手帳　154
- 2 身体障害者福祉法固有の施策　154
- 3 身体障害者補助犬　155
- 4 身体障害者の実態　155

E 知的障害者福祉の施策と関係法　156
- 1 精神薄弱者から知的障害者へ　156
- 2 知的障害者の定義と療育手帳　156
- 3 知的障害者福祉法固有の施策　156
- 4 知的障害者の実態　156

F 精神障害者福祉の施策と関係法　157
- 1 精神衛生法から精神保健福祉法へ　157
- 2 精神障害者の定義と精神障害者保健福祉手帳　157
- 3 精神障害者福祉施策　157
- 4 関連施策　157
- 5 精神障害者の実態　159

G 障害児福祉制度に関する法と施策　159
- 1 障害児の定義と実態　159
- 2 障害児に関する施策　160
- 3 関連施策　161

H 障害者に対する所得保障　162

I 障害者雇用と就労支援　162
- 1 障害者雇用促進法による割当雇用　162
- 2 職業リハビリテーション　163
- 3 障害者優先調達推進法　163

J 障害者の権利擁護と社会参加　163
- 1 障害者の権利擁護　163
- 2 障害者の社会参加　164

K 障害者福祉の現状と課題　165
- 1 差別禁止と合理的配慮　165
- 2 地域生活と就労支援　165
- 3 介護保険との年齢分け・統合　165

III 児童福祉に関する法と施策　166

A 児童福祉制度のあゆみと概要　166
- 1 児童福祉法の展開　166
- 2 少子化対策の進展　166

3 課題への対応 166
4 児童福祉制度の概要 167

B 児童福祉の対象 168
1 児童福祉の理念と権利 168
2 子どもの定義 169

C 児童福祉法と実施体制 169
1 児童福祉法と関連法制の体系 169
2 児童福祉の実施体制 169

D 子育て支援 170
1 子ども・子育て支援制度 170
2 仕事と家庭の両立支援 174

E 社会的養護 176
1 社会的養護（要保護児童）とは 176
2 社会的養護のしくみ 176
3 関係機関 178
4 施設養護 178
5 家庭養護 179
6 最近の考え方 180

F 児童虐待と対応 181
1 児童虐待の実態 181
2 児童虐待への対応 182

G 児童自立支援・非行児童への支援 184
1 非行児童の実態 184
2 児童福祉法と少年法の関係 184
3 非行少年の処遇手続きと関係機関 186

H ひとり親支援 187
1 ひとり親世帯の実態 187
2 ひとり親支援の基本的なしくみ 188
3 子育てと生活支援 188
4 就業支援 188
5 養育費確保支援 189
6 経済的支援 189

I 女性福祉 190
1 困難な問題を抱える女性への支援 190
2 配偶者からの暴力の防止及び被害者の保護
　等に関する法律 191

J 児童福祉の最近の制度改正と課題 191
1 少子化対策 191
2 保育所問題 193
3 社会的養育の改革と虐待問題 193
4 子どもの貧困とひとり親支援 193

IV 高齢者福祉に関する法と施策 194

A 高齢者福祉のあゆみと実態 194
1 歴史 194
2 高齢化の進展 195
3 高齢者の実態 196

B 老人福祉法 197
1 老人福祉法の内容 197
2 老人福祉の理念 197
3 介護保険法上の給付と老人福祉法上の措置
　198
4 老人居宅生活支援事業と老人福祉施設 198
5 そのほか老人福祉法独自の規定 200

C 高齢者福祉実施体制 200
1 地域包括ケアシステム 200
2 介護人材問題 201
3 認知症対策 202
4 介護予防・生きがい対策 203

D 高齢者福祉の施策と関係法 203
1 高齢者虐待防止法 203
2 成年後見と日常生活自立支援事業 205
3 高齢者住まい法 206
4 高齢者雇用 206
5 高齢社会対策 207

E 老人福祉の現状と課題 207
1 医療と介護の連携 207
2 地域における総合的支援 208
3 高齢者の社会参加 208

国家試験問題 208

第 6 章 福祉行政のしくみと民間活動
玉川淳 209

I 福祉行政の実施体制 210

A 行政組織・社会福祉の実施体制 210
1 地方自治体とその事務 210
2 都道府県,市町村の組織体制 212

B 社会福祉の財政 212
1 都道府県,市町村の財源 212
2 民間からの財源 214

C 社会福祉計画 214
1 社会福祉分野における計画化の進展 214
2 地域福祉計画 215
3 介護保険事業計画と老人福祉計画 215
4 障害福祉計画と障害者計画 215

    5 子ども・子育て支援事業計画と行動計画 216

D 社会福祉にかかわる機関と権能 216
    1 社会福祉法 216
    2 社会福祉事業 217
    3 社会福祉法人 218
    4 福祉事務所 219
    5 児童相談所 219
    6 更生相談所 220
    7 社会福祉施設 221

E 福祉の専門職 221
    1 制度的な位置づけ 221
    2 社会福祉士 222
    3 精神保健福祉士 222
    4 介護福祉士 222

II 民間活動 223
    1 社会福祉における民間活動 223
    2 民生委員・児童委員 223
    3 社会福祉協議会 224
    4 ボランティア活動 225

国家試験問題 226

国家試験問題　解答・解説 227
索引 229

第 1 章

生活と社会福祉

この章では

- 社会福祉の意義・理念を理解する。
- 生活基盤となる家族，雇用，ライフサイクルについて学ぶ。
- 社会の中の集団機能，地域集団を理解する。
- 社会福祉援助技術の意義と形態を学ぶ。

I　社会福祉の意義

A　暮らしを支える社会福祉

1. 豊かさとは

　私たちは，戦後，一定の「豊かさ」を享受できる生活を実現した。すぐに思い描く豊かさとは，物質的なものであり，便利さや効率性を重視したものである。だがその私たちも，生まれてから死ぬまでに，個人の努力だけでは対応しきれない困難に直面する。しかもそれは，生活を営んでいくうえで，ごく普通に起こり得る出来事でもある。

　かつて，私たちの日常的な生活の維持は，家族や地域による相互扶助により保たれてきた。その多くは，地域のなかの生活体験の蓄積により獲得した個々人の経験値によるものであった。

　しかし今日，戦後の急速な経済発展と技術進歩が成し遂げられるとともに，効率性や合理性が重視され，社会や人間同士の相互関係のなかに競争原理が打ち立てられるようになった。そのことは，産業構造，働き方，家族などの社会構造の変化をもたらし，格差社会を生み，人々の暮らしや意識に分断を引き起こしてきている。また，豊かさの背後には，「生きづらさ」や見えにくい貧困も広がっており，それが言い知れぬ不安感や恐怖を伴い，より自己責任や競争原理の意識を駆り立てている。

2. 生活問題の解決

　私たちは，自分の身に降りかかる**生活問題**を，**社会問題**の一部であるとか社会構造的な問題であると考えるよりも，個人の問題としてとらえ自助や相互扶助で解決しようとしてきた。しかし，社会の問題や個々人の困難も，より多面的で複雑化し，自助や相互扶助で解決できる出来事は少なくなってきている。そうした問題は超高齢社会，介護問題，子どもの貧困，虐待やドメスティックバイオレンス（DV），ひきこもりなど，新たなことばとともに，これまでになかった課題として表れるようになってきている。そのような私たちの生活のなかで起こる困難や支障に対しては，社会保障・社会福祉をはじめとする教育政策，医療政策，労働政策など広い範囲の社会政策が用意されてきた。

B　社会福祉の概念

　社会福祉とは何か。定義は様々であるが，大きく2つの理解の仕方がある。それは，「**目的概念としての社会福祉**」と「**実体概念としての社会福祉**」である。

1. 目的概念としての社会福祉

目的概念としての社会福祉は，社会福祉の理念，目的，目標，その前提としてある価値をとらえたものであり，「社会の福祉」はどうあるべきかということを示している。すなわち，人間としての尊厳が十分に維持できるような幸福の追求や生活内容の向上を可能にするために，あらゆる種類の社会制度，政策，サービス，実践活動などを達成させようと掲げている「目的」そのものが社会福祉とする考え方である。

2. 実体概念としての社会福祉

一方，実体概念としての社会福祉は，社会福祉にかかわる政策，制度，活動などの実体を指し示すとらえ方である。すなわち，私たちの国家（政府）が法として定め，その運営が体系化され，実体の社会政策と結びついたものである。

さらに，この実体概念としての社会福祉は2つの意味に分けられる。

1つは，社会福祉の対象をすべての人々とし，日常生活の総合的な保障を目指す「広義の社会福祉」である。もう1つは，社会福祉の対象を，**生活問題**を抱えたいわゆる**社会的弱者**としてとらえようとする「狭義の社会福祉」である。つまり，生活上の諸問題に直面して生活が困難になっている人々に対して，何らかのかたちで手助けをしようとする社会的な取り組みであり，広く一般的に浸透して用いられているものである。

この広義の目的概念である社会福祉と狭義の実体概念である社会福祉は，包括的にとらえる必要がある。なぜなら，必ずしも社会福祉は社会的弱者だけのものではなく，私たちの何気ない生活のなかにも見いだされるものであり，ニーズのある人や具体的な利用に対する分断や**スティグマ***があってはならないからである。そのことは，看護や福祉を学ぶ者として必ず理解しておかなければならない。

C 看護と社会福祉

社会福祉援助や医療は，人々の生活と命に向き合う実践領域である。看護師は主に医療の場面で人と出会い，具体的なケアにより目の前にいる人を支援することが多い。病気やけがで苦しむ人に対する看護の行為は，医療にかかわるケアであり，専門性を踏まえた素養が必要であることは言うまでもない。

1. 医療ニーズを取り巻く様々なニーズ

病気やけがに苦しむ人は，医療ニーズのほかにも様々な困難を抱えていることが多い。たとえば，傷病のために失業や休職を余儀なくされて収入を失えば，生活費や治療費の捻

---

* **スティグマ**：もとは奴隷や犯罪者に付された烙印のことであったが，転じて差別や偏見の対象とされたり，それに伴う負のイメージや恥辱を指す。

1 生活と社会福祉
2 社会保障制度と社会福祉
3 社会保険制度と動向
4 社会福祉の歴史と動向
5 社会福祉の諸制度と施策
6 福祉行政のしくみと民間活動

出など，明日からの生活に困るといった問題に直面する。家族や本人が妊娠や出産をした場合には，その間の社会生活や家庭生活の変則性などから，特別なニーズが生じることもあろう。さらに，日常的に医療的ニーズを抱えやすい障害者や高齢者は，医療面だけでなく，生活面での基本的なニーズ，就労や社会活動など幅広いニーズをもつ。実際に看護師が専門性をもってかかわる場面は，医療の一場面であったとしても，その人の背景にあるニーズと社会福祉の全体像を知らなければ，多様なニーズを抱える人をケアすることは難しいであろう。

▍2. 医療保障の意義

看護師が医療を必要とする人に医療現場で出会うには，その人の生活が社会福祉や社会保障の制度やサービスとつながっていなければならない。そもそも医療制度にアクセスすることは当たり前になされなければならず，どんなに高度な医療技術や薬品が開発されたとしても，必要とする人がそこにアクセスできなければ無意味である。医療制度は選別された人のみが利用できるものではなく，すべての人が利用できる体制が整ってこそ医療保障がなされているといえる。

Ⓓ 社会福祉を支えるいくつかの理念

▍1. ノーマライゼーション

1 ┃ ノーマライゼーションとは

ノーマライゼーション（normalization）とは，ベンクト・ニィリエ（Nirje, B.）やニルス・エリク・バンク＝ミケルセン（Bank-Mikkelsen, N. E.）によって提唱されたもので，障害者も健常者も地域社会のなかで，共に同様の暮らしを営める社会が望ましいという考え方である。デンマークにおける知的障害者分野の取り組みに端を発したもので，大規模の障害者施設を解体し，グループホーム化する際の基本理念として取り入れられたものである。障害をもつ人々がこの社会で共に暮らしを営むうえで障壁となるものとして，①物理的な障壁，②制度的な障壁，③心理的な障壁の3つを提示し，これらを取り除くことでノーマライゼーションの社会が実現するとした。この理念を，国連が国際障害者年（1981年）＊および「国連・障害者の10年」＊のなかで強調したこともあり，国際的に浸透していった。近年では障害者領域のみならず，他の領域でも用いられ社会福祉の基本理念として広がっている。

＊ **国際障害者年（International Year of Disabled Persons：IYDP）**：障害者等に関する世界規模での啓発活動と国際的行動のために国連が設定し，1981年に「完全参加と平等」のテーマのもとに展開された国際年である。
＊ **国連・障害者の10年**：「国際障害者年」（1981年）以降もその目的・課題に長期的に取り組む必要があることから，1982年の国連総会において決議されたもので，1983年から1992年までの10年をいう。

1 生活と社会福祉
2 社会保障制度と社会福祉
3 社会保険制度と動向
4 社会福祉の歴史
5 社会福祉の諸制度と施策
6 福祉行政のしくみと民間活動

2 ノーマライゼーションの実現

　ノーマライゼーションの実現に向けて努力すべきは，マイノリティとよばれる人々（社会・経済的少数派）の権利擁護である。障害・貧困・民族・階層・ジェンダーなどの要因で社会的不平等を被る人々の権利回復や生活の向上に，ノーマライゼーションの理念に支えられた社会サービスの果たす役割は大きい。これらの実現により，個別化，多様なサービスのなかでの選択の自由，自立支援の自己決定が保障されていくことになる。

2. 自立支援

　社会福祉の領域にノーマライゼーションの思想が広がるにつれ，自立の側面には経済的自立，身体的自立，精神的自立などがあることが明らかにされた。自己決定に基づく主体的生活，意思決定や日々の暮らしで他者への依存を最低限にしつつ，受け入れ可能な選択に基づいて，自分の生活を自分の意志で管理することが尊重されている。そうした「自律」を支援することが「自立支援」であり，経済的，社会的，精神的な自立を通じて，自分の生き方を切り開いていくことにつながっていく。自立支援は，**エンパワメント***のプロセスであり，自己決定できるようになることが期待されている。

3. 社会的排除と社会的包摂

1 社会的排除

　ホームレスや，障害者，高齢者，女性，非正規労働者など，マイノリティとよばれる人々に対する社会関係や社会制度からの排除などを**社会的排除**（ソーシャルイクスクルージョン）とよぶ。この概念は，1980年代のヨーロッパ社会において頻繁にみられた移民労働者に対する排斥運動に端を発したものであるが，その後，多様な社会問題に対応する社会政策全体に取り入れられるようになった。

2 社会的包摂

　社会的排除に対して，**社会的包摂**（ソーシャルインクルージョン）がある。社会的包摂とは，雇用や教育などの社会制度から排除された人々が増加している社会的状況において，彼らを社会的に包摂していくという考え方である。社会的排除に対応する社会政策や社会運動などを支える理念でもある。また，多様な特徴をもつ人々をそのまま社会に包摂することでもあるため，ノーマライゼーションの発展形態としても理解される。

---

* **エンパワメント**：主にマイノリティの問題から始まったもので，弱い立場にある人々に，人とその人の環境との間の関係の質に焦点をあて，自我を目覚めさせ，自立を促し，環境を改善する力を高め，自分たちの生活をコントロールできるように支援することである。

4. 持続可能な開発目標

　最近のグローバルな潮流のなかで，社会福祉や医療・保健の分野だけでなく，あらゆる分野の課題解決を目指した持続可能な開発目標（Sustainable Development Goals：SDGs）が提唱された（表1-1）。SDGs とは，2015 年 9 月の国連サミットで採択された「持続可能な開発のための 2030 アジェンダ」に記載された 2016 〜 2030 年の国際目標である。持続可能な世界を実現するための 17 のゴール，169 のターゲットから構成され，地球上のだれ一人取り残さない（leave no one behind）ことを主張している。貧困や不平等，保健と福祉，ジェンダーなど，医療や福祉の分野にも関連が深く，ある目標を達成するためには，むしろ別の目標と広く関連づけられる必要があり，それらはすべて相互に関連していることを強調する考え方である。

表1-1 持続可能な開発目標（SDGs）

1	貧困をなくそう	あらゆる場所で，あらゆる形態の貧困に終止符を打つ
2	飢餓をゼロに	飢餓に終止符を打ち，食料の安定確保と栄養状態の改善を達成するとともに，持続可能な農業を推進する
3	すべての人に健康と福祉を	あらゆる年齢のすべての人々の健康的な生活を確保し，福祉を促進する
4	質の高い教育をみんなに	すべての人に包摂的かつ公平で質の高い教育を提供し，生涯学習の機会を促進する
5	ジェンダー平等を実現しよう	ジェンダーの平等を達成し，すべての女性と女児のエンパワメントを図る
6	安全な水とトイレを世界中に	すべての人に水と衛生へのアクセスと持続可能な管理を確保する
7	エネルギーをみんなに，そしてクリーンに	すべての人に手ごろで信頼でき，持続可能かつ近代的なエネルギーへのアクセスを確保する
8	働きがいも経済成長も	すべての人のための持続的，包摂的かつ持続可能な経済成長，生産的な完全雇用およびディーセント・ワーク（働きがいのある人間らしい仕事）を推進する
9	産業と技術革新の基盤をつくろう	強靱なインフラを整備し，包摂的で持続可能な産業化を推進するとともに，技術革新の拡大を図る
10	人や国の不平等をなくそう	国内および国家間の格差を是正する
11	住み続けられるまちづくりを	都市と人間の居住地を包摂的，安全，強靱かつ持続可能にする
12	つくる責任つかう責任	持続可能な消費と生産のパターンを確保する
13	気候変動に具体的な対策を	気候変動とその影響に立ち向かうため，緊急対策を取る
14	海の豊かさを守ろう	海洋と海洋資源を持続可能な開発に向けて保全し，持続可能な形で利用する
15	陸の豊かさも守ろう	陸上生態系の保護，回復および持続可能な利用の推進，森林の持続可能な管理，砂漠化への対処，土地劣化の阻止および逆転，ならびに生物多様性損失の阻止を図る
16	平和と公正をすべての人に	持続可能な開発に向けて平和で包摂的な社会を推進し，すべての人に司法へのアクセスを提供するとともに，あらゆるレベルにおいて効果的で責任ある包摂的な制度を構築する
17	パートナーシップで目標を達成しよう	持続可能な開発に向けて実施手段を強化し，グローバル・パートナーシップを活性化する

資料／国連開発計画（UNDP）駐日代表事務所：持続可能な開発目標.

1

生活と社会福祉

2

社会保障制度と社会福祉

3

社会保険制度と動向

4

社会福祉の歴史

5

社会福祉の諸制度と施策

6

福祉行政のしくみと民間活動

Ⅱ 生活基盤と社会福祉

Ⓐ 人口と家族

■ 1. 人口構造の変化

1 | 日本の総人口の推移

日本の総人口は，2023（令和5）年で1億2434万2000人となっている。年少人口（0〜14歳），生産年齢人口（15〜64歳），高齢者人口（65歳以上）は，それぞれ1414万1000人，7397万3000人，3622万8000人となっており，総人口に占める割合は，それぞれ11.4％，59.5％，29.1％となっている（表1-2）。明治の初期には3480万人程度（1872［明治5］年）であった人口が，戦後，急速に増加を続け，1967（昭和42）年には初めて1億人を超えた。しかし，2008（平成20）年の1億2808万人をピークに減少に転じ，近年の日本は**人口減少社会**へと突入している。

今後，日本の総人口は長期の減少過程に入り，2056（令和38）年には1億人を割り9965万人，2070（令和52）年には8700万人になると推計されている。65歳以上の高齢

表1-2 年齢3区分別人口と諸指標の推移 （各年10月1日現在）

	年齢3区分別人口（千人）				年齢3区分別人口構成割合（％）				指数[3]			
	総数	年少人口（0〜14歳）	生産年齢人口（15〜64歳）	老年人口（65歳以上）	総数	年少人口（0〜14歳）	生産年齢人口（15〜64歳）	老年人口（65歳以上）	年少人口指数	老年人口指数	従属人口指数	老年化指数
1950[1]	83,200	29,428	49,658	4,109	100.0[1]	35.4	59.7	4.9	59.3	8.3	67.5	14.0
1960	93,419	28,067	60,002	5,350	100.0	30.0	64.2	5.7	46.8	8.9	55.7	19.1
1970[2]	103,720	24,823	71,566	7,331	100.0	23.9	69.0	7.1	34.7	10.2	44.9	29.5
1980[1]	117,060	27,507	78,835	10,647	100.0[1]	23.5	67.4	9.1	34.9	13.5	48.4	38.7
1990[1]	123,611	22,486	85,904	14,895	100.0[1]	18.2	69.7	12.1	26.2	17.3	43.5	66.2
2000[1]	126,926	18,472	86,220	22,005	100.0[1]	14.6	68.1	17.4	21.4	25.5	46.9	119.1
2010[1]	128,057	16,803	81,032	29,246	100.0[1]	13.2	63.8	23.0	20.7	36.1	56.8	174.0
2015	127,095	15,887	76,289	33,465	100.0[1]	12.6	63.7	26.6	20.8	43.9	64.7	210.6
2020	125,708	15,025	74,492	36,191	100.0	12.0	59.3	28.8	20.2	48.6	68.8	240.9
2023	124,342	14,141	73,973	36,228	100.0	11.4	59.5	29.1	19.1	49.0	68.1	256.2

注 1）総数には年齢不詳を含む。また，年齢3区分別人口は，年齢不詳を按分した人口は用いていない。その構成割合は，年齢不詳を除いた人口を分母として算出している。

2）1970年までは沖縄県を含まない。

3）$年少人口指数 = \dfrac{年少人口}{生産年齢人口} \times 100$ $老年人口指数 = \dfrac{老年人口}{生産年齢人口} \times 100$

$従属人口指数 = \dfrac{年少人口 + 老年人口}{生産年齢人口} \times 100$ $老年化指数 = \dfrac{老年人口}{年少人口} \times 100$

資料／総務省統計局：人口推計（2023［令和5］年10月1日現在）．

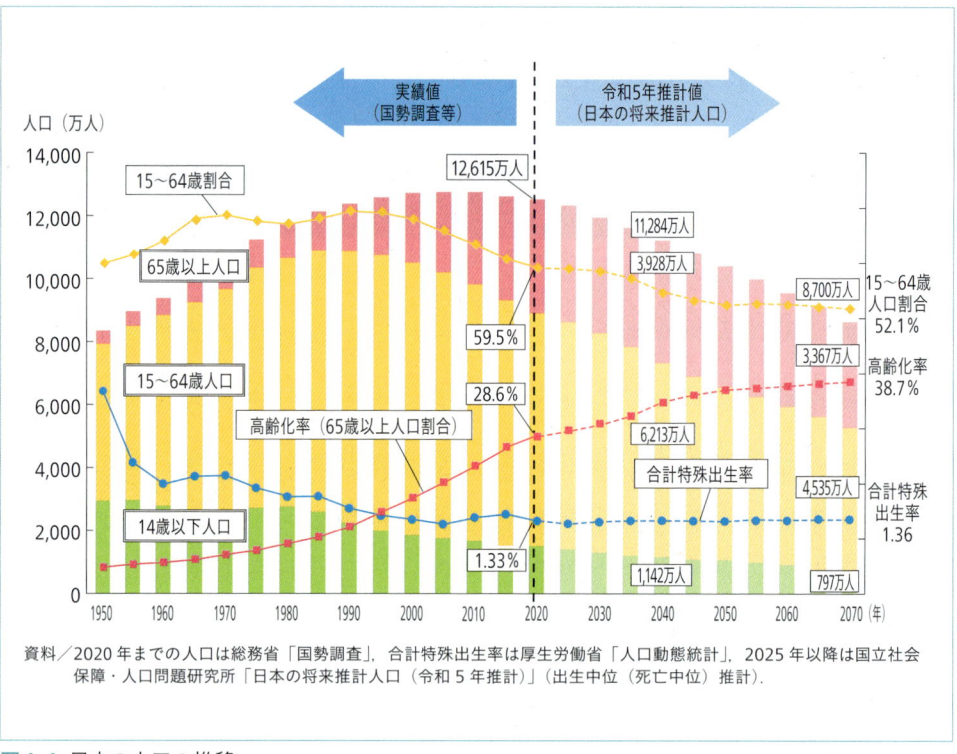

図 1-1　日本の人口の推移

者人口は，「**団塊の世代**＊」が 65 歳以上となった 2015（平成 27）年に 3347 万人となり，75 歳以上となる 2025（令和 7）年には 3653 万人に達すると見込まれている。その後も増加し，2043（令和 25）年に 3953 万人でピークを迎え，その後は減少に転じると推計されている（国立社会保障・人口問題研究所「日本の将来推計人口（令和 5 年推計）」）（図 1-1）。

2 ｜ 日本の高齢化率の推移

日本はすでに，1994（平成 6）年に**高齢化率**＊が 14％を超え高齢社会となり，2007（平成19）年には 21％を超え**超高齢社会**となった。高齢化率は上昇し続けており，2022（令和 4）年は 29.0％となった。

将来予測においても高齢化率は，2037（令和 19）年に 33.3％で 3 人に 1 人が 65 歳以上となる。また，総人口は 2011（平成 23）年から減少に転じているが，高齢化率は上昇し続け，2070（令和 52）年には 65 歳以上が 38.7％（約 2.6 人に 1 人），75 歳以上は 25.1％（約 4人に 1 人）となることが推計されている。

＊ **団塊の世代**：日本において，戦後直後の 1947（昭和 22）～ 1949（昭和 24）年の第一次ベビーブームが起きた時期に生まれた世代を指す。
＊ **高齢化率**：65 歳以上の高齢者人口（老年人口）が総人口に占める割合。高齢化率が，①7 ～ 14％ を高齢化社会，②14 ～ 21％ を高齢社会，③21％ 以上を超高齢社会と分類する。

3 | 合計特殊出生率

一方，1人の女性が生涯に産む子どもの数に当たる**合計特殊出生率**は，2005（平成17）年に最低の1.26を記録してから緩やかに回復し，その後1.4近辺で推移したものの再び減少傾向をたどり，2023（令和5）年は1.20となっている（図1-2）。また，2023（令和5）年の人口動態統計では，生まれた子どもの数（出生数）は72万7277人と過去最低を更新した。

4 | 国際社会における高齢化

人口動向を国際的にみてみると，どの国も戦後，産業化や医療技術，生活改善の影響を受けながら，高齢化率は一貫して上昇し続けている。日本の高齢化率は，欧米諸国との比較では1990年代まで低く推移していたが，アジア諸国のなかでは常に高く，1990年代以降は高齢化のスピードが速まり，2000年代以降は世界のなかでもトップとなった。将来予測においても上昇率はやや緩和されるものの，高齢化はほかの国々との差が開いていくとされる（図1-3）。

5 | 日本社会の将来の課題

このような人口構造から日本社会の将来を展望すると，大きく3つのことへの対応が求められると考えられる。1つは，高齢者人口も今後の労働供給源として期待される一方で，それに伴う労働環境や社会制度が整備されていない状況である。2つめは，出生率の大幅な改善が見込めない今日，少子化の進展は生産年齢人口の減少をもたらし，長期的には労働力確保の大きな制約になることである。3つめは，世帯構造の変化であり，未婚化・晩

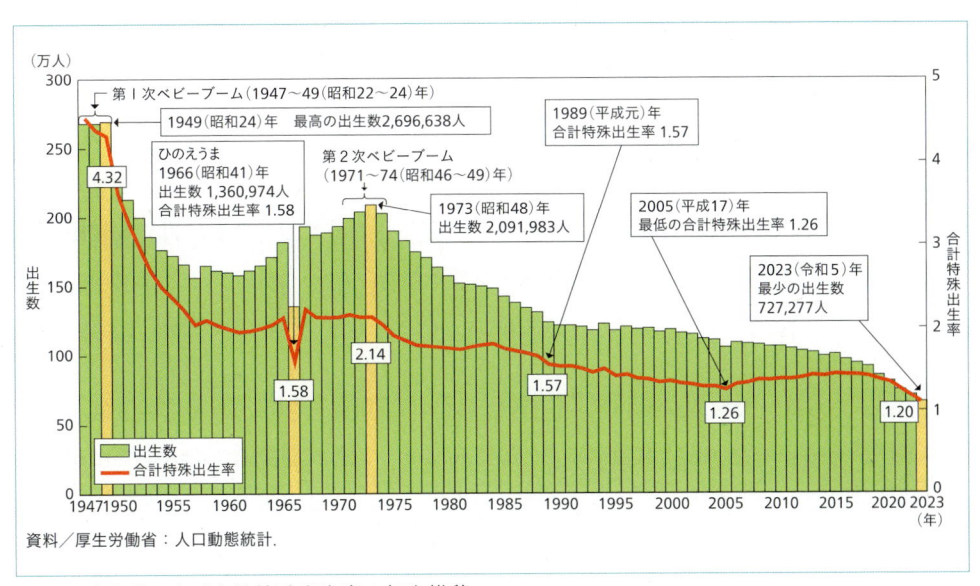

図1-2 出生数および合計特殊出生率の年次推移

生活と社会福祉　1

社会福祉　社会保障制度と　2

社会保険制度　3

社会福祉の歴史と動向　4

社会福祉の諸制度と施策　5

福祉行政のしくみと民間活動　6

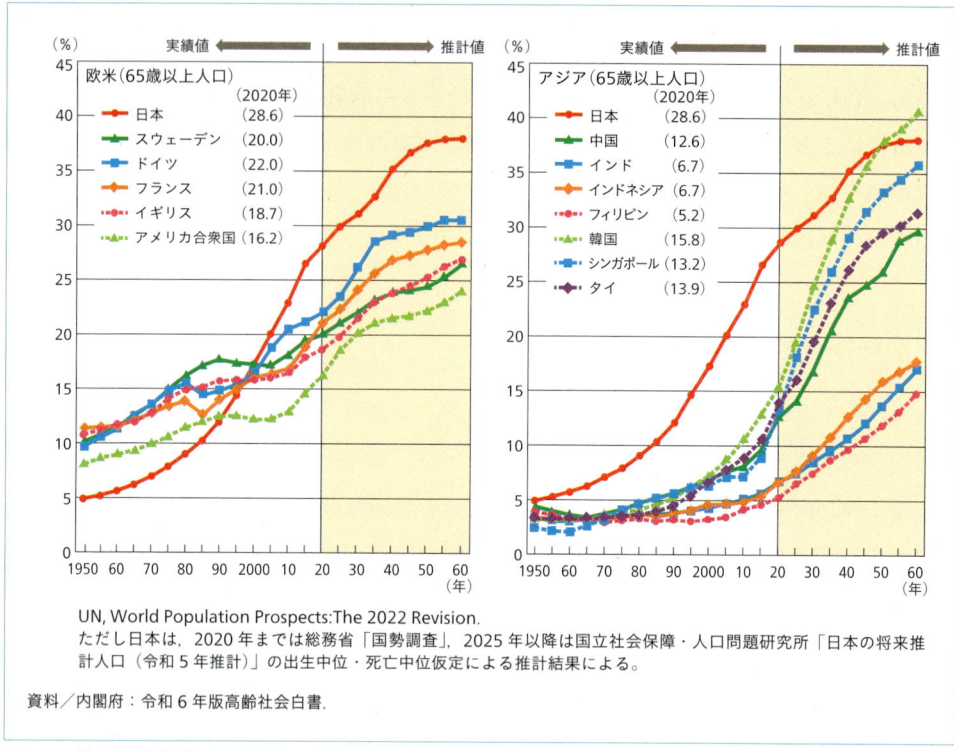

UN, World Population Prospects:The 2022 Revision.
ただし日本は，2020 年までは総務省「国勢調査」，2025 年以降は国立社会保障・人口問題研究所「日本の将来推計人口（令和 5 年推計）」の出生中位・死亡中位仮定による推計結果による。

資料／内閣府：令和 6 年版高齢社会白書.

図 1-3 世界の高齢化率の推移

婚化の進展，夫婦形態にとらわれない家族，単身世帯の増加など，世帯構造は大きく変容，多様化していることである。

▌2. 家族形態の変化と多様性

1 ▏家族の定義

　社会の集団の最小単位は家族である。家族社会学による家族とは，夫婦関係を中心として，親子，兄弟姉妹，近親者によって構成され，第一次的な福祉集団であるとされる。一般的に人は，自分が生まれ育った家族のなかで社会化される**定位家族**と，自分が結婚してつくり上げる**生殖家族**の 2 つの家族に所属するとされる。

2 ▏家族形態の変化

　家族のかたちは，大家族が中心だった近代以前から，戦後は親子のみで形成される核家族へと移行していった。たとえばここ 37 年でみると，三世代世帯は，1986（昭和 61）年では世帯全体の 15.3 ％であったのが，2023（令和 5）年には 3.8 ％まで低下した。一方で単独世帯は，1986（昭和 61）年には 18.2 ％であったのが，2023（令和 5）年には 34.0 ％まで上昇し，3 世帯に 1 世帯が一人暮らしとなった（**図 1-4**）。さらに，高齢者世帯（65 歳以上

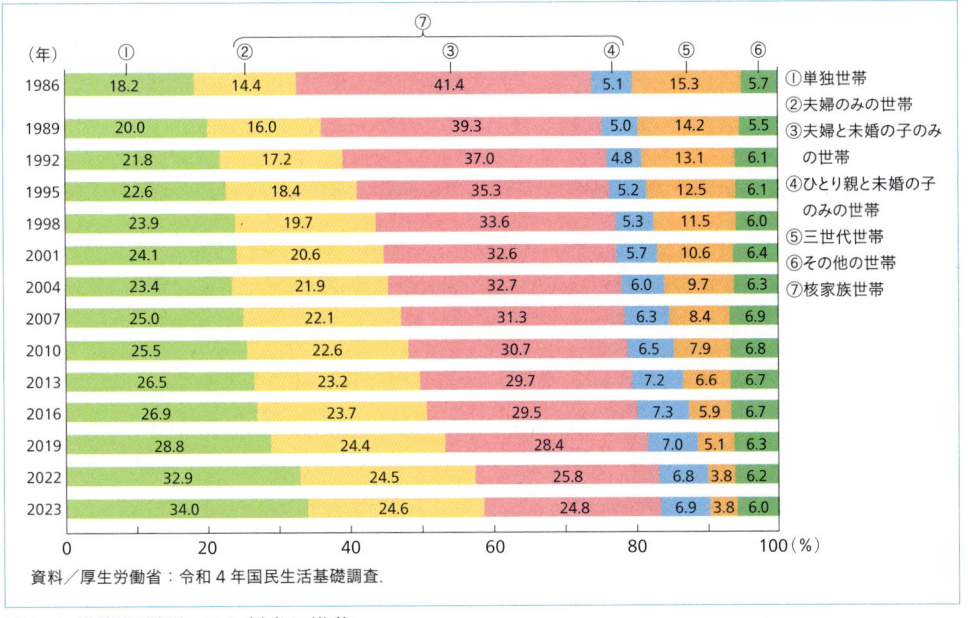

1 生活と社会福祉

2 社会保障制度と社会福祉

3 社会保険制度と動向

4 社会福祉の歴史

5 社会福祉の諸制度と施策

6 福祉行政のしくみと民間活動

図1-4 世帯類型別にみた割合の推移

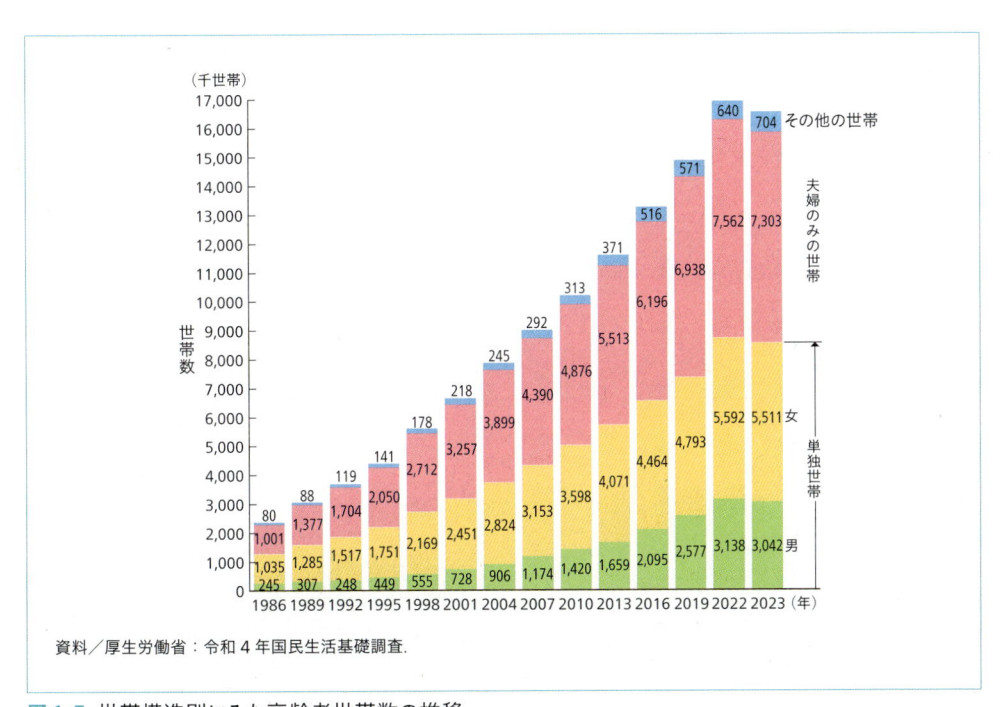

資料／厚生労働省：令和4年国民生活基礎調査.

図1-5 世帯構造別にみた高齢者世帯数の推移

の者を含む世帯）数の推移をみると，37年間で約7倍にも増加している（図1-5）。

　また，これまでの婚姻や血縁によって結びつく親族関係だけが家族という考え方から，近年では夫婦別姓，独身，シングルペアレント，里親，LGBTのカップルなど，様々なかたちの家族のあり方が徐々に広がりつつある。

3. 晩婚化・未婚化

1 | 晩婚化

　家族に関係する近年の特徴的な現象として，晩婚化・未婚化がある。戦後，婚姻数は1972（昭和47）年をピークとして減少し続け，1990年代にやや回復したが，2000（平成12）年以降は一貫して減少を続けている（図1-6）。平均初婚年齢は，夫，妻ともに上昇を続けている。1970（昭和45）年の平均初婚年齢は，夫26.9歳，妻24.2歳であったのが，2023（令和5）年では，夫が31.1歳，妻が29.7歳と晩婚化が進行している。

2 | 未婚化

　未婚率も，長期的に上昇傾向が続いている。2015（平成27）年において，30〜34歳では男性の約2人に1人，女性の約3人に1人が未婚であり，35〜39歳では男性の約3人に1人，女性の約4人に1人が未婚となっている。さらに，**50歳時未婚率**は，1970（昭和45）年に男性1.7%，女性3.3%であった。その後，男性は一貫して上昇し，女性は1990（平成2）年まで横ばいを維持した後に男女共上昇し，2020（令和2）年には男性28.3%，女性17.8%となった（図1-7）。

3 | 晩婚化・未婚化の背景

　晩婚化や未婚化の進行の背景には様々な理由が考えられる。1つは，家族観や結婚観の変化である。たとえば，必ずしも固定化した同居ではなかったり，婚姻届を出さない事実

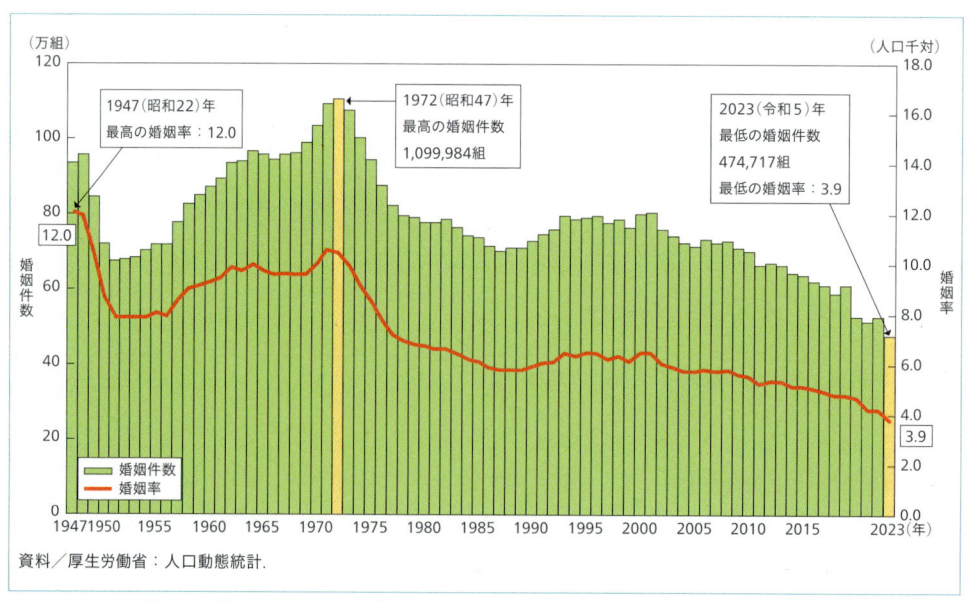

資料／厚生労働省：人口動態統計.

図1-6 婚姻件数および婚姻率の年次推移

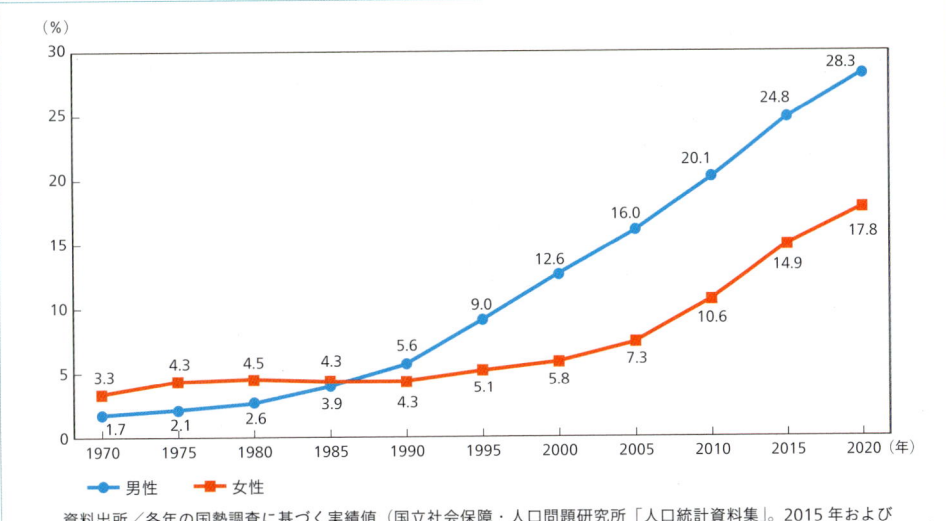

図1-7 50歳時の未婚割合の推移

1 生活と社会福祉

2 社会保障制度と社会福祉

3 社会保険制度

4 社会福祉の歴史と動向

5 社会福祉の諸制度と施策

6 福祉行政のしくみと民間活動

資料出所／各年の国勢調査に基づく実績値（国立社会保障・人口問題研究所「人口統計資料集」。2015年および2020年は配偶関係不詳補完結果に基づく）

資料／内閣府：令和5年度我が国におけるこどもをめぐる状況及び政府が講じたこども施策の実施状況（令和6年版こども白書）.

婚であったりと，従来の伝統的な家族観や結婚の形式にこだわらなくなり，価値観が多様化してきている。もう1つは，若者が独立した世帯をもつことや，子どもをもつことが困難な事情が，大きな要因としてある。少子化の原因が晩婚化や未婚化であるとの見方もあるが，不安定な就労などによる経済的事情から，「結婚したくてもできない」「子どもを欲しくても産めない」といった問題を抱えていること，また子どもを育てるには様々な費用がかかることなどがある。しかし最も大きな要因として，親（多くは母親）が出産や子育てのために仕事を辞めることによって失われる所得，**機会費用**＊の問題がある。日本の場合，ほとんどの人が，いったん仕事を辞めてしまうとキャリアの中断になるからである。

　これらは，個人の事情ととらえられることが多いが，社会構造的な問題が影響している。いま一度，私たちの社会のありようをとらえ直す必要があるだろう。

＊ **機会費用**（**opportunity cost**）：経済学上の概念である。ある行動をとったとき，その行動によって得た利益と違う行動をしていれば手に入れられていたであろう最大の利益との差額のことである。ここでは，もし女性が働いたら得られたであろう所得のことを指している。

B 雇用と社会の変化

1. 産業の変化と人口移動

1 | 産業別就業者の割合

　日本の産業構造は，1950年代後半以降，高度経済成長を経て急速に工業化が進展し，技術進歩と経済成長，また，それらに伴う人々の消費の変化によって大きく変化した。全産業に占める第一次産業（農林漁業）の就業者数割合は，1951（昭和26）年の46.1%から2023（令和5）年の3.0%まで継続して低下するなかで，第二次産業（鉱業，建設業，製造業）の割合は，1951（昭和26）年の22.6%から1974（昭和49）年の36.4%まで上昇したのち，2023（令和5）年には22.8%まで低下した。

　一方，第三次産業（サービス業，卸売・小売業など）の割合は，1951（昭和26）年の31.4%から2023（令和5）年には74.2%まで一貫して上昇を続けてきた（労働政策研究・研修機構「産業別就業者数」）。

2 | 人口の移動と地域格差

　産業構造の変化と並行して，都市部と地方の間に人口の移動があった。戦後，人口が都市部へ集中する**都市化**が進む一方，地方では人口が流出し，**過疎化**や高齢化が進んだ。その結果，相互扶助関係で維持されていた共同体が弱体化し，現在では「**限界集落**」とよばれるような地域や，消滅する可能性がある自治体の予測推計が出されて衝撃を与えている。こうしたことは，高齢化率をはじめ，人口構造や産業構造，福祉的ニーズなどあらゆる場面で**地域格差**を生じさせている。

2. 雇用と働き方の変化

1 | 日本的経営とその後

　日本では，特に大企業に浸透していた**日本的経営**という独自のシステムがあった。それは，終身雇用，年功序列，企業別組合の3つの特徴的な経営慣行であった。日本的経営は，戦後しばらくは海外から日本の後進性と批判されたが，日本が高度経済成長を遂げると一転して日本の強さの源泉と肯定的に評価されることが多くなった。労働者にとって日本的経営は，企業や事業所に所属することで正規雇用の保障と企業福祉を享受できた。

　しかし1990年代初めのバブル経済崩壊以降，終身雇用は変化することとなった。大企業で組織する団体が，1995（平成7）年に労働者の多様な雇用形態を提言し，正規労働以外の雇用形態を積極的に取り入れる方針を打ち出した[*]。

1985（昭和60）年に成立した**労働者派遣法**＊は施行後数回の改正を行い，それまで限定されていた派遣期間や対象業務を拡大し，1999（平成11）年には対象業務を原則自由化，2004（平成16）年には製造業にも派遣を解禁した。こうして，非正規雇用の規制緩和が進む一方で，企業は正規労働の採用を大きく絞っていき，雇用の流動化の名のもとに，派遣労働者が増え続けることになった。

2 非正規労働者の増加

図1-8に雇用形態別の雇用者数の推移を示す。1990年代半ばより，非正規労働者数（パート・アルバイト・派遣労働者などを含む正規労働以外の数）が増加傾向にある。また，労働者全体に占める非正規労働者の割合は，1984（昭和59）年は15.3％だったが，労働者派遣法の改正により業種拡大した1999（平成11）年には24.9％となり，その後も上昇し続けた。2008（平成20）年の秋にはリーマンショックによる派遣労働者の雇止めが起こり，家と仕事を同時に失う労働者が多数出現した。しかし，非正規労働に対する雇用状況は大きく変わらないまま増え続け，2023（令和5）年には非正規労働者が4割弱（37.1％）を占める状況にある。こうした雇用の変化は，個人の働き方の柔軟性が広がる一方で，労働条件や生活の格差を生じさせることになってきた。

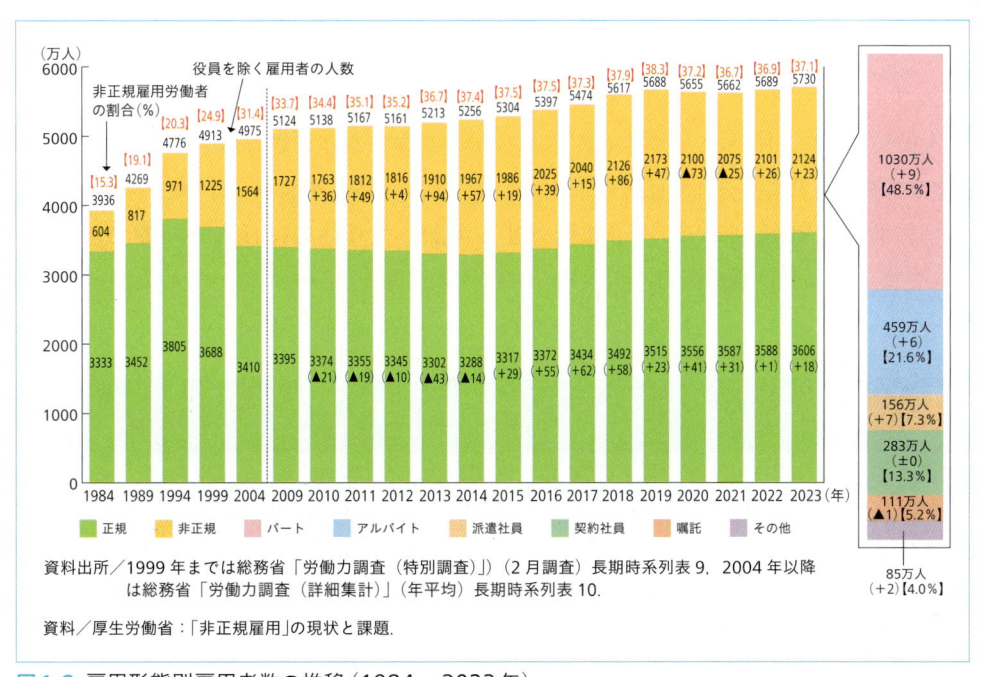

図1-8 雇用形態別雇用者数の推移（1984〜2023年）

＊ 1995（平成7）年に日経連（当時）は「新時代の「日本的経営」―挑戦すべき方向とその具体策」報告書を発表した。報告書では，「長期蓄積能力活用型」「高度専門能力活用型」「雇用柔軟型」の3タイプの雇用を提言した。
＊ **労働者派遣法**：正式名は「労働者派遣事業の適正な運営の確保及び派遣労働者の保護等に関する法律」。

1 生活と社会福祉
2 社会保障制度と社会福祉
3 社会保険制度と動向
4 社会福祉の歴史
5 社会福祉の諸制度と施策
6 福祉行政のしくみと民間活動

3. 見えない貧困

貧困は，社会における格差・不平等と密接な関係がある。たとえば労働条件の違いは所得の格差を生み，それが大きいほど貧困は深刻になる。また，機会の不平等は結果の不平等を招き，それが次の不平等となり，貧困を固定化させる。

1 | 貧困の概念

貧困には，食べるものがなくて飢餓に近いような状態の「**絶対的貧困**」と，社会的，相対的に必要なものを欠いている状態を特徴づける「**相対的貧困**」という考え方がある。前者は生理水準の観点，後者は生活水準の観点から考えられており，現在では後者が国際的に共通な考え方として定着している。たとえば，「子どもが修学旅行に行けない」「必要な医療を受けられない」「必要な食料が買えない」などであり，これらの状態は相対的貧困の考え方に立って初めて貧困と認識されるものである。そしてこれは，「見えにくい」状態であることも理解されなければならない。

2 | 相対的貧困率

厚生労働省は，貧困の指標として，国の統計調査をもとに 3 年ごとに**相対的貧困率***を公表している。ある所得水準を「貧困線」と設定し，それに満たない所得の人口の比率を相対的貧困率としている。

2021（令和 3）年の日本の相対的貧困率は 15.4％で約 6 人に 1 人，また 17 歳以下の子どもの貧困率は 11.5％で約 9 人に 1 人が貧困の状況であるとされる（2022 年国民生活基礎調査の概況）。特に，子育て世帯のなかでも「大人が 1 人」の世帯（おおむねひとり親世帯）の相対的貧困率が，ほかの世帯類型よりも突出して高いのは日本の特徴である（図1-9）。また，これは経済協力開発機構（OECD）加盟国との比較においても突出して高くなっている。

C ライフサイクルの変化と複雑化

人が生まれ育ち，思春期を迎え，やがて成人し，さらに老年の円熟を経て死に至る人生全体の過程を**ライフサイクル**といい，人生周期または生活周期と訳される。また，ライフサイクル上の様々な過程における生活史上の各段階を**ライフステージ**という。具体的には，乳幼児期，児童期，青年期，壮年期，老年期などに分けられる。そのライフステージでは，単に年齢を重ねるだけでなく，教育，就職，結婚，出産，病気，死などのライフイベント

---

* **相対的貧困率**：OECD では，等価可処分所得（世帯の可処分所得を世帯人数の平方根で割って算出）が全人口の中央値の半分未満の世帯員を相対的貧困者としている。2021（令和 3）年の日本の貧困線は 127 万円となっている（2022 年国民生活基礎調査）。

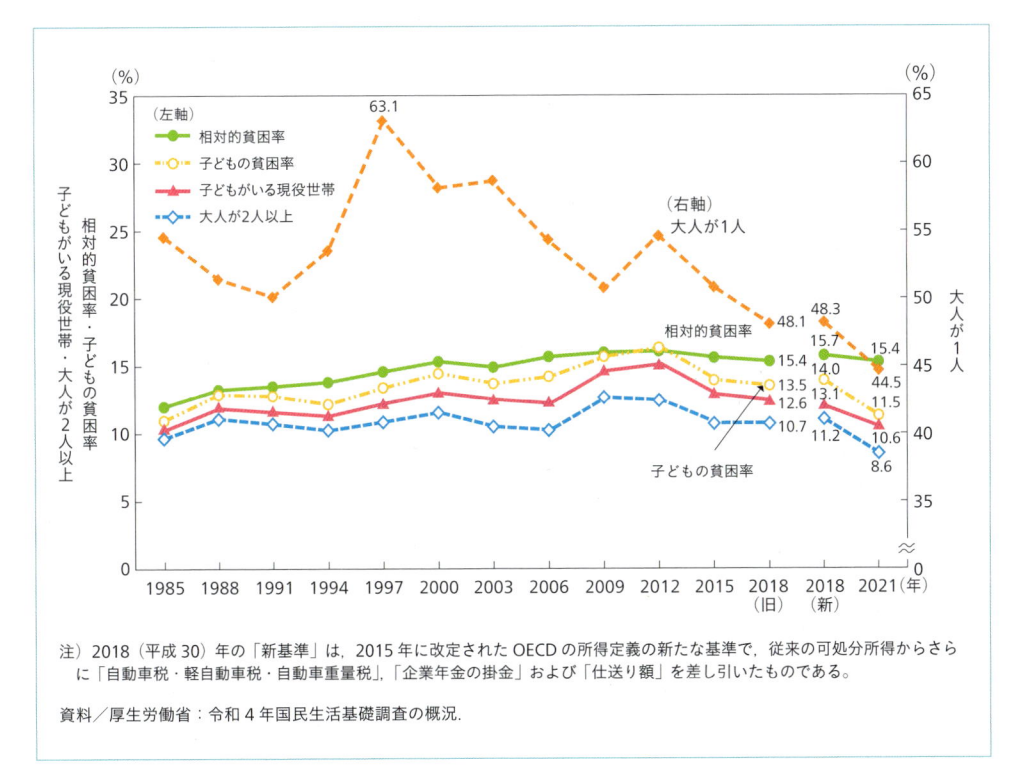

1 生活と社会福祉

2 社会保障制度と社会福祉

3 社会保険制度と動向

4 社会福祉の歴史

5 社会福祉の諸制度と施策

6 福祉行政のしくみと民間活動

注）2018（平成30）年の「新基準」は，2015年に改定されたOECDの所得定義の新たな基準で，従来の可処分所得からさらに「自動車税・軽自動車税・自動車重量税」，「企業年金の掛金」および「仕送り額」を差し引いたものである。

資料／厚生労働省：令和4年国民生活基礎調査の概況．

図1-9　相対的貧困率の年次推移

を伴いながら，様々な人生を送ることになる。このような人生コースの道筋を**ライフコース**とよぶ。

1. ジェンダーと法的な動き

　本節-A-1-1「日本の総人口の推移」で示したように，日本は少子高齢化が進行している。少子高齢化社会の背景には，子どもをもつことに対する出生行動の変化がある。さらに出生行動の背景には，女性の就労行動の変化がある。

1 ｜ 戦後の男女格差

　日本では戦前より，主に稼得労働は男性，家庭内の家事・育児・介護などのケアは女性の役割とする**性別役割分業**が根強くあり，戦後もそれに基づいた政策や慣行が浸透していた。そのため，憲法上で「法の下の平等」がうたわれながらも，男女雇用機会均等法*の施行以前は企業の定年年齢に男女差があったり，公的な社会保障制度においても2010年代まで男女別に異なる条件が存在した。

---

* **男女雇用機会均等法**：正式名は「雇用の分野における男女の均等な機会及び待遇の確保等に関する法律」。

そのため 1980 年代以降，男女の差を是正するため，いくつかの法的な動きが出てきた。雇用の面で男女平等を目指す大きな転換となったのは，1985（昭和 60）年の**男女雇用機会均等法**の制定である。それまでの勤労婦人福祉法を全面改正したものであった。これに続く法制度としては，1991（平成 3）年の**育児休業法**（現在の**育児介護休業法***），1999（平成 11）年に「男女が均等に政治的，経済的，社会的及び文化的利益を享受することができ，かつ，共に責任を担うべき社会を形成」することを目的とした**男女共同参画社会基本法**が施行された。また，2003（平成 15）年に**次世代育成支援対策推進法**が制定され，仕事と家庭の両立支援が明確化された。2015（平成 27）年には**女性の職業生活における活躍の推進に関する法律（女性活躍推進法**）も成立した。

しかし今なお，男女の格差は解消されているとは言い難く，世界経済フォーラムによる，各国における男女格差を測るジェンダー・ギャップ指数（Gender Gap Index：GGI）*の日本の順位は，146 か国中 118 位（2024 年）と極めて低いものとなっている。

▍2. 共働き世帯と女性の労働力人口比率

戦後しばらくは，男性の働き手をもつ専業主婦世帯が主流であったが，共働き世帯が一貫して増加し続け，1992（平成 4）年に専業主婦世帯と逆転し，2023（令和 5）年には夫婦世帯全体の 75％にまで増加した（**図 1-10**）。

その表れの一つとして，従来日本では，年齢階級別**労働力人口比率***において，女性の特徴を示す **M 字型カーブ**というものがみられた（**図 1-11**）。これは，女性が結婚や出産を機に仕事を辞めるため，労働力率が下がる動きが表れたものである。M 字型カーブは，高度経済成長期にかたちづくられ，出産・育児のためにいったん労働市場から退出し，その後パートなどの家計補助的な働き方で再び労働市場に戻るという働き方モデルの象徴であった。

このカーブは徐々に浅くなってきているが，その要因としては様々なことが考えられる。退職するきっかけが結婚時から出産時へと変化したこと，出産後，比較的早期に働き始める傾向が強まったこともある。しかし先にも述べたように，退職による機会喪失を回避する傾向や，晩産化あるいは子どもをもたない選択をしていることも要因としてあるだろう。

---

* **育児介護休業法**：正式名は「育児休業，介護休業等育児又は家族介護を行う労働者の福祉に関する法律」。
* **ジェンダー・ギャップ指数**：指数は，経済，教育，健康，政治の 4 つの分野のデータから作成される。
* **労働力人口比率**：ある集団においてどれだけの人が労働しているのかを表すもので，就業者数と完全失業者数とを合わせた労働力人口が 15 歳以上の人口に占める割合で示す。

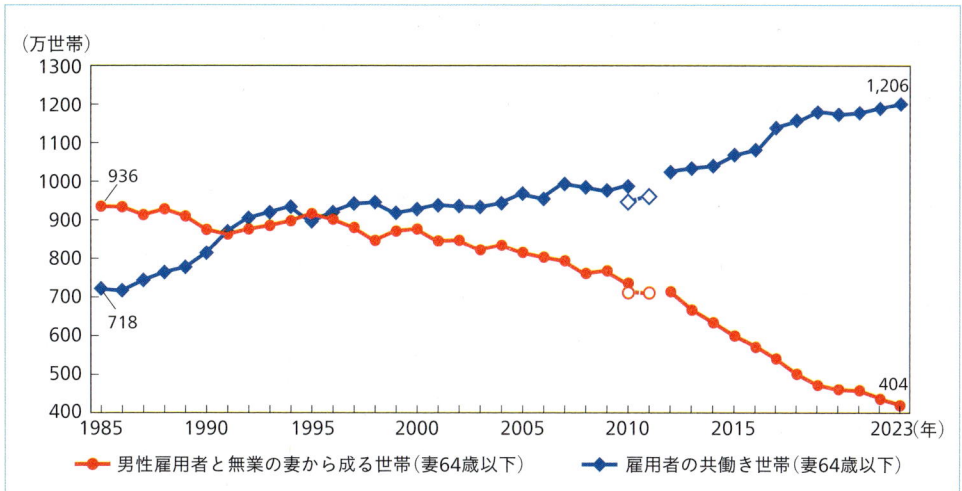

備考 1）1985 年から 2001 年までは総務庁「労働力調査特別調査」（各年 2 月），2002 年以降は総務省「労働力調査（詳細集計）」より作成。「労働力調査特別調査」と「労働力調査（詳細集計）」とでは，調査方法，調査月等が相違することから，時系列比較には注意を要する。
　　 2）「男性雇用者と無業の妻から成る世帯」とは，2017 年までは，夫が非農林業雇用者で，妻が非就業者（非労働力人口および完全失業者）かつ妻が 64 歳以下世帯。2018 年以降は，就業状態の分類区分の変更に伴い，夫が非農林業雇用者で，妻が非就業者（非労働力人口および失業者）かつ妻が 64 歳以下世帯。
　　 3）「雇用者の共働き世帯」とは，夫婦共に非農林業雇用者（非正規の職員・従業員を含む）かつ妻が 64 歳以下の世帯。
　　 4）2010 年および 2011 年の値（白抜き表示）は，岩手県，宮城県および福島県を除く全国の結果。
　　 5）2011 年，2013 年から 2016 年，2018 年から 2021 年は，労働力調査の時系列接続用数値を用いている。

資料／内閣府：令和 6 年版男女共同参画白書．

図 1-10　共働き等世帯数の推移

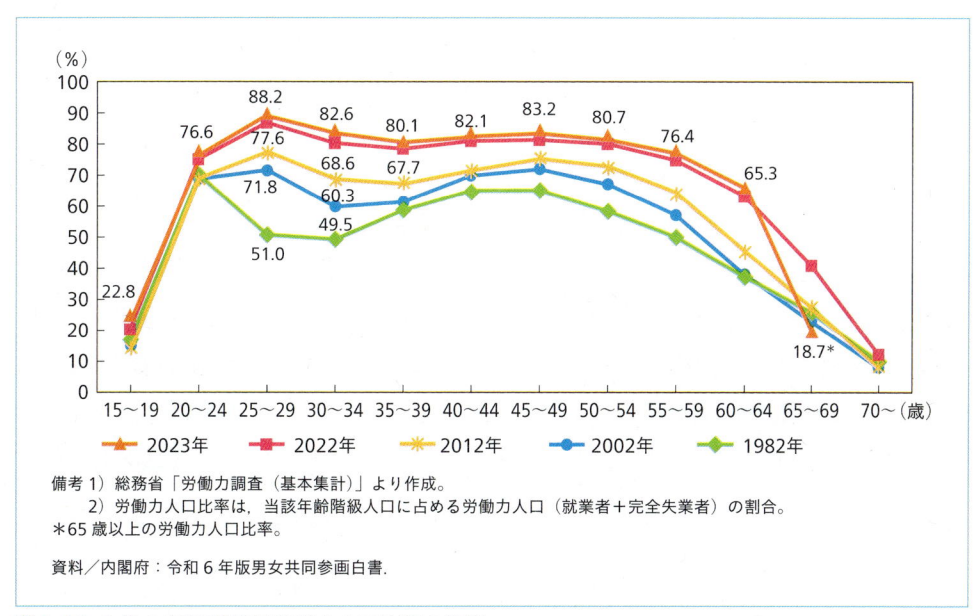

備考 1）総務省「労働力調査（基本集計）」より作成。
　　 2）労働力人口比率は，当該年齢階級人口に占める労働力人口（就業者＋完全失業者）の割合。
＊65 歳以上の労働力人口比率。

資料／内閣府：令和 6 年版男女共同参画白書．

図 1-11　女性の年齢階級別労働力人口比率の推移

1 生活と社会福祉
2 社会保障制度と社会福祉
3 社会保険制度
4 社会福祉の歴史と動向
5 社会福祉の諸制度と施策
6 福祉行政のしくみと民間活動

1. 家庭内の役割分担

　ライフサイクルの変化に伴い，内閣府では，家庭での役割分担についての意識調査を実施している。「夫は外で働き，妻は家庭を守るべき」という考え方について，2019（令和元）年では「反対」「どちらかといえば反対」の合計は，女性は 63.4％，男性は 55.6％，「賛成」「どちらかといえば賛成」の合計は，女性は 31.1％，男性は 39.4％ となっている（令和 3 年版男女共同参画白書）。1979（昭和 54）年に「賛成」「どちらかといえば賛成」が男女とも約 7 割だったことから，世帯のあり方や働き方の多様化のなかで，大きく変化してきたといえる（図 1-12）。

2. 育児と介護に関する制度

1 ｜ 育児休業の制度

　育児や家族を支援する施策として，**育児介護休業法**がある。1 歳未満の子どもを養育する労働者に男女を問わず休業を保障するものである。2004（平成 16）年からは，それまで対象外であった非正規労働者も，一定の条件を満たせば育児休業を取得できることになった。また 2010（平成 22）年からは，母親だけでなく父親も育児休業を取得する場合，それ

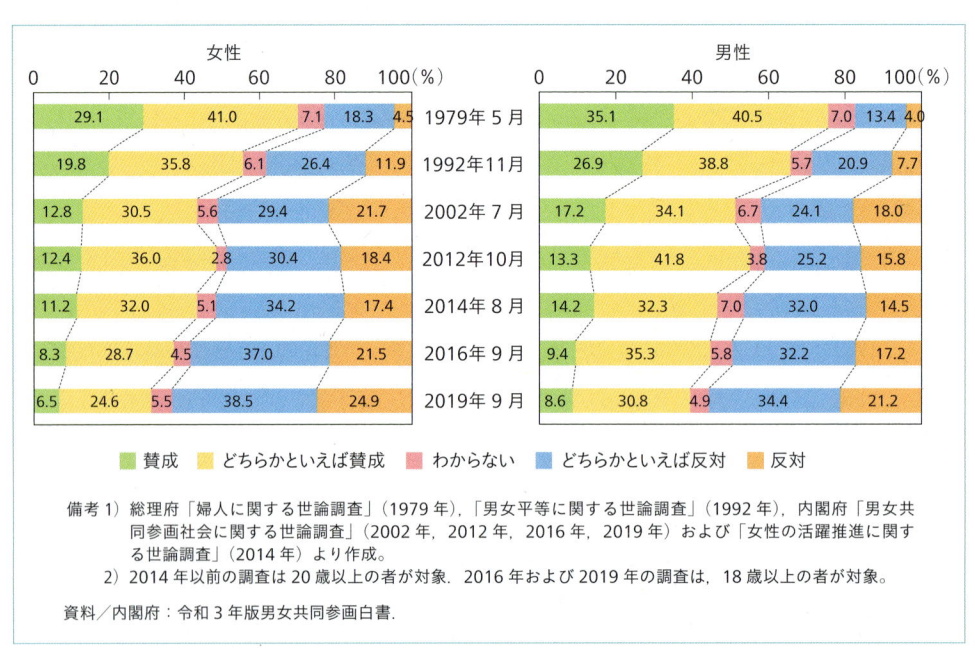

図 1-12 「夫は外で働き，妻は家庭を守るべきである」という考え方に対する意識の変化

まで1年間であった育児休業期間を2か月延長し，子どもが1歳2か月になるまで取得できる「**パパ・ママ育休プラス**」も始まった。

休業の保障だけではなく，休業中の生活が保障されなければ，制度の利用が進まない。そのため，雇用保険法において，所得保障によって継続就業を促進することを目的とした**育児休業給付**がある（第3章-V「労働保険制度」参照）。

2 │ 育児休業の取得率

男性の育児休業の取得率については，2002（平成14）年に，少子化対策として「2012年までに男性の育休取得率10％を達成する」ことを目指していたが，目標に到達しないため「2017年までに10％」「2020年までに13％」と目標は先送りされてきた。出産した女性労働者の育児休業取得率は，一貫して8割以上であるのに対し，男性の育児休業取得率は上昇傾向にあるものの2022（令和4）年度は17.1％であった。男性の育児休業の取得を促進するために，2021（令和3）年には，出生直後の時期に柔軟に育児休業を取得できる枠組みも創設された。また2023（令和5）年4月から，従業員が1,000人を超える企業は男性労働者の育児休業取得率等の公表が義務づけられた。

3 │ 介護休業の制度

家族に介護の必要がある場合などの家族介護の支援も，育児介護休業法で定められている。家族の介護を行う労働者が対象家族1人に付き通算93日まで，3回を上限として分割して介護休業を取得できる。所得保障については，雇用保険法に基づく**介護休業給付**がある（第3章-V「労働保険制度」参照）。

3. ケア役割の新たな問題

1 │ 家族介護の問題点

家族の介護の様相も複雑化してきている。介護する側，される側が共に高齢者（60歳以上）である，いわゆる「**老老介護**」の問題が増えてきている。夫婦間，親子間，兄弟姉妹間と様々である。2022（令和4）年度の国民生活基礎調査によると，在宅で介護している世帯の男性介護人の75.0％，女性介護人の76.5％が60歳以上であり，3/4以上が老老介護の状態となっている。

一方で，子育てと親や親族の介護が同時期に発生する**ダブルケア**の状況も増えている。ケアの背景も複合的で，①高齢化，晩婚化，晩産化の同時進行，②雇用の劣化（非正規労働の増加）による共働きの増加，③きょうだいなどが少なくなり地域関係も希薄化してきたなど，ケアの代替者がいないこと，④介護保険制度と子育て支援制度が縦割りで連結されていないこと，などが指摘されている[1]。

さらに，いわゆる**ヤングケアラー**の問題もある。ヤングケアラーとは，介護だけに限ら

ず家事なども行う若年層や子どものことをいう。家族内でほかに担い手がおらず，子ども
が家事や介護などのケアを担っているため，学業や日常生活にもその影響が及んでいる。

2 │ 今後の課題

　家族がケアを担うことが当たり前とされた時代にも複合的なケアの問題は存在したが，
その場合も男性稼ぎ主モデルのもとで強固な性別役割分業が機能し，女性が中心となって
介護などのケアに対応していた。しかし現在では，家族，親族，地域関係のすべてが変化
し，個々の家庭や家族のケアのみならず，それを支えるはずの社会保障制度もまだまだ不
十分である。少子化対策や**ワーク・ライフ・バランス**などを推進する一方で，表に現れにくい
個別の問題を一般化して解決することが急がれる。

家族観の多様化

1. 家族のダイバーシティ

　近年，「**ダイバーシティ**」（多様性）という考え方が注目されている。もともとは，社会的
マイノリティの就業機会拡大を意図することが多かったが，現在は性別や人種の違いに限
らず，年齢，国籍，民族，文化，宗教，価値観，障害，性的少数者などの多様性を受け入
れ，同時に多様な人材を積極的に活用しようという考え方となっている。こうした多様な
人格へ敬意を示す考え方は，人権や福祉の分野にも広く浸透し，また様々な家族形態の承
認としても広がりつつある。たとえば，婚姻制度によらない事実婚のカップル，それに伴
う夫婦別姓，生涯シングルである生き方，同性カップルと子どもの家族などである。

2. 多様性に対する動き

　多様性の浸透により，政府や地方自治体，企業における **LGBT** ＊に関する対応も大きな変
化をみせている。特に，各自治体によるパートナーシップ制度は，2015（平成 27）年 11
月に東京都渋谷区・世田谷区の「パートナーシップの宣誓証明制度」導入をきっかけに，
全国に広がりつつある。自治体によって違いはあるが，同性同士のみならず事実婚（異性
同士）でも利用できるところもある。現在，法的な効力を有しないが，自治体の行政サー
ビスが利用できる。2023（令和 5）年には，性的指向およびジェンダーアイデンティティ（性
自認）の多様性に関連した LGBT 理解増進法が制定されている。

＊ **LGBT**：lesbian（レズビアン：女性の同性愛者），gay（ゲイ：男性の同性愛者），bisexual（バイセクシュアル：両性愛者），
　 transgender（トランスジェンダー：身体の性と心の性が一致しないため「身体の性」に違和感をもつ人）の 4 つの言
　 葉の頭文字をとって組み合わせた言葉で，性的少数者（セクシュアルマイノリティ）を表す言葉の 1 つとして使
　 われることもある。前者の 3 つが性的指向を表すもので，トランスジェンダーは性自認を表す。sexual
　 orientation（性的指向）と gender identity（性自認）の頭文字をとった「SOGI」という表現もある。

III 社会のなかの集団

1 生活と社会福祉
2 社会保障制度と社会福祉
3 社会保険制度と動向
4 社会福祉の歴史
5 社会福祉の諸制度と施策
6 福祉行政のしくみと民間活動

A 集団の機能と変化

　人々はその営みにおいて，安全と生命維持と生殖のために，集団を形成して生活をしている。集団は，小さなものから大きなものまで常に存在し，夫婦・家族，学校，宗教団体，サークル，会社など，その規模や目的，形成プロセス，属性など様々である。

1. 集団心理

　集団における群集状況のもとでは，特有な心理として**集団心理**が醸成（じょうせい）される。これは群集心理ともいうが，集団のなかで個人が多数派に同調し，合理的な思考力や判断力が抑制されたり，時には集団全体として極端な行動を引き起こすこともある。また，集団のメンバーを自発的に集団にとどまらせるための力としての**集団凝集性**も生じる。高い集団凝集性はメンバーの動機づけを高め，課題遂行（すいこう）に効果を上げる一方で，他集団に対しては排他的になりやすい傾向も生じる。

2. グループダイナミクス（集団力動）

　複雑な相互作用によって成り立つ集団のなかでは，個人の行動や思考は集団から影響を受けるが，反対に集団に対しても影響を与えることがある。このような集団から生まれる動力に従って行動することを**グループダイナミクス**（**集団力動**）という。グループダイナミクスに関する実証的・行動科学的研究は，1930 年代に**クルト・レヴィン**（Lewin, K.）によって創始された。グループダイナミクスでは，小グループの発展過程，グループの発達や衰退の要因，グループの種類，グループが個人に与える影響，リーダーシップ，グループの問題解決などを研究対象とする。

　ソーシャルワークの重要な手法の 1 つである**グループワーク**（集団援助技術）においても，メンバー間の相互作用による問題解決の力動を生み出すと考えられている。

B 地域集団における人間関係

1. 地域集団とは

　地域住民が生活している場所において，消費，生産，労働，教育，衛生・医療，遊び，スポーツ，芸能，祭りにかかわり合いながら，住民相互の交流が行われている住民の集団のことを，**地域集団**（**コミュニティグループ**）という。地域集団は，個人，家族，集団，地域を

変化させることに有効であるとされている。

2. ソーシャル・サポート・ネットワーク

　地域集団は，特に**地域活動への参加**を通じて，社会生活を送るうえでの様々な問題を抱える人や，社会的つながりが弱い人たちの支援にも有効である。この支援を**ソーシャル・サポート・ネットワーク**といい，サービスを必要とする人あるいは利用者のパーソナリティや生活状況，また緊急性を伴う要件などに応じて，本人を中心とした個別のサポートネットワークとして形成する。ネットワークは，医療・保健・福祉に携わる専門職，地域住民や社会福祉関係機関，ボランティアなどにより支えられている。しかし，支援を行う場合，まず本人がこうしたつながりを望むようにしていくことが重要となる。特に**セルフネグレクト**＊の状態にある人々には，生きる意欲を喚起(かんき)しなければならない。また本人を取り巻く周囲に対しても，ていねいな説明や同意が必要である。とりわけ排除されそうな関係にある場合には関係性を修復し，生活の安定を支援しなければならない。

3. ソーシャルサポートの内容

　ソーシャルサポートは，その内容によって，①共感，安心，愛着，尊敬を提供する**情緒的サポート**，②形のある物やサービスを提供する**道具的サポート**，③問題の解決に必要なアドバイスや情報を提供する**情報的サポート**，④肯定的な評価を提供する**評価的サポート**の4つに分けられる。

　たとえば，健康面におけるソーシャルサポートの働きでは，家族を含めたまわりの人からいろいろなサポートを受けることで，健康に良い食事や運動，禁煙などの継続が可能となる。さらに，周りの人からサポートを受けることによって，**ストレッサー**（**ストレス要因**）があってもそれを前向きにとらえられるようになったり，ストレッサーに**対処**（**コーピング**）できるようになったりする。このように，健康面での継続行動やストレッサーの影響を緩和する効果が期待できる。

　また近年，地域における自立支援のために，様々な制度，サービスの整備が促進されている。利用者の自立支援のためには，利用者を中心に家族や友人，親族，近隣住民，ボランティア，公的機関などの支援のネットワークを広げることが必要である。このような家族，友人，ボランティアなどから提供される支援を**インフォーマルサービス**といい，公的機関や専門職などによって提供される援助を**フォーマルサービス**という。いずれも利用者を取り巻く環境のなかで必要不可欠なものであり，この両者があって初めてソーシャルサポートが成り立つ。

＊ **セルフネグレクト**：「自己放任」「自分による自分自身の世話の放棄」という意味から，生活を維持する能力・意欲をなくし，自己の健康・安全を損なう状態のことをいう。

Ⅳ 社会福祉援助技術

A 社会福祉援助技術の意義

　社会福祉の制度やサービスを利用者に結びつけ，利用者の生活をより良いものにする過程には，社会福祉の専門的な援助の方法が必要となる。このことを「社会福祉援助技術」という。社会生活上の困難に対して「援助」を行うことは，家族や友人でもなされる行為であるが，社会福祉援助は，そのような個人的な人間関係のなかで行われる援助とは異なるものである。

1. 社会福祉援助の方法

　社会福祉援助は，援助を求める人々の生活に生じている問題を把握し，必要な社会資源やソーシャルワークを組み合わせて援助計画を立て，それを実践するという一連の過程を経て展開される。すなわち，その人の生活上の問題をどのように把握し，援助の必要性を判断し，どのような援助を行うのか，その効果をいかに評価するかといった，各展開の場面において，科学性と社会性が求められる。このような援助の展開のことを**ソーシャルワーク**とよび，その実践をする援助者を**ソーシャルワーカー**という。

2. ソーシャルワーク

　ソーシャルワークは，専門職としての価値と倫理，専門的な知識，専門的な方法の3つの要素によって実践され，1つでも欠ければソーシャルワーク実践としては成り立たない。ソーシャルワークにおける「価値」とは，文化的価値や社会的価値，ソーシャルワーカー個人の価値（観）や，利用者の存在価値も含む。「倫理」とは，ソーシャルワーカーとしての指針や規範のことであり，具体的には倫理綱領などが示されている。「知識」とは，利用者自身をはじめ，利用者を取り巻く人々や地域，生活理解のための知識，社会福祉・社会保障などの制度知識などを指す。「方法」とは，個人や家族，集団や地域などを対象とした包括的・統合的に体系化された複数の方法である。この方法は利用者とソーシャルワーカーとが展開する生活支援過程という対人援助関係を通じて選択し活用されながら具体化する。

3. ソーシャルワーカー

　ソーシャルワーカーは，それぞれの人に必要な援助を組み立て，実践する役割を担う。ソーシャルワーカーの実践により，具体的な援助が利用者になされ，個々の制度やサービスが社会福祉援助技術となる。

1　生活と社会福祉
2　社会保障制度と社会福祉
3　社会保険制度と動向
4　社会福祉の歴史
5　社会福祉の諸制度と施策
6　福祉行政のしくみと民間活動

B 社会福祉援助技術の形態

　援助の方法は，大きく直接援助技術と間接援助技術に分けられる。直接援助技術は，利用者との対面的関係のなかで展開される援助技術で，**ケースワーク**（個別援助技術）と**グループワーク**（集団援助技術）がある。間接援助技術は，社会福祉の実践を広い意味で支える役割を果たす技術で，**コミュニティワーク**（地域援助技術），**ソーシャルワークリサーチ**（社会福祉調査法），**ソーシャルアドミニストレーション**（社会福祉運営管理法），**ソーシャルアクション**（社会活動法），**ソーシャルプランニング**（社会福祉計画）などがある。

　また，以上のようなソーシャルワークの方法の統合化によってもたらされたものとして，**ジェネラリストソーシャルワーク**がある。その特徴は，上記の方法を一体化してソーシャルワークの方法をとらえ，システム論や生態学的視座をソーシャルワークの共通基盤として明確化されていること，ソーシャルワークのプロセス（援助過程）を確立していることである。

C ソーシャルワークのプロセスと基本原理

　社会福祉援助技術の最も基本的な個別援助技術に基づく「ソーシャルワーク」の実践プロセスを取り上げる。

　ソーシャルワークは，具体的には面接という技法を用いて，ニーズ充足や社会生活の維持と向上に向けて活用される方法である。その特徴は，社会福祉サービスの提供と活用，環境の調整である。実践は，表1-3 のようなプロセスをたどる。

　このようなソーシャルワークの実践は，利用者と援助者の基本的な信頼関係に支えられている。この信頼関係は，利用者が人間としての尊厳を認められ尊重されているときに成立するものである。そのための基本原理として，**バイステックの7原則**がある。これは，福

表1-3 ソーシャルワークのプロセス

プロセス	内容
❶インテーク（受理面接）	相談者の抱える問題や要望を聴き，関係づくりを行う初回面接局面
❷アセスメント（事前評価）	利用者の生活歴，心身状況，利用者を取り巻く家族・地域・関係機関・社会資源などの情報収集を行い，課題解決・自己実現に向けた生活評価を行う局面
❸プランニング（計画策定）	アセスメントにより抽出されたニーズや課題から具体的な支援目標と計画を立てていく局面
❹インターベンション（介入）	作成した計画に基づき介入していく局面。ソーシャルワーカーが直接介入する場合もあれば，環境整備や仲介調整といった間接的な介入もある
❺モニタリング（中間および事後評価）	インターベンション状況や変化していく利用者の生活状況を継続的に評価する局面
❻再アセスメント（エバリュエーション）	定期的に実施される再評価局面。この段階で，課題解決・自己実現が達成されていれば終結へと展開する（❼へ），そうでなければ再度支援計画を練り直す必要がある（❸へ）
❼ターミネーション（終結）	支援の最終段階。(a) 課題解決・自己実現の達成，(b) 他機関・施設への移管，(c) 死亡といった理由により迎える局面

1 生活と社会福祉
2 社会保障制度と社会福祉
3 社会保険制度と動向
4 社会福祉の歴史
5 社会福祉の諸制度と施策
6 福祉行政のしくみと民間活動

表1-4 バイステックの7原則

原則	内容
❶個別化	利用者を個人としてとらえる。社会生活史を把握して働きかけることが重要
❷意図的な感情表出	利用者が自由に感情を表出できるように援助者が意図的にかかわる
❸統制された情緒的関与	援助者は自分の感情をコントロールして意図的にかかわる
❹受容	利用者を，道徳的批判などを加えずに，あるがままに受け入れる
❺非審判的態度	援助者は，道徳的観念や自分の価値観で利用者を裁いてはいけない
❻自己決定	ものごとを決定するのは「利用者本人」である 場合により，代弁的役割（アドボガシー）を果たすことがある
❼秘密保持	利用者の秘密を要する情報は他人に漏らしてはいけない 情報提供が必要な場合は，利用者の同意が必要

出典／フェリックス・P.バイステック：ケースワークの原則，1957.

祉の領域のみならず対人援助にかかわる専門職において重要な原理である（**表 1-4**）。

D 福祉・保健・医療の連携

　言うまでもなく，医療の問題は生活問題とも密接につながっている。本人が認識しているかどうかにかかわらず，社会保障の状況，情報，家族の理解，本人の生活習慣，仕事の問題など，いくつもの条件がそろわないと，医療へのアクセスや継続は実現しない。また，何らかの医療・福祉のケアを受けている者の背景に，本人を取り巻く多くの専門職が連携する**多職種連携**が用意されていることが必要になる。多職種連携は，質の高いケアを提供するために，異なった専門的背景をもつ専門職が共有した目標に向けて共に働くことであり，それがうまく機能しなければ，良いケアは受けられない。したがって，直接の医療ケアを担う看護師，社会的資源を調整するソーシャルワーカー（**社会福祉士**）など，またはほかの専門職は，その専門技術を駆使し，所属スタッフだけでなく地域関係機関の専門職種とも連携・協働関係を築く必要がある。特に地域においては，ほかの専門職種との間で共有すべき情報の提供と，互いが果たすべき役割を理解し，相互に敬意をもつことが必要不可欠である。また，地域の専門職種だけでなく，インフォーマルな関係者も加え，利用者の生活に密着した連携・協働関係を構築することも重要である。

文献

1) 相馬直子，山下順子：ダブルケア（子育てと介護の同時進行）から考える新たな家族政策；世代間連帯とジェンダー，調査季報，171：14-17，2013.

1 ノーマライゼーションに基づくのはどれか。 （102回PM31）

1. 救急搬送体制を整備すること
2. 医療機関にいつでも受診ができること
3. 公共交通機関をバリアフリー化すること
4. 障害者に介護施設への入所を勧めること

2 国際連合〈UN〉で採択された2016年から2030年までの開発に関する世界的な取り組みはどれか。 （110回AM72）

1. 持続可能な開発目標〈Sustainable Development Goals：SDGs〉
2. ミレニアム開発目標〈Millennium Development Goals：MDGs〉
3. プライマリヘルスケア
4. 政府開発援助〈ODA〉

3 ソーシャルサポートのうち，情緒的サポートはどれか。 （110回AM31）

1. 傾聴する。
2. 情報提供する。
3. 外出に付き添う。
4. 経済的支援をする。

4 インフォーマルサポートはどれか。 （107回PM31）

1. 介護支援専門員による居宅サービス計画の作成
2. 医師による居宅療養管理指導
3. 近隣住民による家事援助
4. 民生委員による相談支援

▶ 答えは巻末

第 2 章

社会保障制度と社会福祉

この章では

- 社会保障の理念，目的を理解する。
- 社会保障の機能と構成を理解する。
- 社会保障の現状と動向を学ぶ。

I 社会保障の理念

A 社会保障とは

1. 社会保障の起こりと諸外国での発展

1 社会保障法

社会保障という言葉が最初に用いられたのは，アメリカにおいて1935年に成立した社会保障法であるとされる。当時，大恐慌により失業者の急増に苦しんでいたアメリカは，ルーズベルト大統領のもと，政府による積極的な公共投資によって経済を刺激するニューディール政策を採用するとともに，生活困窮者に対して給付を行うために社会保障法を立法した。老齢時の年金保険や，失業時の所得保障を行う失業保険，政府が現金給付を行う公的扶助などが社会保障法の内容であった。

ドイツにおける政策も社会保障に大きな影響を与えた。ドイツでは，1880年代に帝国宰相を務めていたビスマルクが労働者保険法を成立させ，労働者に対する保護に努めた。労働者保険法は，それまで企業が独自に行っていた労働者に対する保護を法律によって強制するものであり，事前に支払わせた保険料を積み立てて，労働者が傷病を患った際に治療を行うものであった。

2 ベバリッジ報告書

もっとも，社会保障が広く認識されたのは，イギリスにおいて1942年に発表された**ベバリッジ報告書**(社会保険および関連サービス報告)によってである。この報告書は，従来からヨーロッパにおいてみられた社会保険制度を中心に置きつつ，国民全体を対象にした所得保障と医療サービスの提供を構想するものであった。報告書の作成を依頼されたベバリッジは，貧困・病気・無知・不衛生・失業を社会の進歩を阻む5大悪として指摘し，社会保障，保健・医療サービス，教育，公衆衛生，雇用政策によってそれらに対応することを提唱した。第二次世界大戦後，これらの施策を実行する国々が増えていき，先進諸国の多くが**福祉国家**の建設を目標とするようになった。

3 社会保障への取り組み

社会保障の検討は，国際機関においてもなされた。**国際労働機関（ILO）**は，1942年に「社会保障への途」を発表し，社会保障への取り組みを促した。ILOは，社会保障を「社会が適切な組織を通じてその構成員がさらされている一定の危険に対して与える保障」と定義

し，社会保障の発展方向として，社会保険と社会扶助を統合した社会保障体系を唱えた。

2. 日本における社会保障

1 | 第二次世界大戦前の社会保障

日本における社会保障への取り組みは，第二次世界大戦前に始まった。具体的には，1874（明治7）年に定めた**恤救規則**が日本における社会保障の始まりである。恤救規則は，1929（昭和4）年に救護法に改められ（1932［昭和7］年に施行），請求権がないなど不十分な点もあったが，救貧制度として一定の役割を果たした。ほかにも，1922（大正11）年に健康保険法，1938（昭和13）年に国民健康保険法，1941（昭和16）年に厚生年金保険法の前身である労働者年金保険法が制定されており，これらが社会保障に対する取り組みに位置づけられる。しかし，いずれの制度も対象者が限られていたり，給付が低額であったりしたため，社会保障制度としては未熟なものであった。

2 | 1950年勧告と社会保障

1945（昭和20）年に終戦を迎えた日本は，1950（昭和25）年に社会保障審議会による「**社会保障制度に関する勧告**」（**1950年勧告**）において，社会保障への取り組みを明示した。1950年勧告は，「社会保障制度とは，疾病，負傷，分娩，廃疾，死亡，老齢，失業，多子その他困窮の原因に対し，保険的方法又は直接公の負担において経済保障の途を講じ，生活困窮に陥った者に対しては，国家扶助によって最低限度の生活を保障するとともに，公衆衛生及び社会福祉の向上を図り（中略）すべての国民が文化的社会の成員たるに値する生活を営むことができるようにすること」と定義している。

1950年勧告は，社会福祉についても「国家扶助の適用をうけている者，身体障害者，児童，その他援護育成を要する者が，自立してその能力を発揮できるよう，必要な生活指導，更生補導，その他の援護育成を行うこと」と定義している。

ベバリッジ報告書の影響を受けつつ，第二次世界大戦後の社会保障の形を示した1950年勧告は，日本において構築されるべき社会保障のモデルを示し，立法を方向づける政策文書として重要な位置づけをもつ。

3 | 日本国憲法第25条と生存権

日本国憲法（1946［昭和21］年公布）第25条は，社会保障にかかわる権利を規定する条文として，さらに社会保障法制の根拠となる条文として，法的に重要な意味をもつ。

憲法第25条では，第1項で「健康で文化的な最低限度の生活を営む権利」を規定しており，この権利を**生存権**という。生存権の法的性格については，憲法学では対立があるものの，憲法第25条第1項は国に生存権を具体化する施策を行う法的義務を課すとの**抽象的権利説**が支配的学説である。また，支配的学説によれば，憲法第25条第1項は生存権

1 生活と社会福祉
2 社会保障制度と社会福祉
3 社会保険制度と動向
4 社会福祉の歴史
5 社会福祉の諸制度と施策
6 福祉行政のしくみと民間活動

保障の目的ないし理念を宣言し，第2項はその目的・理念の実現のために努力すべき国の義務を定めたものであり，一体不可分の関係にあると理解される（一体説）。

　一方で，憲法第25条第1項と第2項には法的性質と規範性に違いがあるとの考え方もある（1項2項二分論）。この学説によれば，「国は，すべての生活部面について，社会福祉，社会保障及び公衆衛生の向上及び増進に努めなければならない」とする第2項では，国（立法府）の裁量が第1項よりも広くなると理解される。また，第1項は最低限度の生活を保障する義務を国に課し，第2項は最低限度の生活を上回る生活の保障について定めているとの主張もなされた。

　憲法第25条との関連では，**ナショナルミニマム**[*]が重要である。ナショナルミニマムは，ベバリッジ報告書にも表れる社会保障に関する概念であり，すべての国民を対象として均一の水準で給付を行う考え方である。憲法第25条第1項にいう「健康で文化的な最低限度の生活」は，ナショナルミニマムを意味すると考えられる。

　日本では，生存権の理解には学説上の対立があるものの，先進諸国と同じように福祉国家の建設が国民の支持を得たこともあり，社会保障の確立を図ってきた。

Ⓑ 社会保障の目的

▍ 1. 生活の保障・生活の安定

　1950年勧告がいうように，社会保障の目的は，貧困からの救済である**救貧**と，貧困に陥ることを予防する**防貧**にある。

　今日では，社会保障の目的は救貧や防貧にとどまらず，**国民生活の保障と生活の安定**に広がっている。実際に，1993（平成5）年に社会保障制度審議会（社会保障将来像委員会）の第1次報告で，社会保障は「国民の生活の安定が損なわれた場合に，国民に健やかで安心できる生活を保障することを目的として，公的責任で生活を支える給付を行うもの」と定義されている。社会保障の目的として，救貧および防貧は依然として重要ではあるが，社会保障の対象や給付は拡大し続けており，国民の生活に深くかかわるに至っている。実際に社会保障の給付を受けていなくても，すべての国民が社会保障によって支えられて生活しているといえる（**図2-1**）。

▍ 2. 個人の自立支援

　近代国家は，近代市民法に基づいて個人を身分関係から解き放ち，自由な存在と規定している。一方で，個人は，生きていくうえで疾病に罹患したり，障害を負ったりすることがあり，常に個人一人の力で生きていくことは難しい。そのような場合に，社会保障制度

---

[*] **ナショナルミニマム**：全国民を対象にする所得保障や失業，疾病，老齢保険などの社会保障制度の整備を方向づける考え方。ウェッブ夫妻による『産業民主制論』によって提唱され，ベバリッジ報告書にも盛り込まれた。

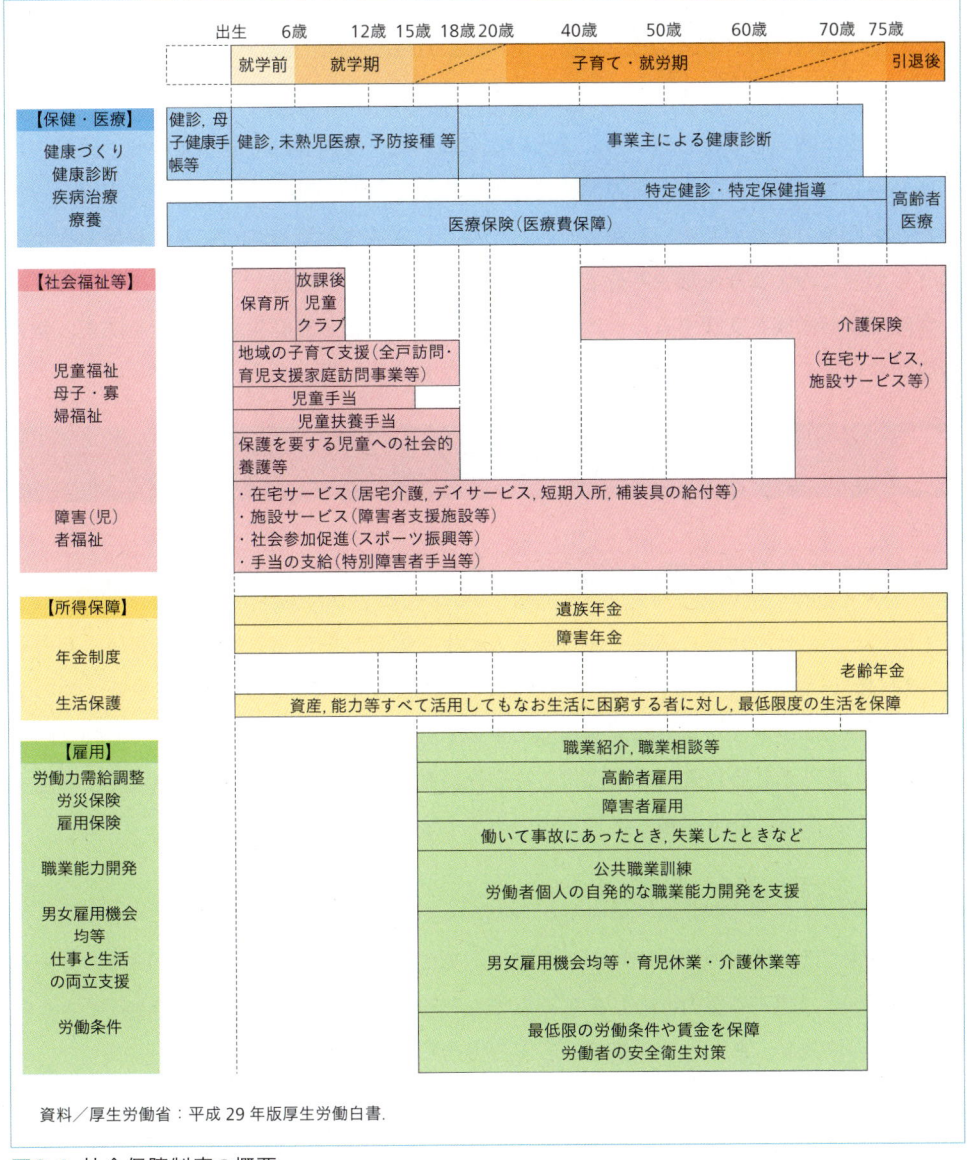

図2-1 社会保障制度の概要

資料／厚生労働省：平成 29 年版厚生労働白書.

1 生活と社会福祉

2 社会保障制度と社会福祉

3 社会保険制度と動向

4 社会福祉の歴史

5 社会福祉の諸制度と施策

6 福祉行政のしくみと民間活動

による**自立支援**（**自律支援**）の後押しを受けて，自らの能力に応じて自らの責任と判断によって生き方を選べるように制度を整備することが求められる。

　また，近年では，**ノーマライゼーション**の考え方が自立支援にも影響を及ぼしている。ノーマライゼーションは，もともとは障害福祉の発展に大きな影響を与えた考え方であり，障害者の生活を一般市民の生活に近づけていく側面と，障害者に生じている不平等に行政が積極的に介入して障害者向けのサービスを充実させていくことで，障害者を含むすべての国民の実質的な平等を図る側面がある。

3. 家族機能の支援

　個人を生活上のリスクから守る役割を果たす存在として，家族の存在も無視できない。近代国家は，個人を重視しつつも，家族の扶養義務を一定の範囲で認めており，家族の役割に期待している。かつて，育児，介護などを家族や親族の助け合いによって支え合っていたことはその表れである。しかし，今日では，核家族化・都市化が進み，意識の変化も相まって，このような家族を基礎とした**相互扶助**にはあまり期待できない。そのため，社会保障制度が家族を支援することは，育児や介護などによる家庭生活の破綻（はたん）を防ぎ，個人の生活の安定や，家族内での精神的なつながりを強める効果がある。

C 社会保障の機能

1. リスク分散機能

　生活のなかには，一定の確率であらゆる人に生じ得るが予想することが難しい，あるいは予想していても備えることが難しいリスク（疾病（しっぺい），老齢，障害など）が存在する。このようなリスクについて，一定の時間や集団において分散することは，とりわけ一定の保険事故に備えてあらかじめ保険料を拠出する社会保障制度である社会保険がもつ重要な機能である。それにより，個人が被る影響を極力小さくすることができる。

2. 所得再分配機能

　市場経済では，個人の仕事に対する貢献に応じて所得が分配されるため，所得の分配が不平等になる。個人の努力に応じるしくみでもあるため，一概に否定することはできないが，所得の格差は，あまりにも格差が広がる場合にとりわけ問題となり得る。

　社会保障制度は，所得の一部を社会保険料や租税負担として調達し，社会保障給付として家計に移転することを通じて**所得の再分配**を行い，もって所得の格差を縮小させる。たとえば，一定の所得を下回る者に対して事前の拠出なくして給付を行ったり，所得に応じた拠出を求めつつその多寡（たか）にかかわらず一定の給付を行ったりする社会保障制度が，その具体例である。

　所得の再分配機能には，垂直的再分配機能、水平的再分配機能、世代間再分配機能の3つの種類がある。

- 垂直的再分配機能：高所得層から低所得層への再分配であり，典型的には生活保護制度がこれにあたる。
- 水平的再分配機能：同一所得層内での再分配であり，たとえば健康な人から疾病に罹（り）患した人へ，就業者から失業者への再分配であり，それぞれ医療保険や雇用保険がそれにあたる。一方で，これらの社会保険は所得に応じた負担になっているため，垂直的再

分配機能も含まれている。

- 世代間再分配機能：現役世代から高齢世代への再分配であり，高齢者医療や賦課方式を採る年金保険がこれにあたる。

3. ビルト・イン・スタビライザー機能

社会保障は，多額の財源を調達し支払うため，国家の財政に大きな影響を及ぼす。経済活動の関係から，社会保障には景気変動の影響を緩和し微調整する機能（**ビルト・イン・スタビライザー機能**）が認められる。具体的には，好景気のときには対象者の賃金が上昇することに伴って保険料の徴収額も増加するため，景気の過熱を抑制する。不景気のときには対象者に社会保障給付を行うことで，生活を支える。

4. 家族責任からの個人の解放

家族機能の支援が社会保障の目的ではあるが，社会保障は家族責任から個人を開放する機能も有する。社会保障は，歴史的に家族が担ってきた役割を代替し，その役割を担ってきた者を開放するからである。たとえば，介護保険制度は，それまで家族の介護を担ってきた者の負担を軽減し，介護サービスを社会化したと理解される。家族介護を担ってきた者の多くは女性であるため，女性の社会参加を可能にしたともいえる。

5. 人権の拡大・情報公開の充実

社会保障は，人権の拡大をもたらす可能性がある。

日本における社会保障は，憲法第 25 条にいう生存権を根拠にして発展を遂げてきた。また，1950 年勧告によって社会保障のモデルが示され，社会保障の充実が図られてきた。

実際に社会保障制度の展開によって，社会保障による人権の拡大を見て取ることができる。たとえば，ノーマライゼーションの考え方や自己決定の考え方は，社会保障制度にも影響が及んでおり，高齢者や障害者の意思決定を支えるしくみなど具体的な制度につながっている。こうした変化は，憲法第 13 条に由来する自立ないし自律の支援に位置づけられ，社会保障制度によってその内容が具体化されたものと評価されている。

また，社会保障をとおした情報公開の充実も指摘される。社会保障制度の展開に伴って，行政，とりわけ地方自治体が行う業務が拡大してきた。行政が定める規則や要綱などの行政立法が活用されるようになり，行政手続法の改正によって一部の基準の公表が義務づけられている。地方自治体が定める情報公開条例を活用することで，積極的に情報を得ることも可能である。社会保障は，国民と行政を近づけるため，情報公開を促す効果が生じる。

生活と社会福祉 1

社会保障制度と社会福祉 2

社会保険制度 3

社会福祉の歴史と動向 4

社会福祉の諸制度と施策 5

福祉行政のしくみと民間活動 6

D 社会保障の構成

1. 社会保険

わが国を含む福祉国家の多くは，社会保険を社会保障の中心に置いている（第3章-I「社会保険制度の役割と変遷」参照）。

社会保険は，保険の技術を用いて社会保障の目的を達成しようとする制度である。保険の技術とは，同じリスクを共有する者が事前に金銭を出し合って共同で貯蓄を行い，実際にリスクによる損害を被ったときに支払いを受けることで，リスクに備える制度である。

また，社会保険は，①一定の範囲の者について保険への**強制加入**を義務づける，②収入がない者など，拠出（きょしゅつ）が難しい者の保険料を減額したり免除したりする一方で，給付に影響させない，③対象者のリスクに応じた拠出としない，といった特徴がある。

日本における社会保険は5つあり，医療保険，年金保険，介護保険，労災保険，雇用保険がそれに当たる（表2-1）。

2. 公的扶助・社会福祉サービス・社会手当

社会保険ではない社会保障は，社会保険と対比する形で，**税方式**の制度とよばれることがある。税方式の制度は，公的扶助，社会福祉サービス，社会手当に分けられる（表2-1，第5章-II「障害者福祉に関する法と施策」参照）。

1 | 公的扶助

公的扶助は，社会保険とともに，社会保障を構成する重要な柱である。最低限の生活を自分の力のみでは維持できず，困窮（こんきゅう）状態にある者に対して行われる社会保障である。社会保険が事前の拠出を必要とする社会保障であって防貧の目的が認められるのに対して，公的扶助は，拠出が難しく社会保険ではカバーできない者を対象にした社会保障であり，救

表2-1 社会保障の構成

保険料拠出	社会保険	医療保険 年金保険 介護保険 労災保険 雇用保険
税方式	公的扶助	生活保護
	社会福祉サービス	高齢福祉 障害福祉 児童福祉
	社会手当	児童手当 児童扶養手当 特別障害給付金

貧を目的とする。拠出を必要とせず，給付の財源が税であることから，公的扶助は，厳格な審査によって対象者を決定することになる。厳格な審査には，対象者の収入や資産といった経済状況の審査（ミーンズテスト）が含まれる。わが国では，生活保護が公的扶助にあたる。

2 社会福祉サービス

社会福祉サービスは，社会保険や公的扶助と異なり，多義的な概念である。一般的には，1950年勧告であげられているハンディキャップ，すなわち高齢や障害，母子といった生活を営むうえでの身体的・社会的なハンディキャップに対して，施設入所サービスや通所サービスを給付することをいう。歴史的に，障害者や母子家庭など貧困に陥りやすい対象者に対する防貧的制度と位置づけられてきた。いわば，救貧を目的とする公的扶助と，防貧を目的とする社会保険の中間に位置するとの考え方である。そのため，社会福祉サービスには，公的扶助と社会保険の特徴がそれぞれにみて取れる。

社会福祉サービスは，事前の拠出を必要とするものではなく，税を財源とすることから，対象者が限定的である。しかし，ハンディキャップを保障の理由としているため，対象者が生活困窮にある者とは限らず，ミーンズテストのような厳格な審査が行われるわけではない。

3 社会手当

社会手当は，事前の拠出を必要としない金銭給付である。税を財源とする点で社会福祉サービスと共通するが，金銭を給付する点で，サービスを給付する社会福祉と異なる。児童手当や児童扶養手当，特定障害者に対する特別障害給付金などが社会手当に分類される。

社会手当は，給付を受けるための要件が緩やかであり，かつて，社会保険と公的扶助の良い部分が結合した制度であるとの考え方や，社会保険や公的扶助とは質的に異なるとの考え方がみられた。実際に，公的扶助を上回る給付を社会手当で行う国や，様々な目的の社会手当を設けて積極的に活用する国もある。

3. 公衆衛生および医療

公衆衛生および医療は，憲法第25条第2項にいう公衆衛生として向上が図られてきた。公衆衛生は税を財源にして，主に行政によって行われる不特定多数の利益になる一連の施策である。また対象は広く，感染症を予防するための措置や，麻薬や向精神薬といった薬物の規制も含まれる。公衆衛生には医療の領域を含むため，その限りでは，医師や看護師，薬剤師といった医療サービスを提供する専門職とのかかわりが発生する。一方で，目的および対象が多様であることから，社会保障としての位置づけは難しく，関連する制度にとどまるとの考え方が一般的である。

公衆衛生の一部である**地域保健**は，地方自治体の**保健師**によって実施される重要な施策であり，看護学の領域として研究が進んでいる。

1 生活と社会福祉
2 社会保障制度と社会福祉
3 社会保険制度と動向
4 社会福祉の歴史
5 社会福祉の諸制度と施策
6 福祉行政のしくみと民間活動

Ⅱ 社会保障制度の現状と動向

A 社会保障制度の現状

1. 社会と国民生活の把握

　アメリカにおける社会保障の始まりが失業者の急増であったように，社会保障は社会と密接にかかわっている。日本における社会保障の展開は第二次世界大戦後であり，敗戦後の社会および国民生活の混乱がその背景にあった。また，福祉国家において社会保障制度が整備されるにしたがって，新たな問題が生じてくることもある。たとえば，高齢化の進展はある程度予想されてはいたものの，社会および国民生活に大きな影響を及ぼしている。

　社会保障制度の給付には，社会および国民生活の状況が影響を及ぼす。たとえば，救貧を目的としている公的扶助は，最低限の生活を維持できずに困窮状態にある者に対して給付を行うため，事前に給付の水準を定める必要があり，その際には，国民生活の現状が参照されることになる。実際に，エアコンが普及するにしたがって，エアコンの利用が生活保護の受給者に広く認められるに至った。国は，各種の統計や調査を通じて社会および国民生活を把握しており，それらの結果が社会保障制度に影響を及ぼしている。

2. 人口と経済・財政

　人口は，社会保障制度の支え手かつ給付の受け手であり，人口の増減および年齢の分布は，社会保障制度に影響を及ぼす。日本では平均寿命が延び，高齢期まで生きることができるようになった。老齢年金や後期高齢者医療制度といった高齢期を見据えた社会保障制度は，その重要性とともに財政の規模も拡大していくことになる（第1章-Ⅱ「生活基盤と社会福祉」参照）。

3. 社会保障制度の現状

1 社会保障の財政と一般会計

　日本の社会保障制度は，公的扶助や社会福祉サービス，社会手当といった税方式だけではなく，社会保険にも税を支出している。税負担は，国の一般会計の歳入・歳出において示される。

　一般会計は，2024（令和6）年度予算で約112兆5717億円であり，社会保障に関する支出（社会保障費）が大きな割合を占める。**社会保障費**は，一般会計における社会保障に関する支出であり，予算額の3割を超えている（図 2-2）。

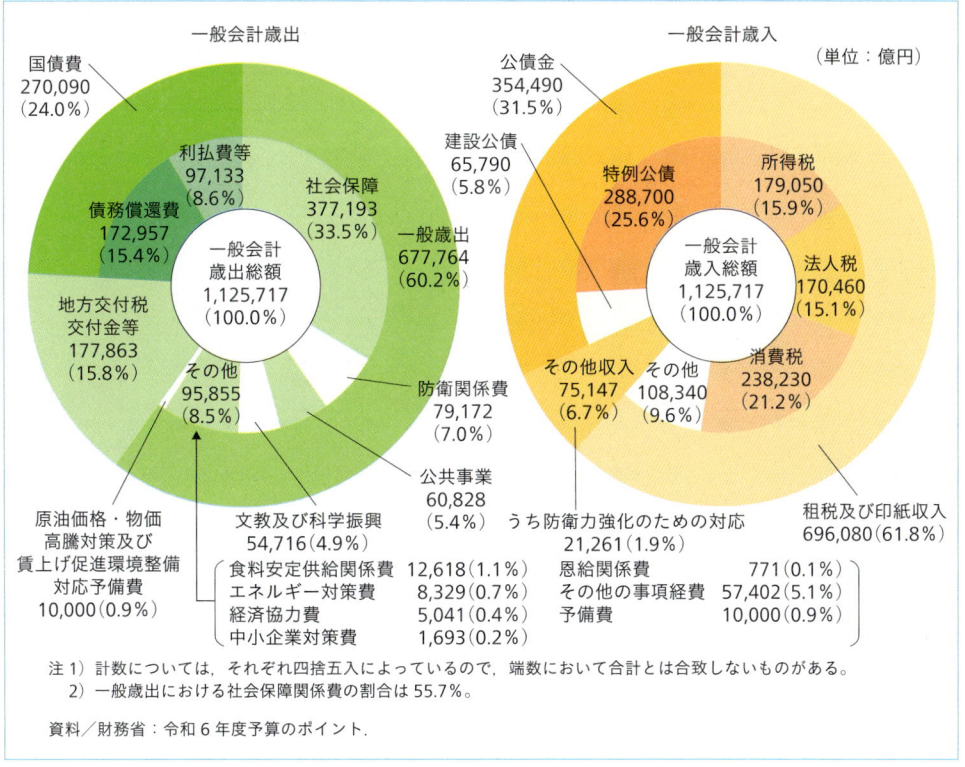

右側ナビゲーション：
1 生活と社会福祉
2 社会保障制度と社会福祉
3 社会保険制度と動向
4 社会福祉の歴史と制度と施策
5 社会福祉の諸制度と施策
6 福祉行政のしくみと民間活動

一般会計歳出

国債費 270,090（24.0%）
利払費等 97,133（8.6%）
債務償還費 172,957（15.4%）
社会保障 377,193（33.5%）
一般歳出 677,764（60.2%）
地方交付税交付金等 177,863（15.8%）
その他 95,855（8.5%）
防衛関係費 79,172（7.0%）
公共事業 60,828（5.4%）
文教及び科学振興 54,716（4.9%）

一般会計歳出総額 1,125,717（100.0%）

原油価格・物価高騰対策及び賃上げ促進環境整備対応予備費 10,000（0.9%）
食料安定供給関係費 12,618（1.1%）
エネルギー対策費 8,329（0.7%）
経済協力費 5,041（0.4%）
中小企業対策費 1,693（0.2%）

一般会計歳入　（単位：億円）

公債金 354,490（31.5%）
建設公債 65,790（5.8%）
特例公債 288,700（25.6%）
所得税 179,050（15.9%）
法人税 170,460（15.1%）
消費税 238,230（21.2%）
その他収入 75,147（6.7%）
その他 108,340（9.6%）

一般会計歳入総額 1,125,717（100.0%）

租税及び印紙収入 696,080（61.8%）
うち防衛力強化のための対応 21,261（1.9%）
恩給関係費 771（0.1%）
その他の事項経費 57,402（5.1%）
予備費 10,000（0.9%）

注1）計数については，それぞれ四捨五入によっているので，端数において合計とは合致しないものがある。
　2）一般歳出における社会保障関係費の割合は55.7%。

資料／財務省：令和6年度予算のポイント.

図2-2 2024（令和6）年度一般会計の歳出・歳入予算

　社会保障費は社会保障給付を示す指標ではあるが，日本の社会保障制度は社会保険制度が中心になっており，社会保険料と併せて理解する必要がある。また，国民年金や厚生年金，労災保険など特別会計を設けている社会保障制度が多いため，一般会計および社会保障費は，国の財政における社会保障の指標にとどまり，社会保障財政の一部にすぎない。

2　国民負担率

　費用を負担する国民に着目した指標として，国民負担率がある。
　国民負担率は，国民が支払う税と社会保障の負担の合計を国民所得で割った値である。国民所得とは，国内総生産から間接税や補助金，固定資産の消耗分を引き，さらに海外での所得を加えたものであり，日本国民が生み出す財の総計といえる。国民負担率の推移をみると，国民所得の変動が大きいためになだらかとは言い難いものの，おおよそ増加しているといえる。
　なお，先進国の国民負担率と比較すると，フランスやスウェーデン，ドイツ，イギリスの国民負担率は日本よりも高く，日本よりも低い国はアメリカのみである。また，国民負担率の内訳をみると，その国の社会保障制度の特徴がわかる。たとえば，スウェーデンやイギリスは租税負担率が高く，租税を中心とした社会保障制度であることがわかる。一方，ドイツやフランス，日本は，社会保障負担率（社会保険料負担）が多くの割合を占めて

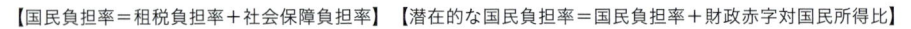

【国民負担率＝租税負担率＋社会保障負担率】【潜在的な国民負担率＝国民負担率＋財政赤字対国民所得比】

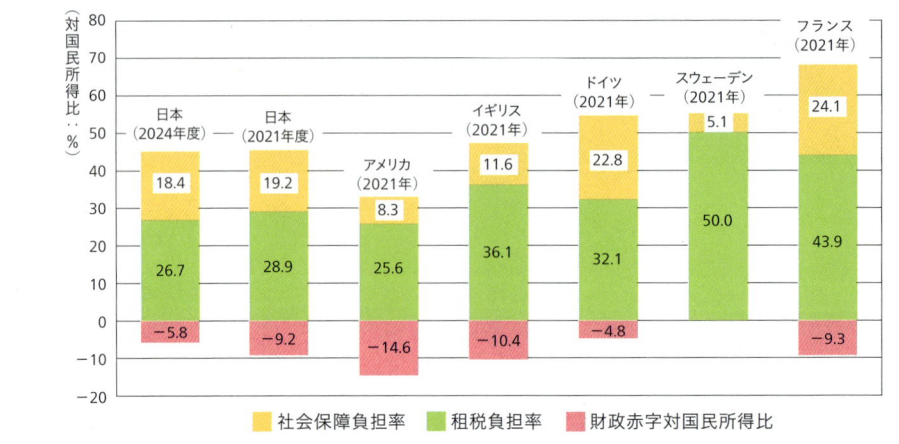

| | 社会保障負担率 | 租税負担率 | 財政赤字対国民所得比 |

	日本 (2024年度)	日本 (2021年度)	アメリカ (2021年)	イギリス (2021年)	ドイツ (2021年)	スウェーデン (2021年)	フランス (2021年)
国民負担率	45.1(32.5)	48.1(34.4)	33.9(27.1)	47.6(36.2)	54.9(42.0)	55.0(37.1)	68.0(47.2)
潜在的な 国民負担率	50.9(36.7)	57.3(41.0)	48.5(38.7)	58.0(44.0)	59.8(45.7)	55.0(37.1)	77.4(53.7)

（対国民所得比：％［括弧内は対 GDP 比]）

注 1) 日本の 2024（令和 6）年度は見通し，2021（令和 3）年度は実績。ドイツについては推計による 2021 年暫定値，それ以外の国は実績値。
　　2) 財政収支は，一般政府（中央政府，地方政府，社会保障基金を合わせたもの）ベース。ただし，日本については，社会保障基金を含まず，アメリカについては，社会保障年金信託基金を含まない。
　　日本：内閣府「国民経済計算」等 諸外国：OECD "National Accounts"，"Revenue Statistics"，"Economic Outlook 114"（2023 年 11 月）

資料／財務省：国民負担率の国際比較.

図 2-3 国民負担率の国際比較

おり，社会保険制度の役割が一定程度あることがわかる（図 2-3）。

3 ｜ 社会保障の給付と負担

　わが国の一般会計における社会保障費，国民所得における国民負担率を踏まえて，社会保障の給付と負担をみてみる（図 2-4）。保険料負担には，事業主が拠出（きょしゅつ）する分が入っており，社会保険制度が中心になっている。また，公費（税負担）には，地方の負担が入っていることにも注意が必要である。

　給付では，「年金」が最も多く，次いで「医療」となっている。年金・医療ともに社会保険制度の給付であり，給付からみても社会保険制度が中心になっていることがわかる（なお，医療のなかには公費負担医療など社会保険ではないものも含まれる）。

Ⓑ 社会保障制度の動向

1. 社会保障給付費

　社会保障給付費は，社会保障の大きさを示す値である。国際労働機関（ILO）が定める範

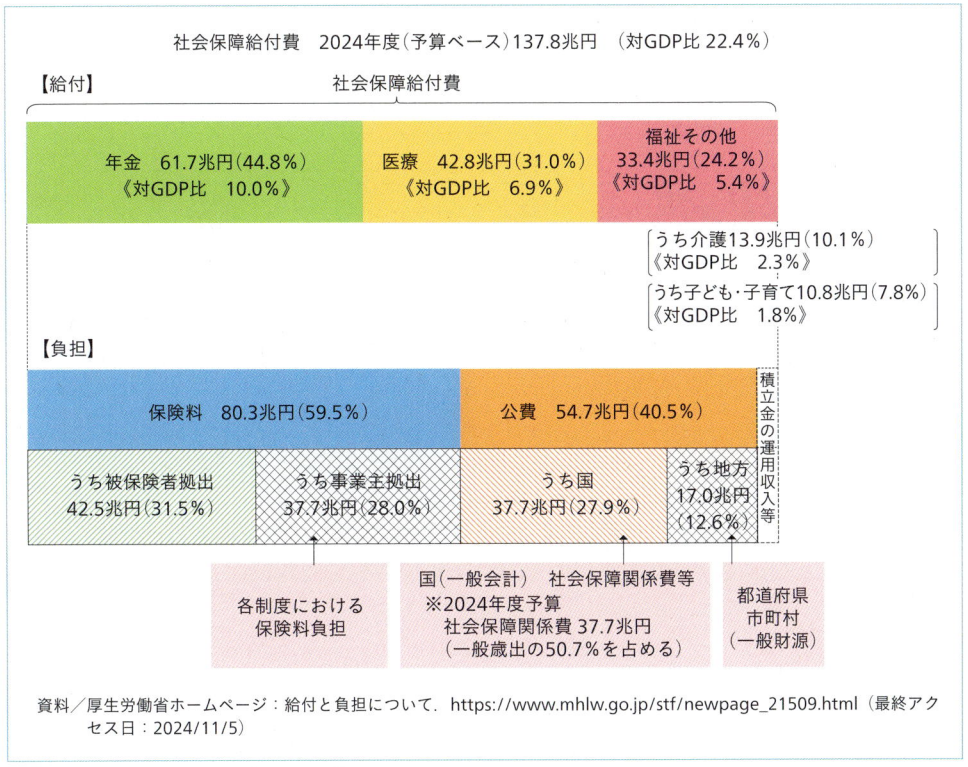

図2-4 社会保障の給付と負担の現状

囲の社会保障制度の給付にかかる費用であり，施設整備のための費用など対象者に給付されない費用を含まない。

　社会保障給付費は，ILO が定める部門ごとの給付で計上されている（**部門別給付費**）。部門は，医療・年金・福祉その他の3部門であり，日本の社会保障制度の分類と異なっている。たとえば，「医療」には医療保険だけではなく，生活保護の医療扶助や労災保険の医療給付，保健所における保健サービスなども含まれ，「年金」には恩給や労災保険の年金給付なども含まれる。

　部門別の社会保障給付費をみると（**図2-5**），長年，医療が中心にあったといえる。その後，年金の受給額が引き上げられ，さらに高齢化に伴う受給者の増大と受給年数の長期化によって，年金の割合が増加するに至った。現在，部門別の社会保障給付費では，年金が最も大きい割合を占めている。

　社会保障給付費には，部門別社会保障給付費とともに，社会保障の対象者および機能に着目した分類がある（**機能別給付費**）。機能別は，高齢・遺族・障害・労働災害・保健医療・家族・失業・住宅・生活保護その他の9つに分類されており，やはり日本の社会保障制度の分類とは異なっている。たとえば，「家族」には保育サービスや児童手当が含まれており，「高齢」には老齢年金や介護保険給付が含まれている。

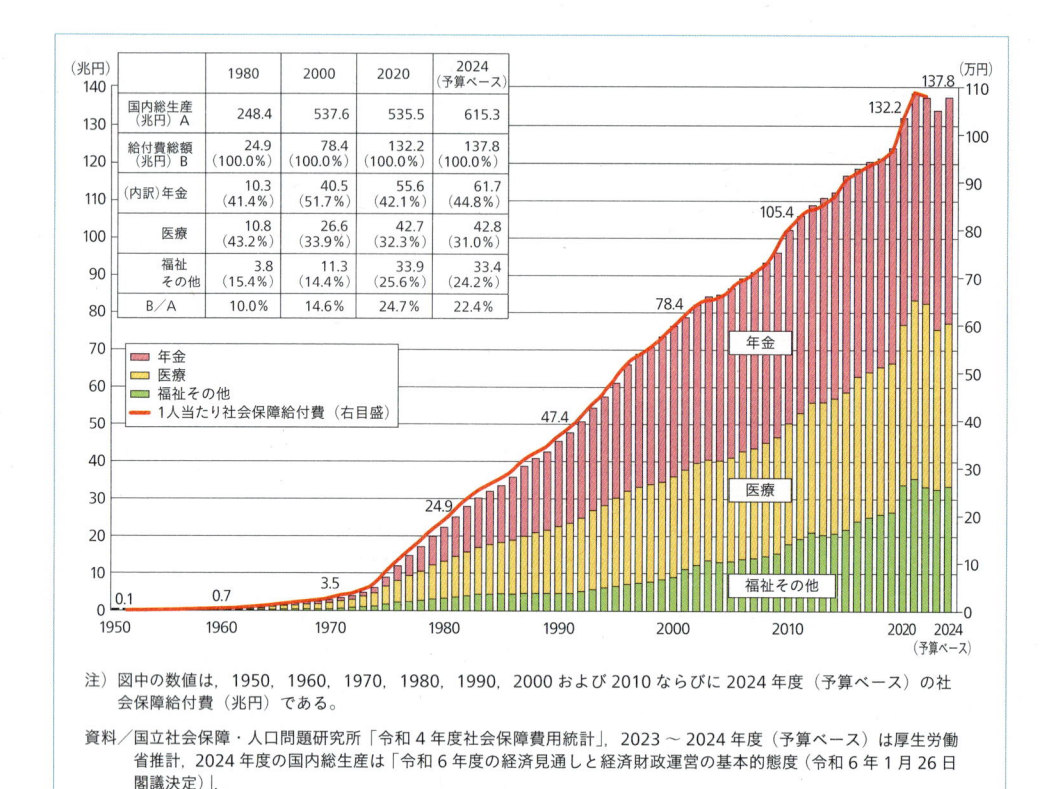

注）図中の数値は，1950，1960，1970，1980，1990，2000 および 2010 ならびに 2024 年度（予算ベース）の社会保障給付費（兆円）である。

資料／国立社会保障・人口問題研究所「令和4年度社会保障費用統計」，2023〜2024年度（予算ベース）は厚生労働省推計，2024年度の国内総生産は「令和6年度の経済見通しと経済財政運営の基本的態度（令和6年1月26日閣議決定）」．

図2-5 社会保障給付費の推移

2. 社会支出

　社会支出とは，**経済協力開発機構**（**OECD**）が用いる指標であり，社会保障給付費とおおむね同じであるものの，施設整備のための費用など対象者に給付されない費用を含む点で異なる。政策分野別社会支出は，①高齢，②遺族，③障害・業務災害・傷病，④保健，⑤家族，⑥積極的労働市場政策，⑦失業，⑧住宅，⑨その他の政策分野の9つに分類されており，日本の社会保障制度の分類とは異なっていることを前提に，国際比較に用いられることが多い。日本では，医療サービスを含む「保健」における社会支出が最も多く，次いで「高齢」となっている（表2-2）。

3. 社会保障制度改革の動向

　第二次世界大戦後に社会保障制度の本格的な展開が始まり，高度経済成長期にその拡充を図ったわが国では，高齢社会を見据えた一連の社会保障制度改革が実施されてきた。

1 ｜ 社会保障構造改革

　社会保障構造改革は，1990年代後半から2000年代初頭にかけて行われた一連の制度改正である。なかでも，1997（平成9）年に成立した介護保険法が重要である（2000［平成

表2-2 政策分野別社会支出（2022年度）

政策	金額（兆円）	構成比（%）
高齢	48.9	34.4
遺族	6.3	4.4
障害，業務災害，傷病	6.9	4.9
保健	61.9	43.5
家族	11.2	7.9
積極的労働市場政策	1.7	1.2
失業	1.0	0.7
住宅	0.6	0.4
他の政策分野	3.5	2.5
総額	142.3	100.0

資料／国立社会保障・人口問題研究所：令和4年度社会保障費用統計をもとに作成.

12] 年施行）。介護保険法は，それまで高齢者福祉において行われていた介護サービスの提供を社会保険制度に切り替えることによって，高齢化の進展に伴う介護サービスの需要に応えようとしたものである。また，2000（平成12）年の国民年金法改正は，老齢年金の受給基準年齢を60歳から65歳に引き上げるもので，段階的に実施された。併せて，年金保険では，2004（平成16）年改正で給付を調整するしくみであるマクロ経済スライドが導入されている。さらに，2006（平成18）年には後期高齢者医療制度が創設され，75歳以上の者が新たな医療制度に加入することになった（2008［平成20］年施行）。同時に，社会福祉においても社会福祉基礎構造改革が実施され，大きな変化がみられた（第4章-Ⅰ「社会福祉の歴史」参照）。

2 ┃ 社会保障・税一体改革

社会保障・税一体改革は，2009（平成21）年以降に消費税の引き上げとともに抜本的な社会保障改革を行おうとした取り組みである。そこでは，「社会保険料を負担する現役世代」と「給付を受ける高齢者世代」に二分されている現在の社会保障のあり方を見直し，**世代間の公平**を意識しつつ，すべての人がより受益を実感できる**全世代対応型の社会保障制度**の構築が目的とされた。特に，子育て政策の充実と，医療保険と介護保険の連携および年金保険の改革が意図されていた。また，2014（平成26）年4月に消費税を8％に引き上げ，さらに，2015（平成27）年10月に10％に引き上げることで財源を確保し，社会保障の負担に用いることとされていた。実際には，経済状況の悪化を理由に消費税10％への引き上げは2019（令和元）年10月まで延期された。

▌4. 社会保険・税番号制度（マイナンバー制度）

社会保険・税番号制度（マイナンバー制度）は，社会保障・税一体改革において，2013（平成25）年に導入された。これまで制度ごとに分かれていた個人を特定する番号を統一し，社会保障・税・災害対策において行政手続きを簡素化して効率性・透明性を高め，利便性の

1 生活と社会福祉
2 社会保障制度と社会福祉
3 社会保険制度と動向
4 社会福祉の歴史
5 社会福祉の諸制度と施策
6 福祉行政のしくみと民間活動

高い公平・公正な社会の実現を目的としている。マイナンバーは，住民票を有する国民に付与される 12 桁の番号であり，市町村から通知カードによって通知される。

　顔写真入りで身元確認に用いることができるマイナンバーカードは，個人の申請によって交付を受けることができる。マイナンバーカードには IC チップが搭載されており，電子的に個人を認証する機能がある。

　制度導入当初は，基礎年金（国民年金）における相談や照会に用いることとされていたが，国民年金を管理する年金機構の個人情報流出によって導入が延期され，2018（平成 30）年 3 月から，基礎年金（国民年金）番号とマイナンバーのいずれかによって，相談や照会が行われている。

　またマイナンバーは，銀行口座や所得申告といった課税に関する実務に用いられることを通じて，所得把握および資産調査の正確性を向上させることも目的にしている。さらに，医療では，すべての医療機関ではないものの，マイナンバーカードを健康保険証として利用する取組みが始まり，2024（令和 6）年 12 月 2 日に，マイナンバーカードと健康保険証が一体化され，紙の健康保険証は廃止されることになっている。今後，介護など他の社会保障制度でも用いられる可能性がある。

参考文献

・笠木映里，他：社会保障法，有斐閣，2018.
・加藤智章：社会保険核論，旬報社，2016.
・菊池馨実：社会保障法，第 3 版，有斐閣，2022.

国家試験問題

1 　日本国憲法第 25 条で定められているのはどれか。　　　　　　（104 回 PM35）

　1. 国民の平等性
　2. 国民の生存権
　3. 国民の教育を受ける権利
　4. 国及び公共団体の賠償責任

2 　日本の保健医療福祉について正しいのはどれか。　　　（93 回 PM30, 101 回 AM34）

　1. 憲法による生存権の保障が基本理念である。
　2. ノーマライゼーションは疫学的理念である。
　3. 保健医療福祉行政の事業内容は全国一律である。
　4. 医療費の財源では国庫負担の占める割合が最も高い。

▶ 答えは巻末

第 3 章

社会保険制度

この章では

- 社会保険制度の役割と変遷を学ぶ。
- 医療保険制度の変遷と概要，国民医療費の動向，診療報酬制度を学ぶ。
- 介護保険制度の経緯と概要，利用手続き，地域支援事業を学ぶ。
- 年金制度の経緯，体系と分類，国民年金，厚生年金について学ぶ。
- 労働保険制度について，雇用保険制度と労働者災害補償保険を学ぶ。

I 社会保険制度の役割と変遷

A 社会保険と民間保険

1. 民間保険のしくみ

社会保険は，リスクを分散する保険（民間保険）の技術を用いた社会保障である。

保険は，**保険事故**（保険が対象とする事故）が発生したときに保険給付を行うしくみであり，被保険者は，そのために必要な費用を事前に保険料として拠出（きょしゅつ）する。保険給付の多くは金銭である。保険事故が起こるリスクが低ければ，たとえ保険給付が高額であったとしても保険料は低くて済む。事前に保険料を支払う必要があるが，保険事故が発生したときにできるだけ困らないようにすることが保険には期待されており，リスクに備える方法である。保険が成立するための法則と原則を表 3-1 に示す。

▶ **民間保険**　民間の保険会社が運営し，加入が自由である保険を**民間保険**という。保険は様々な分野でみられ，たとえば，自動車保険には，事故が起こって自分や他者がけがを負い，負担すべき費用が発生することを保険事故とする保険があり，自分が負担すべき費用の全部または一部を保険給付としている。自動車保険のなかには年齢や免許取得からの年数，事故歴などから被保険者をカテゴリに分け，保険料を算出するものがある。

2. 社会保険の特徴

社会保険は民間保険と異なる特徴があり，保険成立の法則と原則が適用されないことがある（表 3-2）。

日本の社会保険は，以下の 5 つである。
- **医療保険**：傷病（しょうびょう），出産を保険事故とする。
- **介護保険**：要介護状態等を保険事故とする。

表 3-1 保険成立の法則と原則

法則	内容	結果
大数の法則	何かが起こる確率を p と定めたとき，試行回数を増やすほどその事象が実際に起きる確率が p に近づくこと	疾患 a のリスクは個人によって異なるものの，統計で対象者群として考察すればどれくらいの確率で罹患するか確率を算出できる
給付・反対給付均等の原則	被保険者が払う保険料が保険給付を受け取る数学的期待値に等しいこと	疾患 a を保険事故として治療費用を保険給付とする場合，保険給付の総額を被保険者で割った商が保険料（純保険料）である。保険事故にかかる費用とリスクの積は保険料と等しい
収支相当の原則	被保険者全体が払う保険料と保険給付の総額が等しいこと	疾患 a にかかる費用は罹患者数と治療費用の積であるが，その費用は被保険者で賄う必要があり，保険料の総額と等しくなる

生活と社会福祉 1
社会保障制度と社会福祉 2
社会保険制度と動向 3
社会福祉の歴史 4
社会福祉の諸制度と施策 5
福祉行政のしくみと民間活動 6

表3-2 社会保険の特徴

> ❶法律に基づき，**強制加入**である
> ❷保険者は，国や地方自治体またはそれらに準じる公共性を有する法人である
> ❸保険事故は，生活不安の原因になりやすく，公的な支援を必要とする事故である
> ❹保険給付は，原則として対象者に共通するニーズを満たすものである
> ❺保険料は，被保険者の性別や年齢などとは無関係であり，原則として負担能力に応じて定められる（**応能負担**）

- **年金保険**：老齢，障害，死亡（遺族）を保険事故とする。
- **雇用保険**：失業を保険事故とする。
- **労働者災害補償保険**：労働災害および通勤災害を保険事故とする。

3. 労働者保険と国民保険

社会保険は，労働者保険と国民保険に分類することができる。

❶労働者保険

労働者を主な対象にしている社会保険であり，賃金に応じた保険料を拠出し，給付も原則としてその賃金に応じた給付を想定する社会保険である。

労働者保険の起源は，19世紀末にドイツで行われたビスマルクによる一連の立法であり，労働者階級（資本家や農林漁業従事者と対置した雇用されている労働者）を対象にした疾病保険，災害保険，老齢・廃疾保険にある。労働者を対象にしている点や，拠出や給付が賃金およびそれに依存する生活水準に基づく点で特徴的である。その後の福祉国家に大きな影響を与えた社会保険のモデルであり，日本の健康保険や厚生年金には，労働者保険の性質が一定程度認められる。労働者保険は，雇われて働く被用者を対象にした**被用者保険**といわれることがある。

❷国民保険

労働者に限られない広い範囲の国民を対象にする社会保険である。国民保険は，イギリスのベバリッジ報告書にその起源がある。

被保険者が労働者とは限らず，賃金に着目した拠出や給付とはならないため，均一拠出・均一給付という特徴がある。国民保険は，均一の水準で給付を行う**ナショナルミニマム**と親和性があり，すべての国民に普遍的・平等に給付することを指向する。

Ⓑ 社会保険の目的・機能

社会保険は社会保障の一部であるため，社会保険の目的・機能と社会保障の目的・機能は重複する場合がある。社会保険の目的・機能として，**リスクの分散**や**所得の再分配**があげられる。いずれも社会保障の目的・機能としてもあげられるが，社会保険はそれを具体化する方法である。また，社会保険は，対象者が加入者としての権利を有するため権利性が強く，スティグマ（差別，偏見，恥辱）から解放する機能をもつ。

1. 所得の再分配

通常, 労働市場では個人の仕事に対する貢献および成果に応じて所得が分配されるため, 所得の分配は不平等になる。個人の能力が仕事に最大限に発揮され, それが成果や評価に結びついているとすれば, 結果として所得の不平等が生じることは当然かもしれない。その不平等を是正するための手段が所得の再分配であり, 国家ないし国家権力がもつ重要な役割である。そして, 社会保険は所得の再分配をもたらす方法である。

医療保険では保険料率が一律であり, 被保険者は収入に応じた保険料を支払う (本章 -Ⅱ-B「各制度の概要」参照)。この保険料の負担は応能負担に基づくものであり, 傷病のリスクにかかわらず, もちろん被保険者の性別や年齢 (後期高齢者を除く) で変わるわけではない。民間保険であれば傷病のリスクが高い者は高い保険料を負担しなければならないが, 社会保険ではそうではない。また, 保険料が保険料率で算出されるため, 所得が低い者は所得が高い者よりも低額の負担で済む。

▶ **水平的再分配機能**　上記の機能を**水平的再分配機能**とよぶ。被保険者が保険料を負担することによって, 医療サービスや年金について, それらの対象となる者の間での相互扶助を組織化すること (このことを連帯という) を可能にし, 個人ではあらかじめ備えることが難しいリスクを, 被保険者間全体で分散して負うことである。これらのリスクは, 疾病, 負傷, 老齢, 障害, 要介護などであり, いずれも保険給付とされている。強制加入は, 制度を利用する対象者および保険料を負担する被保険者を定めることを可能にし, また組織化された対象者を大きくすることも可能にする。その場合, 保険料を低額にすることや保険給付を引き上げることが可能になる。

2. 加入者の権利性とスティグマからの解放

社会保険は, 対象者に加入者としての法的権利を付与する。社会保険では, 保険事故が発生すれば, 場合によっては保険者の確認を必要とすることがあるが, 対象者は保険給付を得る権利を当然に取得する。被保険者であれば保険料を負担していることが, また, 保険料を負担しない者であっても社会保険の加入者であることが, 法律上明らかであるためである。この考え方の前提には, 被保険者・加入者と保険者の間に双務関係*があるとの考えがある。この法的権利の付与により, **スティグマ**から解放することも社会保険の機能である。

日本の社会保障には, 救貧制度に由来する公的扶助として生活保護制度がある。生活保護を受給する場合, 生活保護法第4条にいう補足性の原理に基づいて, 要保護者の生活やプライバシーにかかわる経済状況や, 扶養義務を負う親族に対する (要保護者に対する支援の意向) 調査が行われる。法律上の根拠があるため, 違法ではないが, これらの調査は厳

＊ **双務関係**：当事者の双方が互いに対する権利と義務を負っている関係。

格なため，その過程で要保護者や被保護者はスティグマを感じることがある。また，税を財源としている社会手当であっても，生活保護制度ほどではないが調査されることがあり，同様にスティグマが生じ得る。

また社会保険でも，保険給付を受ける際に制限を受ける場合があるが，その多くは受給者の所得に着目したものであり，資産や生活のしかたなどを問うものではない。

C 社会保険の変遷

1. 社会保険の始まりと健康保険

日本の社会保険は，1922（大正 11）年の健康保険法に始まる。当時は，第一次世界大戦と第二次世界大戦の間のいわゆる戦間期であり，労働者が自らの権利を獲得するために，使用者に対する権利主張や社会に対する働きかけ（労働運動）を行っていた。政府は，経済発展のために労働運動の激化を防ぐ必要があり，労働者の利益になる立法を行うことでその目的を達成しようとした。当時の健康保険法は，①工場で働く労働者（ブルーカラー）を対象にする一方で，デスクワークを行う労働者（ホワイトカラー）を対象外にする，②従業員が 10 人未満の事業所で働く労働者や，高額所得の労働者を対象外にする，③業務上の災害による疾患にも給付される，といった特徴があった。

1930 年代になると，戦争に備える目的で健康保険の立法が相次いでなされた。1938（昭和 13）年には農村の住民を対象にした国民健康保険法（旧）が立法され，1939（昭和 14）年には船員を対象にした船員保険法およびホワイトカラーを対象とする健康保険法（1922［大正 11］年の健康保険法を改正）が施行された。これらの立法は，保健や衛生の環境を整えつつ，健康な国民を育成することで兵隊となる戦力を増強しようとする政策の一環であった。

2. 社会保険の拡大と年金保険

第二次世界大戦後，日本の社会保障は大きな変化を遂げる。なかでも，年金保険の成立と発展が重要である。

❶年金保険の始まり

年金保険は，1941（昭和 16）年に成立した労働者年金保険法がその始まりである。しかし，戦時下にあったため，同法は，事前に拠出を求めた保険料を戦争に使用する目的があったとされる。労働者年金保険法は，1944（昭和 19）年に厚生年金保険法（旧）に改正されたものの，本格的な運用には至らなかった。

1954（昭和 29）年，厚生年金保険法（旧）を改正して，現行の厚生年金保険法が成立し，日本における年金保険の本格的な運用が始まった。厚生年金保険は，労働者保険の性質をもち，事業所で働く労働者（被用者）を対象にした年金保険である。そのため，自営業者や農林漁業に従事する者は厚生年金保険の対象外であった。1959（昭和 34）年，自営業者

1 生活と社会福祉
2 社会保障制度と社会福祉
3 社会保険制度と動向
4 社会福祉の歴史
5 社会福祉の諸制度と施策
6 福祉行政のしくみと民間活動

などを対象とする国民年金法が成立し，厚生年金保険と共に2つの年金保険が運用されることになった。

❷健康保険の始まり

1958（昭和33）年には，国民健康保険法（旧）を改正して，自営業者などを対象とする国民健康保険法が施行されるようになり，医療サービスを提供する社会保険として，健康保険と国民健康保険の2つの医療保険が運用されることになった。

❸国民皆保険・皆年金

国民健康保険法および国民年金法が運用されるようになった1961（昭和36）年をもって，**国民皆保険・皆年金**が成立した。実際には，専業主婦や学生など任意加入の者もいたが，広く国民をカバーする医療保険および年金保険があることは，日本の社会保障および社会保険の特色である。

3. 経済成長と給付の引き上げ

1960年代に日本の経済成長率は10％を超えるようになり，社会のかたちが大きく変わっていく（高度経済成長）。それに伴い，社会保障では給付の引き上げ，具体的には医療保険における家族被保険者の給付引き上げや国民健康保険の給付の引き上げが求められるようになった。

❶医療保険の家族被保険者

医療保険において，保険料を負担しない家族被保険者は，保険料を負担する（狭義の）被保険者と比べて，低い給付割合となっていた。1973（昭和48）年，健康保険法が改正され，家族被保険者の給付は7割になり（自己負担3割），高額療養費制度を利用できるようになった。国民健康保険では，1963（昭和38）年に世帯主の被保険者の給付が7割になり，1968（昭和43）年には世帯全員の給付が7割になった。国民健康保険における高額療養費制度の導入は，1975（昭和50）年に達成された。

❷老人医療費の無料化

1973（昭和48）年には**老人医療費の無料化**が始まった。このしくみは，以前と同様に医療保険に加入しつつ，老人福祉法に基づいて自己負担分のみを公費で賄うものである。高齢者が医療サービスを受診しやすくするために，一部の地方自治体で導入が始まり，その後に国が取り入れた制度である。老人医療費の無料化は，高齢者にメリットのある制度であったが，不要不急の受診や医療サービスにかかる費用の増大をもたらした。

4. 社会保障の見直しと給付の引き下げ

1973（昭和48）年のオイルショック*を契機に，日本の高度経済成長は終わり，高齢化社会が到来した。それに伴い，社会保障の見直しが始まる。

＊ **オイルショック**：石油を産出する中東地域で起こった戦争をきっかけに，石油の供給制限と輸出価格の引き上げが行われたために，日本において石油の供給と物不足への不安が起こったことに伴う社会的な混乱である。

1983（昭和 58）年には，老人医療費の無料化が見直され，老人医療費を医療保険と公費によって賄いつつ，70 歳以上の高齢者に一部負担を求める**老人保健制度**が始まった。

1984（昭和 59）年には，それまで 10 割給付であった健康保険の被保険者の給付が 9 割に引き下げられた。その後さらに健康保険の被保険者の給付は，1997（平成 9）年には 8 割に，2002（平成 14）年には 7 割に引き下げられ，家族被保険者と同じ給付となった。

高齢化社会の社会保障では，高齢者の負担も必要とされた。2002（平成 14）年には，老人保健制度の対象者が 75 歳以上に引き上げられ，同時に健康保険および国民健康保険では 70 歳以上の被保険者が新たに設けられ，9 割の給付となった。2006（平成 18）年にこの給付は 8 割に引き下げられたものの，現在まで続いている（7 割となる高額所得者を除く）。

5. 高齢社会の到来と新たな制度

1994（平成 6）年に高齢化率が 14％を超えて，日本は高齢社会となった。高齢社会では，多くの高齢者が必要とする介護サービスや医療サービスを給付するしくみが必要になる。

❶ 介護保険制度の創設

2000（平成 12）年には，高齢者福祉の枠組みを見直し，社会保険方式によって介護サービスを提供する**介護保険制度**が始まった。介護保険は，高齢者だけではなく，医療保険に加入する 40 歳以上の者からも保険料を徴収し，運営されている。また，介護保険における一部負担は，原則として 1 割であるが，所得が高い者は 2，3 割となっており，高齢者にも一定の負担を求めるしくみといえる（本章 - Ⅲ -B「介護保険制度の概要」参照）。

❷ 後期高齢者医療制度の創設

後期高齢者医療制度は，老人保健制度を見直して 2008（平成 20）年から始まった医療サービスを提供するしくみである。長年にわたり高齢者に対する医療が課題となってきたが，年齢によって別立ての制度に加入することで問題の整理が図られた。原則として 75 歳以上の者のみを加入者とする制度であり，加入者が支払う保険料を低く抑える一方で，公費と健康保険が拠出する後期高齢者支援金によって財政を賄う（本章 - Ⅱ -B-6「高齢者医療制度」参照）。

Ⅱ 医療保険

Ⓐ 医療保険制度の変遷

1. 戦前の医療保険

日本の医療保険は 1922（大正 11）年の健康保険法の制定に始まり，第二次世界大戦前か

生活と社会福祉

社会福祉

社会保障制度と社会福祉

社会保険制度と動向

社会福祉の歴史

社会福祉の諸制度と施策

福祉行政のしくみと民間活動

表3-3 医療保険に関連する法整備の歴史

1922（大正11）年	健康保険法制定
1938（昭和13）年	国民健康保険法（国民健康保険法（旧））制定
1952（昭和27）年	日本国憲法制定
1961（昭和36）年	国民健康保険法（国民健康保険法（新））完全施行 国民皆保険・皆年金体制確立
1968（昭和43）年	国民健康保険法改正（全員の一部負担3割）
1973（昭和48）年	「福祉元年」 老人医療費の無料化
1982（昭和57）年	老人保健法制定（本人一部負担導入）
1984（昭和59）年	健康保険法改正（被保険者の一部負担導入［1割］）
1992（平成4）年	老人保健法改正（一部負担の引き上げ）
1997（平成9）年	健康保険法改正（被保険者の一部負担引き上げ［2割］）
2000（平成12）年	介護保険法制定
2002（平成14）年	健康保険法改正（被保険者の一部負担引き上げ［3割］，乳幼児は2割負担に引き下げ） 老人保健法改正（対象を75歳以上に引き上げ）
2006（平成18）年	医療制度構造改革（70歳以上75歳未満の者の一部負担［2割］創設，退職者医療制度の廃止・前期高齢者医療制度創設）
2008（平成20）年	後期高齢者医療制度の創設
2015（平成27）年	国民健康保険法改正（運営への都道府県の関与が始まる）

らの長年にわたる歴史をもつ（表3-3）。

1 戦前の医療保険の概要

第二次世界大戦前，わが国には医療保険として**健康保険（旧健康保険）**と**国民健康保険（旧国民健康保険）**がそれぞれ存在していた。1927（昭和2）年から施行された健康保険法は，①工場法もしくは鉱業法の適用を受ける従業員10人以上の事業所に使用される者であって，②所得が一定額（当時1200円）以下の職員である者を被保険者とした医療保険であり，③被保険者に扶養される家族を対象者としない一方で，④業務上の災害による傷病も給付対象にするなど，現行の制度とは大きく異なる制度であった。

2 その後の変遷

旧健康保険法の施行後，日本は，日中戦争などを行うなかで，富国強兵の目的から医療サービスのニーズが高まり，医療サービスを供給するしくみである保険制度の必要性が意識されるようになった。

▶ **国民健康保険法（旧）** 1938（昭和13）年には国民健康保険法（旧）が制定され，制度が始まった。農業・林業・漁業などに従事する者や自営業者などを対象としており，任意加入，組合方式などの特徴がある。

なお，第二次世界大戦下の1943（昭和18）年には健康保険に家族給付が導入され，扶養家族に対する給付が始められた。

2. 国民皆保険体制の推進

1 戦後の社会政策

　第二次世界大戦後，日本国憲法のもとで社会保障制度の再建および再構築が始まった。1950（昭和25）年には社会保障制度審議会の**1950年勧告**が出され，社会保障制度および社会保障の考え方に大きな影響を与えた。一方で，戦後直ちに取り組まれた社会政策は労働者に関する法整備が中心であり，その影響が医療保険にも及んだ。1947（昭和22）年に制定された**労働基準法**および**労働者災害補償保険法**は業務上の災害による疾患を給付対象としており，それまで業務上の災害による疾患にも給付していた健康保険との役割分担が必要になった。

2 国民健康保険法（旧）の改正

　1948（昭和23）年には国民健康保険法（旧）が改正され，原則として市町村が保険者として運営することと併せて強制加入方式になったが，設立は任意にとどまった。そこで，制度を抜本的に改めて，1958（昭和33）年に国民健康保険法（新）を制定して段階的に施行し，1961（昭和36）年から完全施行することにした。

▶ **国民皆保険体制**　国民健康保険法の完全施行をもって**国民皆保険体制**が確立したとされる。国民健康保険法は，すべての市町村に国民健康保険の運営を義務づけ，被用者保険に加入する者以外のすべての住民を強制加入の対象にした。また，国民健康保険法の医療給付の対象は被用者保険と同じである一方で，給付の水準は被用者保険の扶養家族と同じ5割給付にとどまった。

3. 老人保健法の施行

　国民皆保険体制の確立後，高度経済成長期を迎えて医療保険制度の給付水準や内容の拡充が図られた。1973（昭和48）年には老人医療費の無料化を含む制度の改正が行われ，**福祉元年**としての画期となった。しかし，老人医療費の無料化は医療サービス給付の増加を招き，医療保険制度の財政，とりわけ高齢者が加入者に占める比率が高い国民健康保険制度の財政に大きな影響を及ぼした。そこで1982（昭和57）年に**老人保健法**が施行され，制度の見直しを行うこととなった。

　老人保健制度は，①40歳以上の者を対象にした保健事業，②70歳以上の者の一部負担の導入，③医療保険の保険者と公費による財政負担，を特徴としている。このうち，医療保険の保険者が老人保健制度に支出する金銭は**拠出金**とされ，後にその負担の大きさが問題となる（本節-B-5「国民健康保険」参照）。

4. 医療制度改革

1980 年代には医療保険の本人負担の導入が始まった。

1984（昭和 59）年には，それまで 10 割給付であり一部負担がなかった健康保険の被保険者に 1 割負担が導入された。1997（平成 9）年には一部負担割合は 2 割に引き上げられ，2002（平成 14）年には 3 割に引き上げられた。同年には，3 歳未満の乳幼児の一部負担は 2 割に引き下げ，老人保健制度の対象者は 75 歳以上に引き上げ，老人保健制度の公費負担は 5 割に引き上げられ，医療保険と老人保健制度の財政問題の解決が図られた。

2006（平成 18）年には医療制度の構造改革が行われた。まず，健康保険法および国民健康保険法の加入者で 70 〜 74 歳の者の一部負担を 2 割に引き上げた。また，それまで 2 割負担であった対象者を乳幼児から義務教育就学までの者に拡大した。そして，老人保健制度を見直し，新たな医療制度として**後期高齢者医療制度**の創設を決定した。後期高齢者医療制度は 2008（平成 20）年から始まった。

B 各制度の概要

1. 医療保険の分立

日本の医療保険制度は複数の制度に分立している（**表 3-4**）。それぞれ医療保険は固有の法令によって規定されており，おおよそ以下の 4 つに分けられる。

❶ 健康保険

健康保険は，民間企業で働く従業員を対象者とする医療保険である。健康保険を運営する保険者は，健康保険組合と全国健康保険協会に分かれる。

健康保険組合は，民間企業が単独で設立するものと，複数の民間企業が職種や地域ごと

表 3-4 医療保険の分立

		被保険者	保険者
被用者保険	健康保険	民間企業の従業員（大企業）	健康保険組合
		民間企業の従業員（中小企業）	全国健康保険協会
	共済組合	国家公務員	国家公務員共済組合
		地方公務員	地方公務員共済組合
		私立学校教職員	私立学校教職員共済組合（日本私立学校振興・共済事業団）
	船員保険	船員	全国健康保険協会
地域保険	国民健康保険	自営業者・退職した高齢者	市町村および都道府県
後期高齢者医療制度		75 歳以上の者（高齢者で一定の障害があり保険者が認めた者を含む）	後期高齢者医療広域連合*

＊ **後期高齢者医療広域連合**：都道府県内のすべての市町村によって構成される特別地方自治体であり，後期高齢者医療制度の運営を行う組織である。

に共同で設立するものがあり，従業員を常時700人もしくは3000人以上使用していることが法令上求められており，大企業が設立しているといえる。

全国健康保険協会は国が設立した保険者であり，健康保険組合が設立されていない企業の従業員を対象とする**協会けんぽ**を運営している。健康保険組合の設立には従業員数の要件があるが，全国健康保険協会にはそうした要件はないため，いわゆる中小企業の従業員を対象とする健康保険といえる。

❷共済組合

国家公務員や地方公務員などを対象とする医療保険を**共済組合**という。共済組合のうち，国家公務員を対象としているものを国家公務員共済組合，地方公務員を対象としているものを地方公務員共済組合という。また，職種によって設立される共済組合もあり，公務員ではないものの，私立の教職員を対象とする私立学校教職員共済組合がある。

❸船員保険

職種の特殊性をもつ医療保険として，船員を対象とする**船員保険**がある。船員保険は全国健康保険協会が保険者であり，船員として船舶の所有者に使用される者を対象とする。かつて，船員保険は雇用保険や労働者災害補償保険法と一体になった制度であったが，2010（平成22）年以降，医療保険部分のみとなった。

❹国民健康保険

国民健康保険は，農林水産業や商工業などの自営業者，ほかの医療保険の適用を受けない事業所で使用される従業員などを対象としている医療保険である。また，国民健康保険は，働いていない高齢者など，ほかの医療保険の対象になっていない者も対象であり，国民皆保険の基礎となっている。国民健康保険の保険者は市町村と都道府県である。

国民健康保険にも職種によって設立される国民健康保険組合があり，300人以上の集団で全国ないし都道府県ごとに設立される。医師や歯科医師，薬剤師，理美容業，弁護士，浴場業などで国民健康保険組合が設立されている。

▌2. 被用者保険と地域保険

医療保険は被用者保険と地域保険に分けることもできる。

1 │ 被用者保険

被用者とその家族（被扶養者）を対象とした保険であり，被用者を被保険者として保険料を賦課する保険である。わが国では，健康保険と共済組合，船員保険が被用者保険である。被用者保険の特徴は，①給与および賞与を対象に保険料が賦課される，②企業（使用者）によって給与や賞与から保険料が天引きされる（源泉徴収される），③使用者は被保険者と同じ額を負担している（**事業主負担**がある）である。

生活と社会福祉　1

社会保障制度と社会福祉　2

社会保険制度と動向　3

社会福祉の歴史　4

社会福祉の諸制度と施策　5

福祉行政のしくみと民間活動　6

地域住民を対象とした保険であり，所得の有無にかかわらず対象者全員を被保険者として保険料を賦課する保険である。国民健康保険は地域保険である。具体的には，被用者保険や生活保護制度などの対象となっていない地域住民を対象にしており，国籍を問わず，当該地域に住所を有する者が対象になる（旅行などの短期滞在者を除く）。地域保険には使用者がいないため，事業主負担がなく，源泉徴収などのしくみを取り入れることができない。被保険者の所得申告によって所得を把握し，保険料を算定するしくみである。

3. 医療保険の給付

1 医療保険の給付範囲

医療保険は，医療サービスのすべてを給付するわけではない。

医療サービスは，安全であって効果が認められることが前提であり，そのうえで医療保険の適用を受けることになる。保険料や公費によって運営される医療保険は，必要とする者に適切な医療サービスを提供するしくみであり，身体上の機能に問題がないにもかかわらず利用する医療サービス（たとえば美容整形）は，安全であって効果が認められるとしても，医療保険の適用から外される。

医療サービスおよび医薬品は，国が定める診療報酬点数表および薬価基準に掲載されることで，医療保険の適用を受ける。医療保険の適用を受ける医療サービスを利用した場合，費用の全額を支払う必要がなくなり，年齢や収入によって定められている割合を支払うことになる（一部負担）。

▶ 混合診療の禁止　わが国では，医療保険の適用を受ける医療サービスと適用を受けない医療サービスを同時に受けると，医療保険の適用を受ける医療サービスについても全額負担となる。これは，患者にとって不利益ではあるが，安全性および有効性が確認されていない医療サービスを助長することや，資力がある患者が優先的に医療サービスを受けることを避ける目的から認められている。

2 保険外併用療養費

保険外併用療養費は，混合診療禁止の例外であり，医療保険の適用を受ける医療サービスと，適用を受けていない医療サービスを組み合わせて利用する方法である。保険外併用療養費には評価療養・選定療養・患者申出療養があり（**表 3-5**），がんの治療などで保険外の医薬品を利用したいといった患者や個室の利用を希望する患者などが，利用している。

3 医療保険給付の分類

医療保険の給付は法定給付と付加給付に分類される（**表 3-6**）。

表 3-5 保険外併用療養費の概要（一部）

評価療養	先進医療 医薬品などの治験にかかる診療 医薬品の適用外使用
選定療養	個室の利用（差額ベッド） 歯科における金合金の利用
患者申出療養	患者の申し出により高度の医療技術を利用する

表 3-6 健康保険と国民健康保険の給付の違い

	健康保険	国民健康保険
共通する給付 （法定給付）	療養の給付・家族療養費 入院時食事療養費・生活療養費 （家族）出産育児一時金 高額療養費 移送費	
独自の給付 （付加給付）	傷病手当金 出産手当金 埋葬料 （いずれも法定給付）	傷病手当金 出産手当金 埋葬料 （いずれも任意給付）

▶ **法定給付** 法律によって保険者に義務づけられた給付であり，保険給付の中核を成す。

▶ **付加給付** 法律によって義務づけられた給付ではなく保険者が給付を決めたものであり，多くは法定給付に付随して設けられ，加入者の負担軽減を目的にするものである。

医療保険の給付は，現物給付と現金給付に分類することもできる。

▶ **現物給付** 具体的なサービスを保険給付とするもの。

▶ **現金給付** 金銭を保険給付とするもの。

法令上，医療保険は主に現物給付を保険給付とする社会保険であり，医療サービスの提供を加入者に約束しているということができる。

4 療養の給付および家族療養費

医療保険の給付は，被保険者に対する療養の給付および被扶養者に対する家族療養費が中心となっている。法令上，家族療養費は現金給付に位置づけることができるが，医療サービスを給付する実務になっており，実質は現物給付とみなすことができる。

療養の給付および家族療養費は，①診療，②薬剤または治療材料の支給，③処置，手術その他の治療，④居宅における療養上の管理およびその療養に伴う世話その他の看護，⑤病院または診療所への入院およびその療養に伴う世話その他の看護，といった現物給付であり，いわゆる医療サービスそのものである。

▶ **入院時食事療養費** 所得に応じた一部負担を除いて，入院時に受けた食事にかかる費用を給付する。

▶ **入院時生活療養費** 療養病床に入院した65歳以上の者について，所得に応じた一部負担を除いて，入院時の生活にかかる費用を給付する。

いずれも，低所得者に配慮した負担軽減のしくみがある。

医療保険の加入者は，医療サービスの受給時に一部負担を支払う。一部負担は，健康保険および国民健康保険では同じであり，①一般の加入者は3割，②就学前の児童は2割，③70歳以上75歳未満の者は原則2割となっている。

75歳以上の者は，後期高齢者医療制度の加入者であり，自己負担割合は原則1割である。なお，75歳以上の者で，所得が高い者の一部負担割合は，2割または3割である。

1 生活と社会福祉
2 社会保障制度と社会福祉
3 社会保険制度と動向
4 社会福祉の歴史
5 社会福祉の諸制度と施策
6 福祉行政のしくみと民間活動

5　出産育児一時金

　被保険者が出産したときに支給する現金給付である。

　出産そのものは，傷病ではないために医療保険の現物給付からはずされている（通常分娩の場合）。しかし，通常分娩以外の分娩の場合には，医療サービスが必要になることもあり，医療保険からまったく切り離すことも不適当である。そこで，医療保険の現金給付として出産育児一時金が規定されており，産科医療補償制度に加入している医療機関で出産をした場合には 50 万円が支給される（加入していない場合には減額される）。

　なお，被扶養者が出産した場合に支給される一時金は，家族出産育児一時金という。

6　高額療養費

　加入者が高額の一部負担を支払ったときに支給する給付である。

　長期ないし重度の傷病によって高額の一部負担を支払った者に対して，一定額以上の一部負担額を払い戻す制度である。この制度は，一部負担が定率であることによって負担が重くなり過ぎることを防ぐために，1975（昭和 50）年に定められたしくみであり，所得によって負担する額は異なる（表 3-7）。

　高額療養費には，負担をさらに軽減する以下の 3 つがある。

▶ **多数該当**　複数回にわたる場合にはさらに負担する金額を引き下げる措置。

▶ **世帯合算**　同一世帯に属する複数の者が該当する場合には合算する措置。

▶ **長期高額疾病**　人工透析患者や血友病患者などの長期にわたって負担をする特定の疾患の患者負担を所得にかかわらず一定にする措置。

▌ 4. 健康保険

1　健康保険の適用と被保険者

　健康保険の適用は，健康保険法にいう強制適用事業所ないし任意適用事業所にいる被用者とその家族と規定されている。

▶ **強制適用事業所**　強制的に健康保険の適用事業所となるものであり，製造業や土木建築業，運送業，保険・金融業など一定の事業を行う事業所で常時 5 人以上の従業員を雇用する事業所および，5 人未満のものもすべて含む法人事業所である。

▶ **任意適用事業所**　強制適用ではない 5 人未満の事業所や強制適用ではない事業を行う事業所であって，手続きを経て健康保険の適用を受ける事業所である。

　適用事業所で働く者は，日雇い労働者などを除いて，原則として健康保険の被保険者となる。

▶ **任意継続被保険者制度**　被保険者であった者が退職して被保険者でなくなった場合，2 年間を上限に引き続いて健康保険の被保険者になる制度がある。

表3-7 高額療養費の自己負担限度額（1か月当たり）

70歳未満	
対象者	**限度額**
年収約1160万円〜 健保：標準報酬月額83万円以上 国保：旧ただし書き所得[1]901万円超	252,600円＋（医療費−842,000円）×1% 〈多数回該当：140,100円〉
年収770万〜約1160万円 健保：標準報酬月額53万〜79万円 国保：旧ただし書き所得[1]600万〜901万円	167,400円＋（医療費−558,000円）×1% 〈多数回該当：93,000円〉
年収約370万〜約770万円 健保：標準報酬月額28万〜50万円 国保：旧ただし書き所得[1]210万〜600万円	80,100円＋（医療費−267,000円）×1% 〈多数回該当：44,400円〉
〜年収約370万円 健保：標準報酬月額26万円以下 国保：旧ただし書き所得[1]210万円以下	57,600円 〈多数回該当：44,400円〉
住民税非課税	35,400円 〈多数回該当：24,600円〉

70歳以上[2]			
対象者		**限度額**	
		外来のみ （個人単位）	**入院・外来を合算** （世帯単位）
現役並み	年収約1160万円〜 健保：標準報酬月額83万円以上 国保・後期：課税所得690万円以上	252,600円＋（医療費−842,000円）×1% 〈多数回該当：140,100円〉	
	年収770万〜約1160万円 健保：標準報酬月額53万円以上 国保・後期：課税所得380万円以上	167,400円＋（医療費−558,000円）×1% 〈多数回該当：93,000円〉	
	年収約370万〜約770万円 健保：標準報酬月額28万円以上 国保・後期：課税所得145万円以上	80,100円＋（医療費−267,000円）×1% 〈多数回該当：44,400円〉	
一般	年収156万〜約370万円 健保：標準報酬月額26万円以下 国保・後期：課税所得145万円未満等	18,000円 （年間上限 144,000円）	57,600円
住民税 非課税等	Ⅱ 住民税非課税世帯	8,000円	24,600円
	Ⅰ 住民税非課税世帯 （年金収入80万円以下など）		15,000円

注1）旧ただし書き所得とは，合計所得金額から基礎控除の33万円と純損失の繰越額を控除した額である。
2）1つの医療機関等での自己負担（院外処方代を含む）では上限額を超えないときでも，同じ月の別の医療機関等での自己負担（70歳未満では21,000円以上であることが必要）を合算することができる。この合算額が上限額を超えれば，高額療養費の支給対象となる。

▶ **短時間労働者の適用**　かつて常用的雇用関係にある者は適用対象になるとされ，同じ事業所で働く同様の業務に従事している労働者と比べて，1週間の所定労働時間および1か月の所定労働日数が3/4以上であることが基準とされていた。2012（平成24）年の健康保険法改正によって改められ，現在は，①週労働時間が20時間以上で，②月額賃金が8万8000円以上である者であって，③勤務期間2か月以上が見込まれる，④従業員が常時100人以上の企業で働く短時間労働者と基準が明確化された。なお，①〜④の条件をすべて満たしても，学生は適用除外である。

1 生活と社会福祉

2 社会福祉 社会保障制度と

3 社会保険制度

4 社会福祉の歴史と動向

5 社会福祉の諸制度と施策

6 福祉行政のしくみと民間活動

2 | 健康保険の給付

健康保険の中心となる給付は健康保険法にいう**療養の給付**，いわゆる医療サービスである（本項 -8「医療提供施設の分類と医療計画」参照）。

▶ **療養の給付**　診察や薬剤・治療材料の支給，処置，手術その他の治療，看護サービスなどであり，**現物給付**である。現物給付は具体的なサービスであり，提供する施設や専門職を必要とする社会保障給付である。また，入院時の食事（入院時食事療養費）や療養病床に入院する高齢者への給付（入院時生活療養費）は，それぞれ患者の負担があるものの，現物給付として給付されている。

療養の給付は，その多くが病院で提供されるが，病院以外で提供されるものもある。**訪問看護**は特に看護師が提供する療養の給付であり，患者の自宅に出向いてサービスを行う。医療サービスを必要とする者であっても，住み慣れた自宅でできるだけ生活できるようにする在宅療養や介護の観点からも，訪問看護は重要な給付である。

▶ **傷病手当金**　健康保険には，国民健康保険にはない**傷病手当金**という特殊な給付がある。被保険者が療養のために就労ができず，①給与が支給されない場合，もしくは②給与が支給されても傷病手当金の金額よりも低額である場合に，1 日につき標準報酬日額（標準報酬月額から算出）の 2/3 を支給する**現金給付**である。傷病手当金は，休職 4 日目から最長 1 年 6 か月まで支給される（休職 1 〜 3 日目を待機期間という）。なお，傷病手当金は被保険者を対象とする保険給付であり，保険料を支払わない扶養家族は対象外である。

3 | 健康保険の費用負担

健康保険にかかる費用は，被保険者および事業主が負担する保険料や公費，患者が支払う一部負担によって賄われる。

健康保険の保険料は，**標準報酬月額**および標準賞与額から算定される年間の総報酬額を算定基礎給与として，あらかじめ定められている保険料率を乗じて算出される。

▶ **標準報酬**　被保険者が受け取る毎月の給与や手当，報酬を区切りのよい金額の幅で区分したもので，現在，第 1 級 5 万 8000 円〜第 50 級 139 万円の 50 級が設けられている。

▶ **保険料率**　健康保険組合は組合ごとに，協会けんぽは都道府県支部ごとに異なる。健康保険法は，保険料率を 3.0 〜 13.0 ％で定めることとしており，協会けんぽの平均は約 10.0 ％であるものの，都道府県ごとに若干の差が生じている。また，健康保険組合は，通常 1/2 とされている事業主負担を引き上げて，被保険者の負担を軽減することができる。

▶ **公費**　国庫負担とよばれることもあり，税金である。協会けんぽの保険給付にかかる費用の 16.4 ％が公費で賄われており，健康保険組合のうち財政が窮迫している組合にも一定の公費が投入されている。

5. 国民健康保険

1 国民健康保険の適用と被保険者

国民健康保険の適用は国民皆保険体制と密接にかかわる。

かつて，国民健康保険（旧）は，農林水産業や商工業などの自営業者を対象にした医療保険であり，いわゆる無業者などを対象としていなかった。戦後になって制度が改められ，健康保険や共済組合などの適用を受けない事業所で使用される従業員や働いていない高齢者など，ほかの医療保険の対象になっていない者を適用対象とすることで，国民皆保険体制の確立が図られた。それでも改正直後の被保険者の状況をみると，農林水産業や商工業などの自営業が約7割に上っており，被用者保険と対比されるかたちで国民健康保険が存在していることが明らかであった。しかし，高度経済成長期を経てわが国の社会・経済が変化して第一次産業に従事する者が減少していったことに伴い，国民健康保険の被保険者の状況も大きく変化した。現在，国民健康保険の被保険者で農林水産業や商工業などの自営業が占める割合は2割を切っており，無職や被用者の割合が約8割に達している（表3-8）。国民健康保険にいう被用者は，被用者保険の適用を受けない事業所やいわゆる非正規労働に従事する者である。そのため，被用者保険とは異なり，国民健康保険には働いていない者や収入が不安定な者が一定割合いることに注意が必要である。

なお，国民健康保険では扶養家族という概念がなく，加入者はすべて保険料を負担する被保険者である。ただし，後述するように保険料の算定や賦課，徴収が世帯単位で行われており，世帯主に一定の役割が期待されている。

2 国民健康保険の給付

国民健康保険においても保険給付の中心は療養の給付であり，健康保険と同じ給付を受けられる。

かつて，国民健康保険の保険給付割合が低かったため，国民健康保険の被保険者が健康保険の被保険者と比べて不利であった時期がある。2003（平成15）年から健康保険の被保険者の一部負担が3割に引き上げられたことに伴い，給付割合の差異はなくなった。

表3-8 国民健康保険の世帯主職業別被保険者の割合（%）

世帯主職業	1961（昭和36）年度	2022（令和4）年度
農林水産業	44.7	2.1
その他の自営業	24.2	16.5
被用者	13.9	32.0
その他の職業	7.8	4.0
無職	9.4	45.3

資料／厚生労働省：令和4年度国民健康保険実態調査報告.

生活と社会福祉　1

社会保障制度と社会福祉　2

社会保険制度　3

社会福祉の歴史と動向　4

社会福祉の諸制度と施策　5

福祉行政のしくみと民間活動　6

表3-9 国民健康保険の保険料算定方式

	応能割		応益割	
❶4方式	所得割	資産割	被保険者均等割	世帯別平等割
❷3方式	所得割		被保険者均等割	世帯別平等割
❸2方式	所得割		被保険者均等割	

3 | 国民健康保険の費用負担

国民健康保険の保険料の賦課(ふか)は健康保険と異なる。

国民健康保険には被保険者の使用者が存在しないために事業主負担がなく，保険料の天引き（源泉徴収）もない。保険料を賦課するために必要となる被保険者の収入も，被保険者からの申告を待たなければならない。

国民健康保険の保険料は**応能割**および**応益割**によって算定して世帯主から徴収することとなっており，法令では表3-9の❶〜❸の3つの方式を定めている。

▶**応能割** 所得割と資産割がある。所得割は被保険者の所得に応じて賦課する方式であり，被保険者が申告した前年の所得に応じて賦課する。資産割は被保険者の資産に応じて賦課する方式であり，国の課税を担当する税務署から得た固定資産税の対象である土地・家屋の評価額に応じて賦課する。いずれも所得や資産といった負担能力に着目した算定方式である。

▶ **応益割** 被保険者均等割と世帯別平等割がある。被保険者均等割は世帯の被保険者数に応じて賦課する方式であり，世帯別平等割は世帯ごとに賦課する方式である。これらは負担能力にかかわらず算定されることから，被保険者の受益に応じた負担（応益割）とされる算定方式である。

保険者によっていずれの方式を採用するかは自由であるが，❶（4方式）を採用する保険者が非常に多い。

国民保険の保険料の徴収は，保険者によって異なるが，保険料として支払わせる保険料方式と保険税として支払わせる保険税方式がある。

4 | 国民健康保険の財政

❶財政のしくみ

国民健康保険では財政のしくみに特徴がある。健康保険と同じように，国民健康保険にかかる費用も，被保険者が負担する保険料や公費，患者が支払う一部負担によって賄(まかな)われているが，公費の割合が高い。その理由として，国民健康保険が皆保険体制の確立のために設けられた地域保険であるために，①高齢者が被保険者に占める割合が高く，保険給付が増加しがちである，②自営業者や無業者など所得が低い者が多く，保険料収入が期待しにくい，③人口規模が小さい市町村も保険者であり，財政基盤が不安定になりやすい，といった構造的な問題があるためである。また，保険者や被保険者の負担を軽減するための

しくみがある。

　国民健康保険の財政は，保険給付にかかる費用から一部負担を除いた額をどのように負担するか決まっている。さらに前期高齢者である患者に給付された費用は，前期高齢者医療制度として別の制度から給付を受ける。

　公費分50％は，かつて，すべて国が負担していたが，現在は国が41％負担し，都道府県が9％負担している。都道府県の公費負担は2005（平成17）年から導入されており，都道府県が国民健康保険の保険者であることの表れと評価できる。

❷保険者

　国民健康保険の保険者は，市町村（広域連合の場合もある）と都道府県である。かつて，国民健康保険の保険者は市町村のみであったが，現在は市町村と都道府県が共同して運営する。市町村が保険料率の決定や保険料の徴収を行うが，財政責任は都道府県が負う。

❸保険者支援制度

　保険者を支援するしくみとして，高額医療費負担金および特別高額医療費共同事業があり，被保険者を支援するしくみとして，保険料軽減制度およびそのための保険者支援制度がある。

▶ **高額医療費負担金**　小規模な保険者が多い国民健康保険では，高額な医療費（1件80万円以上）を使う患者が生じると，保険財政に大きな影響が及ぶ。そのため，高額な医療費にかかる費用の1/4ずつを国および都道府県が負担し，**高額医療費負担金**として保険者に支払う。より高額な医療費（1件420万円以上）にかかる費用は，**特別高額医療費共同事業**として国および都道府県が費用を出し合って基金を設け，一部の費用を支出して保険者を支援する。

▶ **保険料軽減制度**　低所得者の被保険者が多い国民健康保険では，賦課された保険料を支払えずに保険料の軽減を受ける被保険者が一定割合見込まれるため，軽減される。都道府県が3/4，市町村が1/4負担する。

▶ **保険者支援制度**　国および都道府県が保険者を支援する制度は2つある。1つは，低所得者の割合に応じて，国が1/2負担し，都道府県が1/4負担して保険者を支援する制度である。もう1つは，低所得者の保険料軽減制度にかかる費用のうち，都道府県が3/4，市町村が1/4負担する制度である。

▎6. 高齢者医療制度

　高齢者医療制度には，75歳以上の後期高齢者を対象とする**後期高齢者医療制度**があり，健康保険および国民健康保険と共に皆保険体制を支えている。こうした保険のしくみと共に，健康保険および国民健康保険に加入する高齢者を対象とした特別なしくみである**前期高齢者医療制度**がある。

　後期高齢者医療制度の施行は後にずれ込んだものの，前期高齢者医療制度および後期高齢者医療制度は，2006（平成18）年に成立した高齢者の医療の確保に関する法律（**高齢者医**

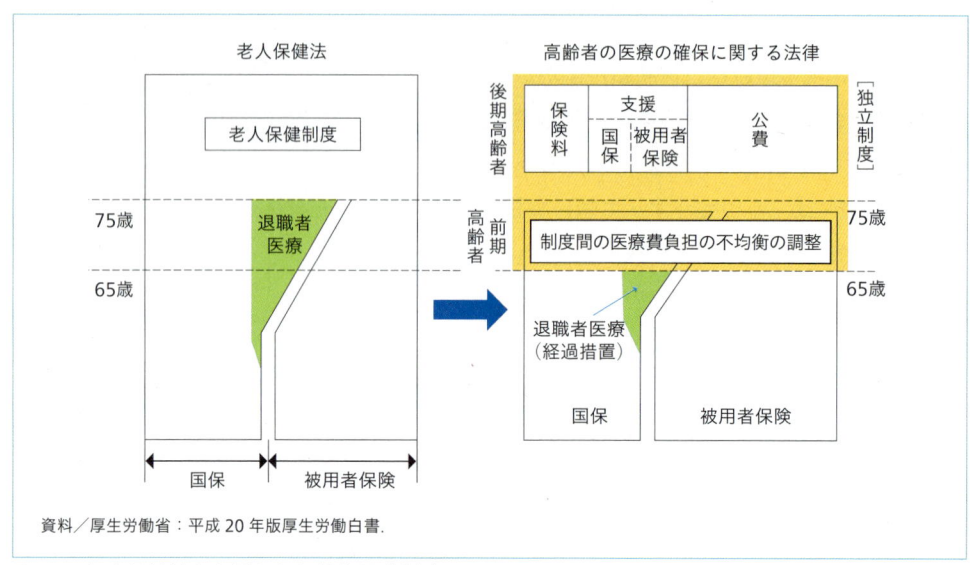

資料／厚生労働省：平成20年版厚生労働白書.

図3-1 老人保健法から新たな高齢者医療制度へ

療確保法）に基づいて設けられた，それぞれ退職者医療制度と老人保健制度に代わる制度である（**図3-1**）。

1 | 高齢者医療制度の歴史

❶退職者医療制度

退職者医療制度は，被用者保険の被保険者であった者が定年退職などによって国民健康保険に加入することを理由に設けられた制度であった。しかし，財政基盤が不安定になりやすい国民健康保険には，財政上高齢者の流入に伴って発生する費用負担を調整するしくみが必要である。そこで，被用者保険に20年以上の長期にわたって加入していた高齢者について，加入する国民健康保険の保険料と一部負担を負担させつつ，それ以外の保険給付にかかる費用すべてを健康保険に担わせるしくみ（退職者医療制度）を設けた。健康保険の保険者は国民健康保険に費用（**拠出金**）を支払い，定年退職後の被用者が老人保健制度の対象者になるまで，医療にかかる費用を担うこととなった。

❷老人保健制度

老人保健制度は，老人保健法によって設けられた，主に75歳以上を対象にする制度であった。そもそも，老人保健制度は，1973（昭和48）年の福祉元年における老人医療費の無償化と関係している。1973（昭和48）年から，老人福祉法に基づき，70歳以上の者は療養の給付にかかる一部負担が無料となった。しかし，一部負担が無料になったことに伴い，不要不急の受診や給付（濫給）が生じ，医療保険の財政にも影響が及んだ。そこで，1982（昭和57）年の老人保健法によって，①70歳以上の者に対する療養の給付，②市町村の保健師による保健事業，を中心にした老人保健制度を設け，療養の給付における定額負担を導入した。2002（平成14）年には，老人保健制度の対象者は，75歳以上に引き上

げられた。

❸老人保健制度の問題点

　老人保健制度の療養の給付にかかる費用には，対象者本人が支払う保険料に相当する負担がなく，利用者が支払う一部負担と公費，健康保険が負担する**拠出金**で賄われていた。老人保健制度の財政上，拠出金は重要な位置づけであったが，①健康保険の被保険者ではない高齢者に支払う理由が乏しく，費用を負担する被保険者と給付を受ける者に何ら関係が見いだせないこと，②保険料を賦課・徴収して拠出金を支払う健康保険の保険者と老人保健制度を運営する市町村に直接のつながりがなく，老人保健制度の支出を適切に管理する要因に欠けることなどの問題が指摘されてきた。①の問題は，いわゆる世代間の対立につながるものでもあった。②の問題は，被保険者と共に健康保険の保険料を負担する使用者にとって重大な問題であり，退職者医療制度の拠出金と併せて，老人保健制度の拠出金をめぐる対立が生じることになった。高齢者の医療制度をめぐっては多くの議論が交わされたものの，結局，前期高齢者医療制度と後期高齢者医療制度に改めることとなった。

2 ｜ 前期高齢者医療制度

　前期高齢者医療制度は退職者制度を改めた制度であり，65 ～ 74 歳の前期高齢者を対象としている。前期高齢者は，被用者であれば被用者保険，そうでなければ国民健康保険に加入したままで前期高齢者医療制度を利用する。

　前期高齢者は，退職者およびかつての退職者医療制度と同様に，傷病を負うリスクおよび低所得である可能性が高く，年齢が上がるほど被用者として労働する可能性が低くなることから，国民健康保険に加入する者が多い。前期高齢者医療制度は，国民健康保険の財政を支えるため，各保険者の前期高齢者加入率に応じて，財政上の調整を行うしくみである。調整では，健康保険組合および協会けんぽなどの健康保険が納付金を納め，国民健康保険に交付金が交付される（図3-2）。

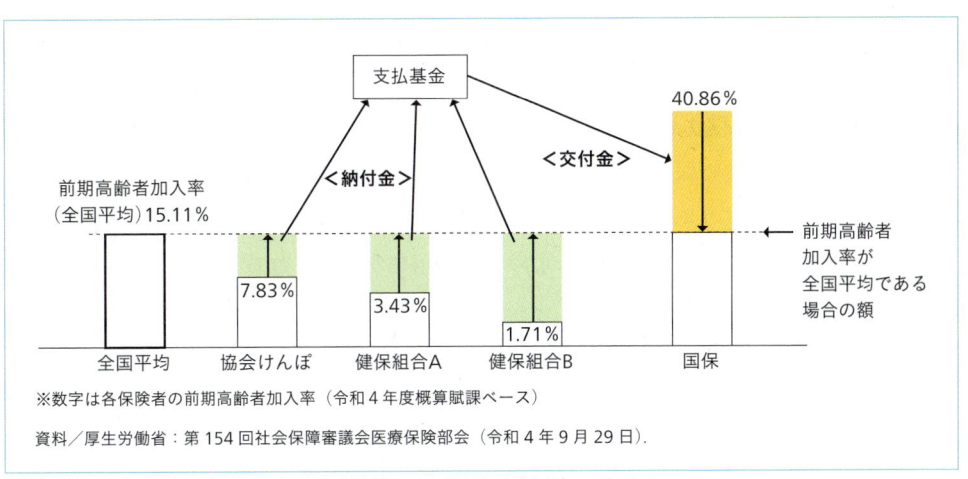

※数字は各保険者の前期高齢者加入率（令和4年度概算賦課ベース）

資料／厚生労働省：第154回社会保障審議会医療保険部会（令和4年9月29日）.

図3-2 前期高齢者に係る財政調整（給付および後期支援金）の仕組み

生活と社会福祉

社会保障制度と社会福祉

社会保険制度

社会福祉の歴史と動向

社会福祉の諸制度と施策

福祉行政のしくみと民間活動

前期高齢者は，健康保険および国民健康保険の被保険者として年齢および所得に応じて一部負担を支払う。具体的には，①65歳以上70歳未満の者は3割，②70歳以上75歳未満の者は2割，③70歳以上75歳未満の者で現役並みの所得がある者は3割である。

3 | 後期高齢者医療制度

後期高齢者医療制度は，主に75歳以上の後期高齢者を対象にした医療制度であり，老人保健制度が廃止された2008（平成20）年から始まった新しい制度である。

❶ 後期高齢者医療制度の保険者

後期高齢者医療制度の保険者は，都道府県ごとに設けられた**後期高齢者医療広域連合**である。市町村は，対象者の保険料の賦課および徴収，情報提供などを担当する。なお，後期高齢者医療制度は保険の文字こそないが，公費が多く投入された社会保険とみなすことができるため，対象者を被保険者，対象者が事前に支払う費用を保険料ということにする。

❷ 後期高齢者医療制度の被保険者

後期高齢者医療制度の被保険者は，前期高齢者と同様に，稼得収入が期待できず低所得者が多い。実際，後期高齢者における収入が年金のみの者の比率は，前期高齢者よりも高くなる。そこで保険料負担を低くしつつ，老人保健制度で問題となった健康保険の保険者による拠出金を一定割合に抑える財政のしくみが導入された。

後期高齢者医療制度では，所得に応じて一部負担を支払う。具体的には，①現役並みの所得がある者は3割，②一定以上の所得がある者は2割，③それ以外の者は1割である。現役並みの所得は課税所得が年145万円以上，一定以上の所得は課税所得が年28万円以上の単身世帯で200万円以上，複数世帯で320万円以上が目安である。

❸ 後期高齢者医療制度の財政

後期高齢者医療制度の財政は，支出総額のうち①後期高齢者が担う保険料で1割，②公費負担で5割，③後期高齢者支援金で4割を賄う。②公費負担における負担比率も決められており，国4：都道府県1：市町村1である。**③後期高齢者支援金**は，老人保健制度における拠出金に代わるものであり，支出総額の4割を上限にしつつ高齢化の進展と共に健康保険の加入者も変動することから，2年ごとに見直すことになっている。

❹ 後期高齢者医療制度の保険料

後期高齢者医療制度の保険料は，財政上のしくみから低く抑えられている。具体的には，国民健康保険と同じように応能割（所得割）と応益割（被保険者均等割）で算定され，保険者である後期高齢者医療広域連合ごとに定める保険料率が賦課される。

┃ 7. 医療提供体制

1 | 医療サービスの提供主体

医療保険を整えたとしても，医療サービスを提供するためには，人と場所が必要になる。

❶ 医療専門職

　医療サービスは，身体・精神への侵襲（しんしゅう）を伴う専門性の高いサービスであり，国家資格をもつ専門職によって提供される。その代表例が医師であり，医療サービスを提供するにあたって，看護師や薬剤師など医療専門職をまとめる立場にある。また，医療サービスに付随して必要となる医薬品や器具は，国によって安全性および有効性を確認されて初めて，広く使用が認められる。

❷ 医療機関

　医療サービスを提供する場所（医療機関）を開設する場合，医療法に基づく開設の許可を得る必要がある。医療法は，医療機関の開設にかかる基準を定めており，適切に医療サービスを提供できる施設であることを求める。医療法に基づき，国（厚生労働大臣）は，医療機関の開設について許可を行う。なお，病床を規制する医療計画にいう基準病床を上回る圏域では，医療機関の開設について開設すべきではないとの勧告を受けることがあるが，基準を満たしている限り，医療機関を開設することができる。このことは，日本国憲法第22条第1項にいう職業選択の自由に営業の自由が含まれており，医療機関を開設して営業を行うことが保護されるとの考え方に基づく。

2 | 保険給付と二重指定制

　医療保険は，健康保険法および国民健康保険法に基づく指定を受けた医師および医療機関によって医療サービスを提供させることで，保険給付としての医療サービスを提供している。

　保険医は，厚生労働大臣の登録を受けた医師または歯科医師であり，**保険医療機関**は，厚生労働大臣の指定を受けた医療機関である。保険医かつ保険医療機関でなければ医療保険にいう保険給付である医療サービスを提供できず，被保険者は保険給付を受けることができない。日本では，医療サービスのほとんどが保険給付として提供されており，かつ患者も保険給付である医療サービスを必要としているため，医師および医療機関にとって，保険医登録を受けることおよび保険医療機関としての指定を受けることには重要な意味がある。保険医の登録と保険医療機関の指定の2つを**二重指定制**という。

　厚生労働大臣は，法定の指定拒否事由がない限り，保険医登録および保険医療機関の指定をしなければならない。指定拒否事由は，違法行為などによって過去5年間に保険医の登録取消しを受けたり，保険医療機関の指定取消しを受けたりした場合である。

3 | 療養担当規則

　医療保険では，保険医登録および保険医療機関の指定によって人と場所を確保するとともに，法令によって医療サービスの統制を図っている。

　保険医療機関及び保険医療養担当規則（療養担当規則）は，健康保険法に基づく施行規則であるが，ほかの医療保険を規律する法でも参照されており，ほかの医療保険にも適用され

表3-10 療養担当規則における保険医の診療方針（一部）

特殊療法などの禁止	• 厚生労働大臣の定めるもののほか，特殊な療法や新しい療法などを行ってはならない
使用医薬品・歯科材料	• 厚生労働大臣の定める医薬品以外の薬品を使用・処方してはならない
特定保険薬局への誘導禁止	• 処方せんの交付について，特定の保険薬局で調剤を受ける旨の指示をしてはならない
診察・検査	• 診察は，患者の職業上および環境上の特性などを考慮して行う • 検査は，診療上必要がある場合にのみ行い，治験を除いて研究の目的で行ってはならない
入院	• 療養上必要があると認められるときに行う • 通院の不便などのための入院の指示は行わない

ている。療養担当規則は，保険医が守るべき診療方針（表3-10）と，保険医療機関が保険給付である医療サービスを提供する際に守るべき責務などを規定している。これらは，保険医および保険医療機関を規律することによって，医療サービスの提供を保険給付として適切なものにするとともに，医師や医療機関から比べれば弱い立場になりがちな患者（被保険者）の立場を保護する機能を果たしている。なお，後期高齢者医療制度においても，同じ内容の基準が定められている。

8. 医療提供施設の分類と医療計画

1 医療提供施設

医療サービスを提供する医療提供施設は，以下のように分類される。

▶ 病院　20人以上の患者を入院させるための施設（20床以上の病床数）を有する医療機関である。医療法は，病院の施設および人員について基準を定めている。

▶ 診療所　入院施設をもたない医療機関（無床診療所）および19床以下の病床数を有する医療機関である。

▶ 介護老人保健施設　介護保険法の定める施設であり，介護サービスと共に医療サービスを提供する。入所者は，病状が安定していて入院治療を行う必要性はないものの，看護や介護，リハビリテーションを必要とする要介護状態にある者であり，その多くは高齢者である。介護老人保健施設は，慢性期の医療を担うとともに，リハビリテーションによって在宅への復帰を目指す施設である。

▶ 介護医療院　介護保険法の定める介護保険施設であり，主として長期にわたり療養が必要である要介護者に対し，療養上の管理，看護，医学的管理の下における介護および機能訓練その他必要な医療ならびに日常生活上の世話を行う。「日常的な医学管理」や「看取りやターミナルケア」等の医療機能と「生活施設」としての機能とを兼ね備えた施設である。

2 医療提供施設の機能分類

医療提供施設は，医療サービスを適切に提供しつつ費用の適正化を図るために，機能に応じて分類されるようになっている。

❶特定機能病院

1992（平成4）年の医療法改正で設けられた病院の機能分類である。特定機能病院は，①高度な医療サービスを提供すること，②高度な医療技術を開発および評価すること，③高度な医療に関する研修を行うこと，④他の医療提供施設から紹介を受けた患者に対して医療サービスを提供することといった責務を負っている。

❷地域医療支援病院

1997（平成9）年の医療法改正で設けられた病院の機能分類であり，かかりつけ医の支援を目的とした病院である。地域医療支援病院は，①当該病院に勤務しない医師などの診療・研究・研修のために施設や設備などを利用させること，②救急医療を提供すること，③地域の医療従事者のスキル向上のために研修を行わせること，④ほかの医療提供施設から紹介を受けた患者に対して医療サービスを提供すること，といった責務を負っている。地域医療支援病院は，特定機能病院よりも地域および地域にあるほかの医療機関および医療従事者に開かれた病院である。

❸医療サービス対象者

特定機能病院および地域医療支援病院を受診する者は，ほかの医療提供施設からの紹介状を持って受診しなければ，一部負担金の上乗せがある。これは，いずれも地域医療支援病院の④に基づくしくみであり，受診を制限することで医療ニーズに応じた適切な医療提供施設の受診を図る目的がある。

3 | 医療計画

医療法に基づいて都道府県ごとに定められる計画であり，医療提供機関の配置および医療サービスの提供に影響を及ぼす重要なしくみである。

医療計画は，1985（昭和60）年の医療法改正によって設けられたしくみであり，地域における体系的な医療提供体制の整備と医療資源の効率的な活用を目的にしている。

医療計画では，一体の区域として入院医療を提供する**二次医療圏**および複数の二次医療圏から成る三次医療圏を設定し，病床の分類（一般・療養・精神・感染症・結核）ごとにそれぞれ基準病床数を定める。二次医療圏における医療ニーズを基準病床数で示すものであり，基準病床数を超えている二次医療圏において，公的医療機関の設立が申請された場合，都道府県知事は病院の開設を許可しないことができる。

▶ 地域医療構想　近年，医療計画には，**地域医療構想**が盛り込まれるようになった。地域医療構想は2018（平成30）年から実施されており，医療圏を踏まえて設定される区域において，将来の病床数の必要量を想定し，医療提供体制を構想するものである。都道府県知事は地域医療構想に基づいて，病床の削減や必要となる医療サービスの提供を要請することができる。地域医療構想は，医療機関および医療サービスの提供における都道府県知事のコントロールを強化するものであり，今後の医療提供体制に大きな影響を及ぼすと考えられる。

生活と社会福祉 1

社会福祉 社会保障制度と 2

社会保険制度 3

社会福祉の歴史 と動向 4

社会福祉の 諸制度と施策 5

福祉行政のしくみと民間活動 6

医療計画における病床の分類は，目的に着目した病床の分類である。

かつて，病床の分類は精神・伝染・結核といった特定の分類のほかに，「その他の病床」分類の4つであった。その後，高齢化の進展や疾病構造の理解が進むにつれて，そのほかの病床が細分化されるようになり，2000（平成12）年から，一般・療養・精神・感染症・結核の5つに分類されている。このうち療養病床は，一般病床よりも人員配置基準を緩めたものであり，長期にわたって療養を必要とする患者を入院させるための病床と位置づけられている。

C 国民医療費の動向

1. 国民医療費

国民医療費とは，医療機関などにおいて傷病の治療のために使われた1年間（年度単位）の医療費の総額である。傷病の治療のための支出であるため，傷病の治療にあたらない通常分娩にかかる費用や健康診断，予防接種にかかる費用などは含まれない。また，治療にあたらない差額ベッド費用や身体障害者のための義肢作成費用なども含まれない。国民医療費は，その金額が医療サービスについての重要な指標であり，国民経済における位置づけから医療の姿を理解することにつながる。

2. 国民医療費の推移

2021（令和3）年度の国民医療費は，約45兆359億円であり，前年度比で4.8％の増加となっている。国民医療費の推移をみてみると，およそ右肩上がりで上昇している（図3-3）。また，年齢階級別の国民医療費では，65歳以上の高齢者が約27.3兆円（60.6％）となっており，最も多い。高齢化率は28.9％（2021［令和3］年）であり，人口に占める割合からみても高齢者に対する医療費の支出が大きいといえる。もっとも，65歳以上の区分は年齢層が幅広く，いわゆる終末期における医療も含まれており，慢性疾患の広まりや長寿化も考えると，高齢者に対する医療費の支出は一概に否定しにくい。

3. 日本の国民医療費と諸外国

国民医療費は，その国における医療の姿を示すものであり，諸外国と比較することで，日本の医療のあり方を把握することができる。

経済協力開発機構（OECD）は，国ごとの総医療費のデータを示しており，その国の医療を理解する手がかりになる（総医療費は，健康診断や予防接種にかかる費用なども含まれるため，国民医療費よりも大きい金額となることに注意が必要である）。先進主要国であるG7各国の国内

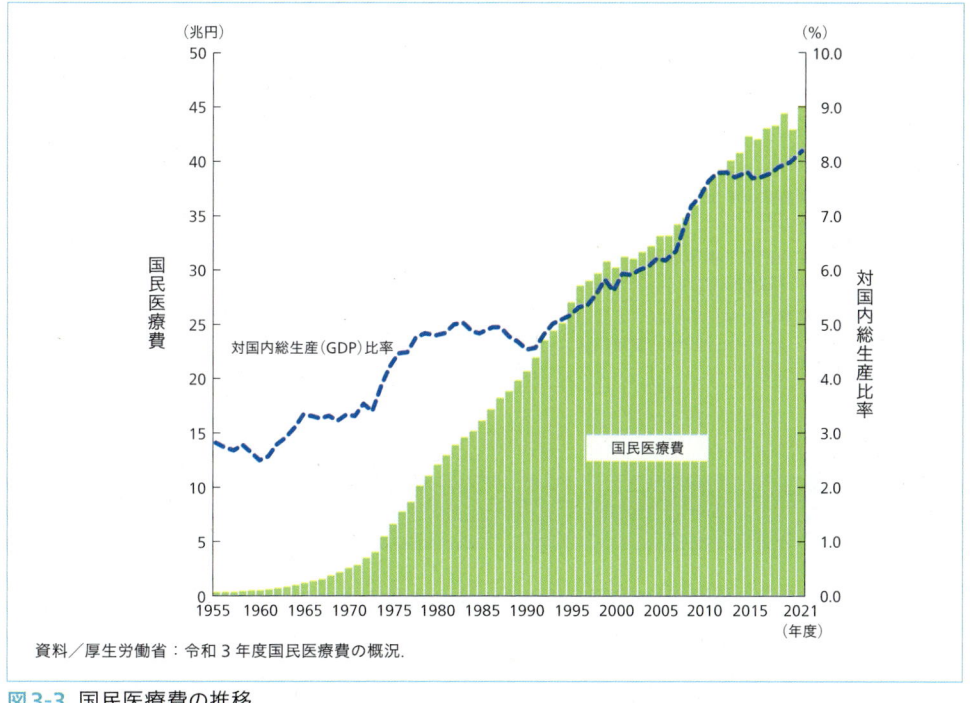

図 3-3 国民医療費の推移

表 3-11 総医療費の国際比較（2020 年）

国名	GDP に占める総医療費の割合（%）
アメリカ（2019 年）	16.8
ドイツ	12.5
フランス	12.4
日本（2019 年）	11.0
カナダ（2019 年）	10.8
イギリス	12.8
イタリア	9.7

総生産（GDP）における総医療費を比較してみる。

　先進主要国において，わが国は，比較的低位に位置していることがわかる（**表 3-11**）。先進主要国のなかには，国民皆保険体制でない国や，税財源による医療サービスの提供を行う国もあり，医療サービスの提供体制は様々である。なかには，民間保険にすら加入していない国民を多数抱える国もあり，わが国のように，社会保険を中心とした医療サービスを提供し，かつ国民皆保険体制である国は珍しい。超高齢社会であるわが国では，高齢者に対する医療費の支出が多いが，GDP における総医療費の割合が低いことから考えると，医療サービスの統制が取れていると評価できる。

1 生活と社会福祉
2 社会保障制度と社会福祉
3 社会保険制度と動向
4 社会福祉の歴史
5 社会福祉の諸制度と施策
6 福祉行政のしくみと民間活動

表3-12 公費医療制度の分類

分類	対象領域	概要
福祉的医療	生活保護制度の**医療扶助**，母子保健法における医療など	● 医療にかかる費用すべてを公費で賄う ● 医療扶助の受給者は，医療保険の適用除外を受けるため，健康保険および国民健康保険，後期高齢者医療制度に加入せず，保険料負担も生じない
補償的医療	**原爆被爆者援護法**における医療など	● 傷病の理由が原爆被害という避けがたいものであったことから，医療にかかる費用すべてを公費で賄う
公衆衛生的医療	**感染症法**や**精神保健福祉法**における医療など	● 公共の福祉の観点から，措置入院など本人の意思を必要としない入院を認める
治療研究的医療	**難病法**における医療や児童福祉法にいう**小児慢性特定疾病**の治療	● 特定の疾患の治療にかかる一部負担を公費で賄う ● 治療方法が確立していない，また長期にわたる治療を必要とする疾患の患者について，負担を軽減する目的で設けられている

D 公費医療制度

　公費の割合が極めて高い医療制度であり，医療保険とは異なるしくみをもつ。目的によって福祉的医療，補償的医療，公衆衛生的医療，治療研究的医療に分類することができる（表3-12）。

▶ **指定難病の医療費助成**　いわゆる難病は，最も一般的な公費医療制度である。長期にわたる治療を必要とする難病は，通常の保険診療では患者の負担が高額になる。また，罹患者が少なかったり，治療方法が確立していなかったりすることも多く，研究や治療に支援が必要である。難病の患者に対する医療等に関する法律（難病法）は，難病を指定して公費による負担の軽減を行い，治療データの活用や研究を推進する法律である。2024（令和6）年4月現在，パーキンソン病や潰瘍性大腸炎など341の疾病が指定されている。

E 診療報酬制度

▌1. 診療報酬制度と中央社会保険医療協議会

▶ **診療報酬制度**　医療保険の給付対象およびその価格を決めるしくみであり，医療保険において重要な役割を果たしている。医療保険の保険者が医療サービスを提供する医療機関から一定の質を保った医療サービスを確保する方法でもあり，保険者から医療機関に支払われる費用を**診療報酬**という。診療報酬制度は，医療保険の給付対象およびその価格を全国一律に決める制度であるため，医療サービスを必要とする国民の交渉力や資力にかかわらず，国民が平等な医療を受けられるという機能がある。

▶ **中央社会保険医療協議会（中医協）**　診療報酬を協議する国の機関である。医療保険制度では，厚生労働大臣が中医協に診療報酬について諮問して，中医協が協議を行って答申し，それに基づいて厚生労働大臣が診療報酬を決定する。診療報酬の見直しは原則として2年

ごとに行われており，医療保険の給付対象および価格が見直されている（**診療報酬の改定**）。なお，医薬品も協議の対象であり，2年に1度薬価算定基準が作成され，新医薬品の算定は1年に4回検討されることになっている。

　診療報酬制度は，おおよそ医療サービスと医薬品に区分でき，それぞれ診療報酬点数表および薬価基準として国が定めている。

2. 診療報酬制度の概要

　診療報酬制度には，出来高払い方式（点数単価方式ともいう）と包括払い方式がある。

▶ **出来高払い方式**　診療報酬点数表に医療行為ごとに点数が定められており，提供した医療行為すべてを合算したものに，1点単価（10円）を乗じる方式である。提供された医療行為の量に応じて診療報酬が高くなる。しかし，医療行為が多いほど医療機関に入る診療報酬が高くなるため，いわゆる過剰診療を招き得る制度でもある。その欠点を補うための方式が包括払い方式である。

▶ **包括払い方式**　ある傷病を治療するための医療行為を定型化したものであり，一定額を支払う方式である。実際に提供された医療行為にかかわらず一定額が支払われるため，過剰診療を防ぐことができる。一方で，多くの医療行為を必要としそうな患者を避けたり（患者選別），必要な医療行為すら行わなかったり（過少診療）する可能性が生じ得る。

　現在，診療報酬制度は，出来高払い方式を基本としつつ包括払い方式を導入して組み合わせる方針がとられている。

3. 診断群分類と看護人員配置基準

1 診断群分類（DPC）

　2003（平成15）年から始まった包括払い方式の代表例であり，特定機能病院の急性期入院医療について適用される。その後，対象が拡大され，一般病床の過半数の病床がDPCの対象になっている。具体的には，入院基本料，検査，投薬，注射などの一連の医療行為にかかる費用を1日当たりの包括払いとするものである。標準となる期間を過ぎると，基本的に価格が逓減するしくみになっており，標準となる期間内での入院治療を後押しする機能がある。一方で，手術や麻酔，放射線治療などは出来高払い方式である。

　2006（平成18）年には，慢性期の患者を対象に，療養病床の入院基本料（ここでは検査や投薬，注射なども含む）について，医療の必要度と，身体能力に着目した日常生活能力（ADL）に応じて5段階に区分した包括払いが導入されている。

2 看護師の配置基準

　看護師の配置は，提供される医療サービスの量や質だけではなく，診療報酬にも影響を与える。法令上，看護師の配置基準は，病床区分によって異なる。2006（平成18）年に診

1 生活と社会福祉
2 社会保障制度と社会福祉
3 社会保険制度
4 社会福祉の歴史と動向
5 社会福祉の諸制度と施策
6 福祉行政のしくみと民間活動

療報酬が改定された際，**7対1看護**（患者7名に対して看護師1名を配置）が新たに設けられ，手厚い体制による質の高い医療サービスの提供が評価されることになった。一方で，7対1看護は，7対1看護を採用しようとする医療機関が多く現れたために，看護師の不足を招いたとされる。そのため国は，7対1看護の位置づけを見直し始めている。

▎4. 審査・支払制度

1 ▏保険給付の請求

　医療行為の価格を決める診療報酬制度は，医療機関が実際に提供する医療行為の価格を事前に決める一方で，実際に支払われる段階での確認を必要とする。患者が医療機関を受診し，医療サービスを受ける際には一部負担金を支払うが，医療機関は，医療サービスについて保険給付を得られる分について，保険者に請求する（**図3-4**）。

　請求する書類を**診療報酬請求明細書**（レセプト）といい，請求に対する審査・支払いは，審査・支払機関に委託されている。審査・支払機関は，患者が加入する医療保険によって，社会保険診療報酬支払基金と国民健康保険団体連合会の2つに分けられる。事実上，前者は健康保険の保険者から，後者は国民健康保険の保険者から委託を受けている。

2 ▏審査・支払い

　審査・支払機関は，診療報酬制度の根拠となる法令（療養担当規則）に則って，提供された医療サービスが保険給付として適切かどうか，審査を行う。審査・支払機関は，支部ご

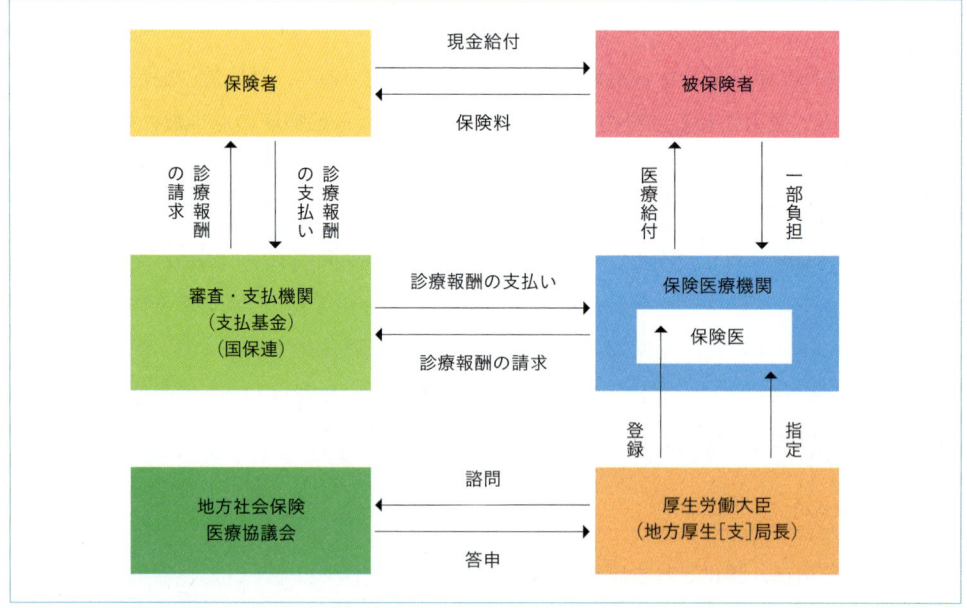

図3-4 診療報酬の請求と審査・支払制度

とに，医師などの診療担当代表，保険者代表，学識経験者代表からなる**審査委員会**を設けて，審査・支払いを決定している。現在，レセプトの電子化が進んでおり，電算処理を利用した審査・支払いが行われている。

　審査の結果，提供された医療サービスが保険給付として不適切な部分がある場合，申請された金額を減額して支払うことがある（減点査定）。

F 医療保険制度の現状と課題

　現在，医療保険の財政と医療費の抑制が，医療保険における重要な課題となっている。

　高齢化の進展は，後期高齢者医療制度の対象者の増加と共に，支出の増大をもたらす。後期高齢者医療制度の財政は，保険料や公費，健康保険からの後期高齢者支援金によって賄（まかな）われており，後期高齢者支援金によって賄われる金額は増加し続けている。健康保険の財政は，被保険者および使用者が負担する保険料が中心であり，負担の重さが意識されるようになっている。

　高齢化の進展は，医療費そのものを増大させる。すでに医療費の抑制を目的に，医療計画における病床規制が取られている。都道府県知事は，医療計画の策定と共に，国民健康保険の保険者として活動することで，よりいっそう医療費の適正化を図り，医療費の抑制を行うことが期待されている。

Ⅲ 介護保険

A 介護保険制度の経緯

1. 介護保険制度創設の経緯

　わが国では，少子高齢化の急激な進展によって，介護を必要とする高齢者の増加や介護を受ける期間の長期化が生じた。だれでも相当程度の確率で要介護状態となる可能性が高くなったことは，介護リスクが一般化したととらえられる。

　一方で，核家族化や女性の社会進出によって，家族が介護を行うことは難しくなり，家庭内で高齢者の介護をしている家族の身体的・精神的・経済的負担が過重なものとなってきた。要介護者を抱える家族のなかには，人間関係そのものが損なわれ，介護放棄や虐待（ぎゃくたい），介護離婚といった深刻な事態もみられるようになった。

　1990 年代になると，老人医療制度や老人福祉制度といった従来の制度に問題があると理解されるようになり，厚生省（現厚生労働省）が検討を始めるに至った。高齢者介護・自

1 生活と社会福祉

2 社会保障制度と社会福祉

3 社会保険制度と動向

社会福祉の歴史

社会福祉の諸制度と施策

4 福祉行政のしくみと民間活動

立支援システム研究会報告書「新たな高齢者介護システムの構築を目指して」（1994［平成6］年），社会保障制度審議会勧告「社会保障体制の再構築」（1995［平成7］年），老人保健福祉審議会最終報告書「高齢者介護保険制度の創設について」（1996［平成8］年）と提言が相次いでなされ，1996（平成8）年には介護保険法案が国会に提出された。翌年に成立した介護保険法は2000（平成12）年から施行されており，その後も改正が行われる重要な社会保障制度となっている。

■ 2. 従来の制度の問題点

　介護保険制度が創設される前，高齢者介護に対する社会保障制度として位置づけられていた制度は，老人保健法に基づく老人医療制度と老人福祉法に基づく老人福祉制度であった。しかし，いずれも問題点が指摘されていた。

1 ｜ 老人医療制度の問題点

　老人医療制度では，老人保健施設における医療の提供や訪問看護，デイケアなどが高齢者介護にかかわる給付であった。同時に，社会的入院が問題として指摘されていた。

　社会的入院は，医療ニーズがないにもかかわらず行われる入院であり，とりわけ介護ニーズに基づく一般病床への長期入院を指す。これは，自宅での自立した生活が難しい者について，①介護ニーズを充たす介護サービスが不十分であるために介護施設への入所が難しいこと，②特別養護老人ホームなど介護施設の入所費用より入院費用が安くなる場合があったこと，などが理由であった。病院は，介護施設ではないために生活するスペースが狭く，要介護者が生活する場として不適切であり，医療サービスを提供する資源の利用としても適当ではない。

2 ｜ 老人福祉制度の問題点

　老人福祉制度では，特別養護老人ホームやホームヘルプサービス，デイサービスなどが高齢者介護にかかわる給付であった。しかし，介護サービスを提供する事業者が少なかったため，以下のような問題が指摘されていた。

　①法的地位の弱さ：老人福祉法に基づいて市町村が給付するサービスの種類と提供する事業者を決めるため，対象者が選択することができなかった。

　②調査の困難性：対象者を絞るために所得調査を行うが，対象者が心理的に抵抗を感じるものであった。

　③サービス内容の画一性：市町村による直接のサービス提供もしくは市町村の委託を受けたサービス提供であるため，競争が働かず，画一的なサービス提供となる傾向があった。

　④過重な負担：対象者の一部負担について，本人および扶養義務者の所得に応じた負担（応能負担）であるため，中・高所得者の負担が重くなる傾向があった。

3. 介護保険制度創設の目的

❶ 社会保険方式の採用

医療と福祉の分野に分立していた高齢者介護にかかわる制度を再編成し，利用者本位であって公平で利用しやすいシステムの構築を目指したものである。その方法として，給付と負担の関係が明確で国民の理解が得られやすい**社会保険方式**が選択された。介護保険制度は，社会全体で介護を支えるしくみであり，**国民の共同連帯の理念**に基づくものと理解されている。また，高齢者本人が被保険者となることで適切な負担を求めることが可能になった。

❷ 利用者の選択権の付与

利用者が指定を受けた事業者を選択し，利用契約を結んで介護サービスを利用する。従来の措置制度のように市町村が利用者を選定し，サービスの種類や事業者を決めるのではなく，**利用者主体**の利用しやすいシステムにすることが目的である。

❸ 民間事業者の活用

自宅でサービスを受ける居宅サービスについて，NPO法人などの非営利組織を含む民間事業者がサービスを提供することを認めている。従来，介護サービスの提供は，都道府県や市町村といった地方自治体や社会福祉法人に限定されていた。介護保険制度では，事前に指定を受けることによって民間事業者の参入を認め（**規制緩和**），それにより利用者の選択肢を広げることと競争を通じたサービスの質の向上を目的にしている。

❹ 医療費の抑制

介護保険制度の成立に伴って，それまで医療保険制度および老人保健制度が部分的に担っていた介護に関連する部分がそれらの制度から切り離された。高齢化に伴って医療ニーズが拡大するとともに，医療保険給付の増加と保険料の引き上げが問題となっていたため，介護保険制度は医療費の増加を抑制する機能を果たしたとされる。

❺ 介護予防および家族の負担軽減

介護保険制度は要介護状態だけではなく，その前の段階に対する給付を行うことで介護予防を行う。要介護状態を悪化させない（あるいは改善する）ことは，高齢者が自立した生活を行ううえで必要である。また，高齢者の家族にとっては介護の負担を軽減することにもつながる。

Ⓑ 介護保険制度の概要

1. 介護保険の基本理念

介護保険は，要介護状態になった者が，尊厳を保持し，その有する能力に応じて自立した日常生活を営むことができるよう，必要な保健医療サービスおよび福祉サービスにかか

生活と社会福祉

社会保障制度と社会福祉

3 社会保険制度と動向

社会福祉の歴史と動向

社会福祉の諸制度と施策

福祉行政のしくみと民間活動

る給付を行うことを目的としている。保険給付は，要介護状態の軽減または悪化の防止に資するように行われるとともに，医療との連携を十分に配慮して行わなければならない。介護保険では，保健医療サービスとの連携は課題となっており，認知症罹患者への対応や在宅看護において連携した取り組みが行われている。また，被保険者の選択に基づいて，適切なサービスが多様な事業者から総合的かつ効率的に提供されるように配慮される必要がある。

　介護保険は，これまでの老人医療制度および老人福祉制度の問題点を改めたものであり，今後さらに高齢化が進む日本において，必要な介護サービスを利用することで，できるだけ住み慣れた地域で自立した生活を営むことを目標にしている。介護保険法は在宅介護優先を原則にしているが，これら基本理念が実現してこそ遵守できる事柄といえる。

▌2. 介護サービスの利用

　医療保険と同じように，介護保険は，社会保険方式によって運営される社会保障制度である。介護保険において，被保険者は，事前に保険料を納付し，要介護状態等によって介護サービスを必要としている場合に（保険事故），介護サービスにかかる費用を給付される（図3-5）。

　一方で医療保険とは異なり，保険証をもってすぐにサービスを利用することはできず，利用手続きを経る必要がある（利用手続きについては本節－C「要介護・要支援認定と利用手続き」

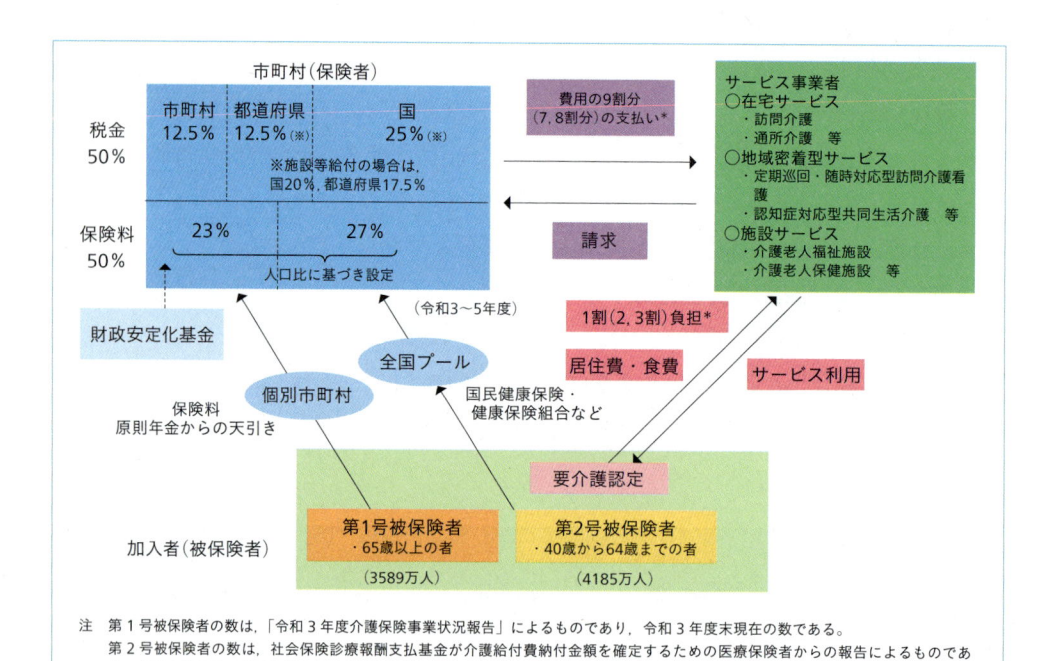

注　第1号被保険者の数は，「令和3年度介護保険事業状況報告」によるものであり，令和3年度末現在の数である。
　　第2号被保険者の数は，社会保険診療報酬支払基金が介護給付費納付金額を確定するための医療保険者からの報告によるものであり，令和3年度内の月平均値である。
＊　平成27年8月以降，一定以上所得者については，費用の8割分の支払いおよび2割負担である。平成30年8月以降，特に所得の高い層は費用の7割分の支払いおよび3割負担である。
資料／厚生労働省老健局：介護保険制度をめぐる最近の動向について，令和4年3月，一部改変．

図3-5 介護保険制度の仕組み

表3-13 要介護度・要介護状態等区分と介護保険の利用上限単位（2019［令和元］年〜）

要介護状態等区分	利用上限（1か月当たり）
要介護5	36,217
要介護4	30,938
要介護3	27,048
要介護2	19,705
要介護1	16,765
要支援2	10,531
要支援1	5,032

1単位当たりの単価はサービスの種類によって異なるが，1単位当たりおよそ10円分のサービスに換算できる。

を参照）。また，入院中は医療保険が適用されるため治療が終了するまで利用することはできず，要介護状態によって利用できる上限額が決まっている（表3-13）。利用上限額までは原則として1割の一部負担で利用できるが，上限額を超えた分は全額自己負担となる。

現在，**要介護状態等**は7段階であり，要支援1・2に該当する者は，介護保険法の予防給付か，市町村によって運営される介護予防・日常生活総合支援事業の対象となる（2014［平成26］年改正による）。今のところ，介護予防・日常生活総合支援事業は，これまでの保険給付と同じような内容および一部負担となっている市町村が多いが，今後，状況が変化する可能性がある。

3. 保険者

介護保険の保険者は，特別区を含む市町村である。市町村を保険者にした理由は，従来の老人医療制度や老人福祉制度との連続性，地方分権の考え方などによる。確かに，地域住民に最も近い自治体である市町村を保険者にすれば，住民の意向が反映されやすく，迅速な保険事業の展開も可能である。しかし市町村は，政令市から村まで相当規模が異なり規模が小さい市町村にとって，介護保険制度の運営は，事務的・財政的負担が生じかねず，また保険財政上問題になり得る。そこで，特別徴収や財政調整のしくみを通じて，負担軽減を図っている。

介護保険の保険者には，地方自治法に定める後期高齢者医療広域連合や一部事務組合が含まれており，複数の市町村による介護保険の運営も認められている。

4. 介護保険の被保険者

介護保険の被保険者は，当該市町村に住む40歳以上の者であって，65歳以上の者を**第1号被保険者**，40歳以上65歳未満の医療保険の加入者を**第2号被保険者**としている（表3-14）。このため，生活保護の受給者は，65歳以上の者であれば第1号被保険者として介護保険を利用することができるが，65歳未満の者は医療保険に加入していないため，第2号被保険者にならず，介護保険を利用することができない（介護扶助を受給する）。

第1号被保険者は，要介護状態等であれば保険給付を受給することができるが，第2

表3-14 介護保険の被保険者

	対象	保険料
第1号被保険者	当該市町村に住む65歳以上の者	保険者ごとに定める
第2号被保険者	当該市町村に住む40歳以上65歳未満の医療保険の加入者（生活保護受給者は介護扶助の受給）	加入する医療保険ごとに定める

号被保険者は，「加齢に伴う心身の変化に起因する一定の疾病（**特定疾病**）」による要介護状態の場合のみ，保険給付を受給することができる。特定疾病には，いわゆる末期がんのほか，初老期における認知症や関節リウマチ，脳血管障害など16の疾病が含まれる。

C 要介護・要支援認定と利用手続き

1. 要介護・要支援認定

要介護認定は，介護保険制度を利用する要件であり，利用手続きの一環でもある（図3-6）。介護保険制度を利用する前提として，被保険者であって保険料を納付ないし猶予・免除されている（未納ではない）必要がある。

❶ 認定申請

介護保険制度を利用するためには，保険者である市町村から認定を受ける必要があり，そのために申請をしなければならない。この申請は指定居宅介護支援事業者（介護支援専門員）や地域包括支援センターが代行することができる。要介護者本人が介護保険制度の利用を希望するとは限らず，家族や周囲にいる者が本人の状況から介護保険制度の利用を考えることも多い。実際には，認定申請に先立ち，本人や家族などからの相談により始まるとされる。

❷ 訪問調査（認定調査）

要介護認定の申請を受けた市町村は，職員を被保険者と面接させ，申請者の心身の状況，置かれている環境などについて必要な事項を調査する。調査票は全国一律であり，被保険者の日常生活の動作能力や精神的状況を調査し，コンピュータに入力して判定を行う（一次判定）。訪問調査は，市町村の職員や市町村が委託した指定居宅介護支援事業者や介護保険施設が行う。介護保険法施行時は，訪問調査の委託には特に制限がなかったが，委託による訪問調査で要介護認定が高くなる傾向が指摘されたことから，2005（平成17）年以降，初回の訪問調査は原則として市町村の職員が行うこととされている。保健師が訪問調査を行うことも多い。

❸ 審査・判定

一次判定では，要介護認定等基準時間の算出および要介護状態区分が算出されるが，要介護認定について判定を行う機関は，市町村が設置する**介護認定審査会**である。介護認定審査会は，一次判定および被保険者の主治医からの意見書に基づいて，要介護状態区分の

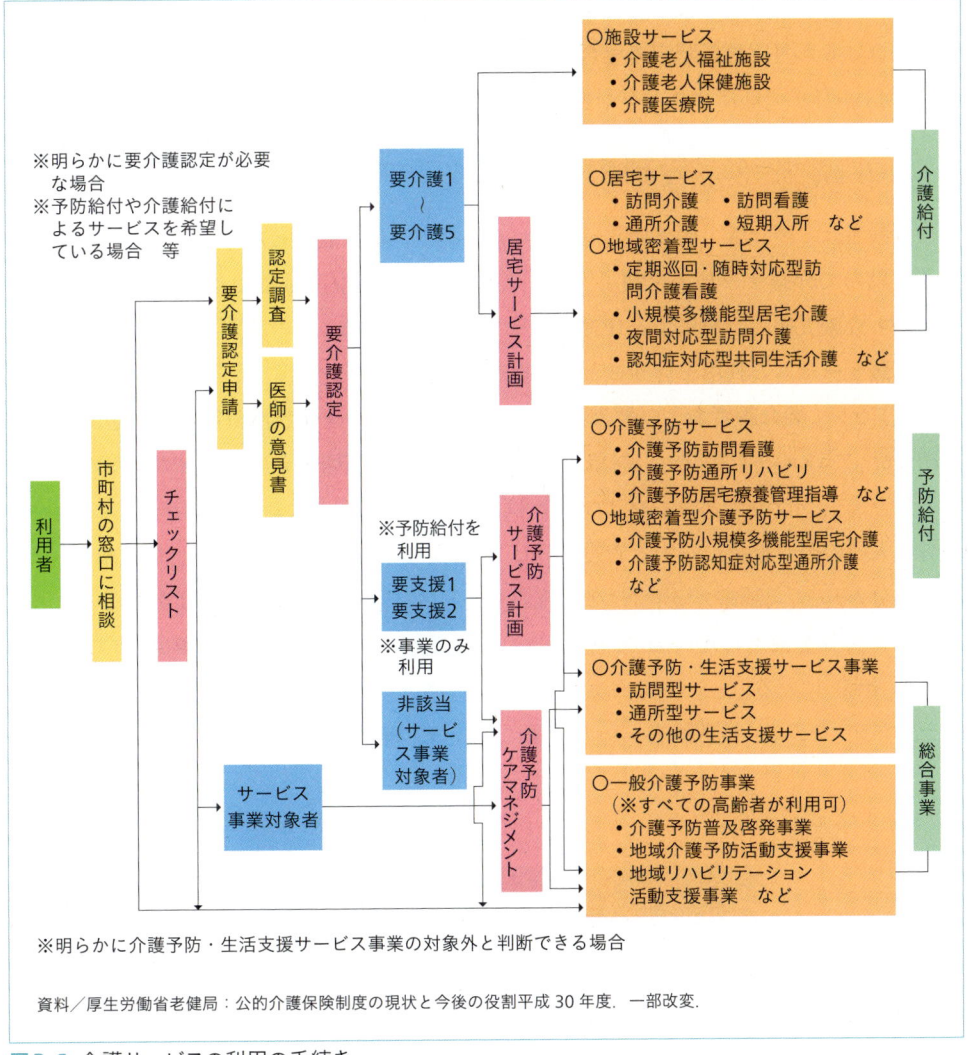

生活と社会福祉

社会保障制度と社会福祉

社会保険制度

社会福祉の歴史と動向

社会福祉の諸制度と施策

福祉行政のしくみと民間活動

※明らかに要介護認定が必要な場合
※予防給付や介護給付によるサービスを希望している場合　等

利用者 → 市町村の窓口に相談 → チェックリスト

要介護認定申請 → 認定調査／医師の意見書 → 要介護認定

要介護1〜要介護5 → 居宅サービス計画

○施設サービス
・介護老人福祉施設
・介護老人保健施設
・介護医療院

○居宅サービス
・訪問介護　・訪問看護
・通所介護　・短期入所　など
○地域密着型サービス
・定期巡回・随時対応型訪問介護看護
・小規模多機能型居宅介護
・夜間対応型訪問介護
・認知症対応型共同生活介護　など

介護給付

※予防給付を利用
要支援1／要支援2 → 介護予防サービス計画

○介護予防サービス
・介護予防訪問看護
・介護予防通所リハビリ
・介護予防居宅療養管理指導　など
○地域密着型介護予防サービス
・介護予防小規模多機能型居宅介護
・介護予防認知症対応型通所介護
など

予防給付

※事業のみ利用
非該当（サービス事業対象者） → 介護予防ケアマネジメント

サービス事業対象者

○介護予防・生活支援サービス事業
・訪問型サービス
・通所型サービス
・その他の生活支援サービス

○一般介護予防事業
（※すべての高齢者が利用可）
・介護予防普及啓発事業
・地域介護予防活動支援事業
・地域リハビリテーション活動支援事業　など

総合事業

※明らかに介護予防・生活支援サービス事業の対象外と判断できる場合

資料／厚生労働省老健局：公的介護保険制度の現状と今後の役割平成 30 年度．一部改変．

図 3-6　介護サービスの利用の手続き

審査・判定を行う（**二次判定**）。

❹ 認定・通知

　市町村は，介護認定審査会の審査・判定に基づいて要介護・要支援認定を行う。市町村は，申請者に対して該当する要介護・要支援区分および介護認定審査会から付された意見を被保険者証に記載して交付する。

　要介護・要支援認定は，申請があった日から 30 日以内にしなければならないが，調査に日時を要するなどの特別の理由がある場合には，認定にかかる見込みの期間とその理由を通知して，認定までの期日を延ばすことができる。また，要介護・要支援認定は，申請日までさかのぼって効力が生じるため，申請日以降に利用した介護サービスについて保険給付が受けられる。緊急などやむを得ない事情がある場合は，申請日前であっても給付を受けられる。

要介護・要支援認定には期限があり，更新する必要がある。期限は，原則として新規認定の場合は6か月，更新認定の場合は12か月となっている。条件があるが，それぞれ12か月，48か月まで延ばすことができる。

2. 介護サービスの利用手続きとケアマネジメント

被保険者は，要介護・要支援認定を受けたうえで，自ら選択した介護サービス事業者と契約を結んで介護サービスを利用することになる。介護保険制度では，**ケアマネジメント**，すなわち介護支援専門員による介護サービス計画（ケアプラン）の策定を行い，それに基づいて介護サービスの利用を行うことを前提としている（図3-7）。

▶ **ケアプラン** 要介護者および要支援者について，その心身の状況や環境などを踏まえて**課題分析**（**アセスメント**）を行い，対象者のニーズに合った適切な介護サービスを受けられるように立てたプランである。ケアプランは，①在宅要介護者に対する居宅サービス計画，②施設入所の要介護者に対する施設サービス計画，③要支援者に対する介護予防サービス計画に分かれる。施設の入所者は必ず施設サービス計画を策定しなければならない。居宅サービス計画を策定しない場合，保険給付は**償還払い**（本節-D-1-4「償還払い方式と代理受領方式」参照）になる。

▶ **ケアプランの作成** 被保険者からの依頼に基づいて**指定居宅介護支援事業者**に勤務する介

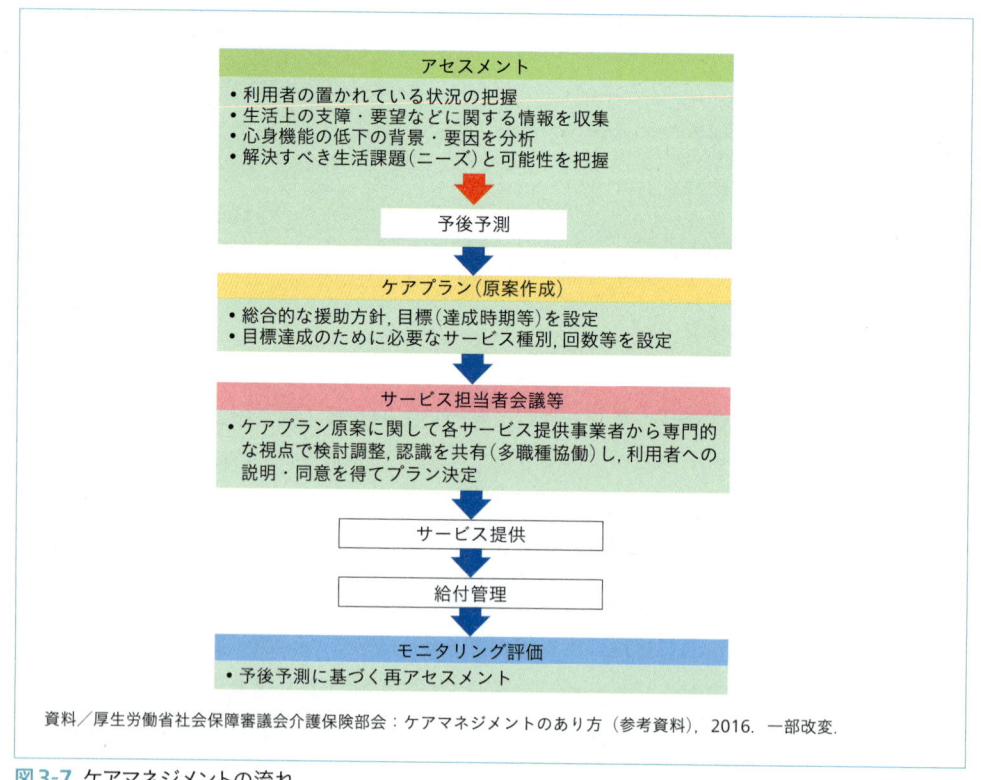

資料／厚生労働省社会保障審議会介護保険部会：ケアマネジメントのあり方（参考資料），2016. 一部改変.

図3-7 ケアマネジメントの流れ

護支援専門員が作成する。ケアプランは，被保険者自らが作成できるが，介護支援専門員の作成には一部負担がなく，介護支援専門員への相談とケアプランの作成が後押しされている。

▶ **ケアマネジメント**　介護支援専門員は，被保険者や親族などからの相談に応じて，その希望や心身の状況から適切な介護サービスを利用できるように，市町村や介護サービス事業者と連絡調整を行う。

▶ **介護支援専門員**　介護福祉士や看護師，医師などの国家資格と 5 年以上それらの実務に従事した経験をもつ者であって，都道府県知事が行う実務研修受講試験に合格し，実務研修を修了する必要がある。介護支援専門員の資格は 5 年ごとの**更新制**であり，更新時には都道府県知事が実施する研修を受ける必要がある。

 D 保険給付の概要

1. 保険給付の種類

1 ｜ 介護給付と予防給付

　介護保険の給付は，介護給付と予防給付に分かれる。

❶介護給付

　要介護度 1 〜 5 の認定を受けた要介護者に対する給付である。介護給付には，在宅で生活する者に対する居宅サービス，施設入所者に対する施設サービス，ケアプランの作成を行う居宅介護支援などがある（**表 3-15**）。これらは，都道府県がサービスを提供する事業者の指定および監督を行う。なお，居宅介護支援サービスを提供する事業所は，2018（平成 30）年から市町村が指導・監督を行っている。また，**表 3-16** に居宅サービスにおける区分支給限度基準額をあげる。

▶ **地域密着型サービス**　2005（平成 17）年改正で導入された，市町村が事業者の指定および

表 3-15 介護サービスの内容（一部）

分類	名称	特徴
居宅サービス	訪問介護 訪問入浴介護 訪問看護 訪問リハビリテーション	自宅でサービスを受ける
	通所介護（デイサービス） 通所リハビリテーション	施設でサービスを受ける（日帰り）
	短期入所介護（ショートステイ）	施設でサービスを受ける（数日宿泊）
施設サービス	介護老人福祉施設（特別養護老人ホーム）	施設で生活し，サービスを受ける
	介護老人保健施設	
	介護医療院	
居宅介護支援	居宅介護支援計画策定	原則 1 か月に 1 回，面談

生活と社会福祉　1

社会保障制度と社会福祉　2

社会保険制度と動向　3

社会福祉の歴史　4

社会福祉の諸制度と施策　5

福祉行政のしくみと民間活動　6

表3-16 居宅サービスにおける区分支給限度基準額（2019［令和元］年10月〜）

区分に含まれるサービスの種類	限度額の管理期間	区分支給限度基準額	
訪問介護, 訪問入浴介護, 訪問看護, 訪問リハビリテーション, 通所介護, 通所リハビリテーション, 短期入所生活介護, 短期入所療養介護, 福祉用具貸与, 介護予防サービス	1か月 （暦月単位）	要支援1	5,032 単位
		要支援2	10,531 単位
		要介護1	16,765 単位
		要介護2	19,705 単位
		要介護3	27,048 単位
		要介護4	30,938 単位
		要介護5	36,217 単位

注 1) 1単位：10〜11.40円（地域やサービスにより異なる）（「厚生労働大臣が定める1単位の単価」［平成27.3.23. 厚労告932]）
　　2) 経過的要介護は6,150単位である。
資料／厚生労働省：社会保障審議会介護給付費分科会資料（平成31年2月）より作成.

表3-17 介護保険制度における地域密着型サービス

サービスの種類	サービスの内容
定期巡回・随時対応型訪問介護看護	重症者をはじめとした要介護高齢者の在宅生活を支えるため，日中・夜間を通じて，訪問介護と訪問看護が密接に連携しながら，短時間の定期巡回型訪問と随時の対応を行う
小規模多機能型居宅介護	要介護者に対し，居宅またはサービスの拠点において，家庭的な環境と地域住民との交流のもとで，入浴，排泄，食事等の介護その他の日常生活上の世話および機能訓練を行う
夜間対応型訪問介護	居宅の要介護者に対し，夜間において，定期的な巡回訪問や通報により利用者の居宅を訪問し，排泄の介護，日常生活上の緊急時の対応を行う
認知症対応型通所介護	居宅の認知症要介護者に，介護職員，看護職員等が特別養護老人ホームまたは老人デイサービスセンターにおいて，入浴，排泄，食事等の介護その他の日常生活上の世話および機能訓練を行う
認知症対応型共同生活介護（グループホーム）	認知症の要介護者に対し，共同生活を営むべく住居において，家庭的な環境と地域住民との交流のもとで，入浴，排泄，食事等の介護その他の日常生活上の世話および機能訓練を行う
地域密着型特定施設入居者生活介護	入所・入居を要する要介護者に対し，小規模型（定員30人未満）の施設において，地域密着型特定施設サービス計画に基づき，入浴，排泄，食事等の介護その他の日常生活上の世話，機能訓練および療養上の世話を行う
地域密着型介護老人福祉施設入所者生活介護	入所・入居を要する要介護者に対し，小規模型（定員30人未満）の施設において，地域密着型施設サービス計画に基づき，可能な限り，居宅における生活への復帰を念頭に置いて，入浴，排泄，食事等の介護その他の日常生活上の世話および機能訓練，健康管理，療養上の世話を行う
看護小規模多機能型居宅介護（複合型サービス）	医療ニーズの高い利用者の状況に応じたサービスの組合せにより，地域における多様な療養支援を行う
地域密着型通所介護	老人デイサービスセンターなどにおいて，入浴，排泄，食事等の介護，生活等に関する相談，助言，健康状態の確認その他の必要な日常生活の世話および機能訓練を行う（通所介護事業所のうち，事業所利用定員が19人未満の事業所）

監督を行うサービスである。地域密着型サービスは，①地域の実情に応じた柔軟な基準を市町村が設定し，②利用者は原則として当該市町村の被保険者および住所地特例の対象者であって，③市町村が定める介護保険事業計画における見込み量を上回るサービス量となる場合には，指定を拒否できる，といった特徴がある。サービスの内容を**表3-17**に示す。

❷ 予防給付

要支援1，2の認定を受けた要支援者に対する給付である。予防給付には，介護給付と同じようなサービス内容である介護予防サービスおよび地域密着型介護予防サービスなどがある。ただし，予防給付には施設サービスはない。

2 介護予防・日常生活支援総合事業

　予防給付は，2011（平成23）年改正で導入された**介護予防・日常生活支援総合事業**（総合事業）と密接に関係している。総合事業は，要介護認定を受けなくても利用できる一般介護予防事業と，それまで予防給付に含まれていた要支援者に対する訪問型サービスと通所型サービスである**介護予防・生活支援サービス事業**に分けられる。要支援者は予防給付とともに，総合事業のいずれのサービスも利用できるが，これらは介護保険給付ではなく市町村が行う事業であり，被保険者として利用するのではなく，事業の対象者として利用することになる（本節-E「地域支援事業と地域包括支援センター」参照）。

3 特別給付

　介護保険には，保険者である市町村が独自に提供する**特別給付**がある。特別給付は，要介護状態・要支援状態の軽減または悪化の防止のために行われる保険給付であり，実際に，配食サービスや寝具乾燥サービス，移送サービスなどが行われている。特別給付は，介護保険の保険給付の種類を増やすという意味で，いわゆる**横出し給付**に位置づけられる。市町村は，介護保険の保険給付に上乗せして，利用できるサービスの量を増やす**上乗せ給付**を設定することもできる。

4 償還払い方式と代理受領方式

▶ **償還払い方式**　介護保険法では，要介護状態・要支援状態の者が給付上限額内で利用する介護サービスにかかる費用の原則9割を給付すること（**金銭給付**）を定める。併せて，介護サービスにかかる費用の全額を利用者がいったん支払い，その後に保険者から保険給付分の費用の支払いを受ける**償還払い方式**である。

▶ **代理受領方式**　償還払い方式では，全額分を支払う利用者の負担が大きく，必要なサービスを適切な時期に利用することを控えてしまう可能性がある。そこで，実際の取り扱いを工夫して，指定介護サービス事業者から介護サービスを受けた場合に，利用者が一部負担のみを支払い，指定介護サービス事業者が保険者に保険給付分を請求する**代理受領方式**とすることで，事実上，保険給付を**現物給付**としている。

　代理受領方式が利用できず償還払い方式になる場合とは，要介護認定の申請より前に介護サービスを受けたときや，ケアプランを作成せずに介護サービスを受けたときなどである。

▌ 2. 利用者負担

　介護保険の利用者負担（一部負担）は，原則として1割である。所得がある者について，サービスを利用する被保険者とサービスを利用しない被保険者の公平や，利用者のコスト意識を喚起し適切なサービス利用を推進する観点から，2014（平成26）年改正で2割になり，

生活と社会福祉　1

社会保障制度と社会福祉　2

社会保険制度　3

社会福祉の歴史と動向　4

社会福祉の諸制度と施策　5

福祉行政のしくみと民間活動　6

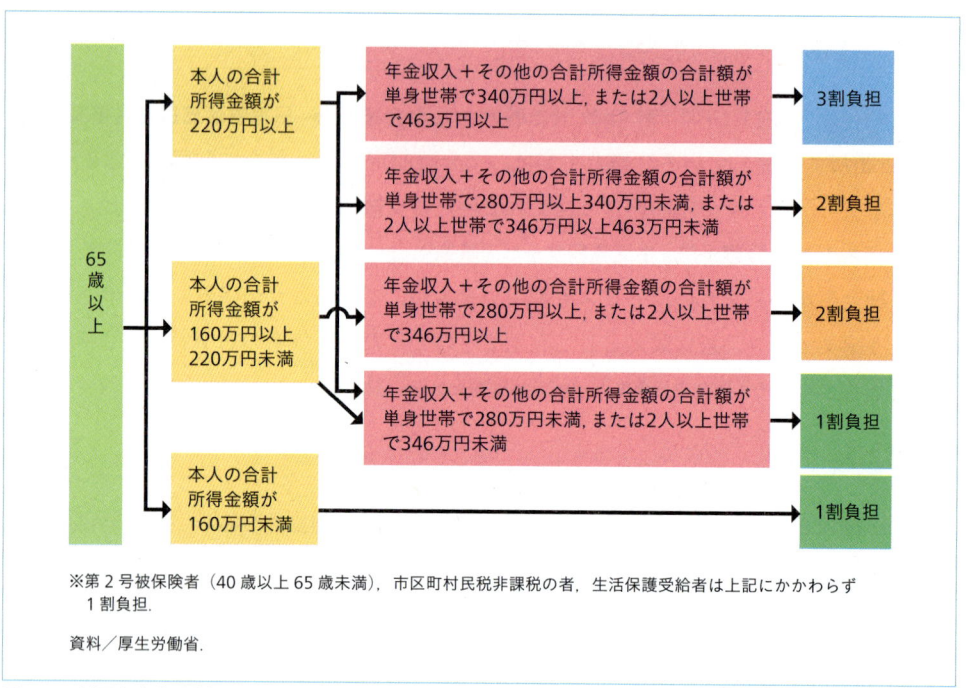

※第2号被保険者（40歳以上65歳未満），市区町村民税非課税の者，生活保護受給者は上記にかかわらず
1割負担.

資料／厚生労働省.

図3-8 利用者負担割合

さらに 2017（平成 29）年改正で，より高い所得がある者は 3 割となった（図 3-8）。なお，いずれの者もケアプランの作成にかかる一部負担はない。

3. 高額介護サービス費と特定入所者介護サービス費

❶ 高額介護サービス費

要介護者が利用した保険給付について一部負担の上限額を超えた額を払い戻すしくみである。被保険者が属する世帯全体で算定され，所得によって上限額が異なる（表 3-18）。なお，要支援者が利用した場合には，高額介護予防サービス費で高額居宅支援サービス費ともいわれている。

❷ 特定入所者介護サービス費

施設入所者が支払う居住費および食費について負担軽減を行うしくみである。施設入所

表3-18 高額介護サービス費の区分

区分		負担の上限額（月額）
課税所得690万円（年収約1160万円）以上		140,100 円（世帯）
課税所得380万円（年収約770万円）～課税所得690万円（年収約1160万円）未満		93,000 円（世帯）
市町村民税課税～課税所得380万円（年収約770万円）未満		44,400 円（世帯）
世帯の全員が市町村民税非課税		24,600 円（世帯）
	前年の公的年金等収入金額＋その他の合計所得金額の合計が80万円以下の方等	24,600 円（世帯） 15,000 円（個人）
生活保護を受給している方等		15,000 円（世帯）

者が支払う居住費は，いわゆる部屋代であり，食費と合わせて**ホテルコスト**とよばれる。保険給付ではないため，ホテルコストは全額支払う必要がある。所得が低い者のなかには，ホテルコストの支払いが負担になる者もいるため，所得および資産を調査したうえで，ホテルコストにかかる費用の一部を特定入所者介護サービス費として給付し，支払額を下げることができる。

4. 事業者の指定

　介護保険では，事業者の指定によって介護サービスの質および量を確保する。

　国は保険給付の種類ごとに，施設および配置すべき人員の基準を定める。介護サービスを提供する事業者は，これらの基準および運営に関する基準を基に条例で定められた基準を満たしたうえで，都道府県知事に指定を申請する。都道府県知事は指定を行うとともに，指定介護サービス事業者に対する監督権限を有する。原則として，当該市町村でのみ事業を運営する地域密着型サービスを提供する事業者および居宅介護支援事業者に対しては，市町村長が指定および監督権限を有する。

　介護保険給付のうち，居宅サービスおよび居宅介護支援は，社会福祉法人ではない民間事業者による事業の運営が認められている。

　都道府県および市町村は，介護保険事業支援計画および介護保険事業計画に定める介護サービスの見込み量を超えるときや，計画の達成に支障があるときなど，事業者の指定を拒否できる。

Ｅ　地域支援事業と地域包括支援センター

1. 地域支援事業

　2005（平成 17）年改正で創設された地域支援事業は，保険者である市町村が行う事業である。

　国庫補助事業として行われていた老人保健事業や介護予防・地域支え合い事業を見直したものであり，介護保険制度内の事業として創設された。被保険者が要介護・要支援状態になることの予防を推進するとともに，要介護状態になったとしても可能な限り地域において自立した日常生活を営むことを支援する事業である。市町村が実施する地域支援事業は，地域の実情に応じた柔軟な取り組みが可能であるが市町村ごとの取り組みに差異が生じている。

　地域支援事業は，**介護予防・日常生活支援総合事業**（総合事業）と**包括的支援事業**および**任意事業**からなる。

▶ 総合事業　主に要支援者に対する訪問事業，通所事業，生活支援事業，介護予防事業などであり，市町村は，事業の実施を NPO 法人や住民団体，ボランティアなどに委託した

1　生活と社会福祉
2　社会保障制度と社会福祉
3　社会保険制度と動向
4　社会福祉の歴史
5　社会福祉の諸制度と施策
6　福祉行政のしくみと民間活動

り補助金を交付したりすることができる。

▶ **包括的支援事業**　主に要支援者に対する事業であり，介護予防ケアマネジメント業務，総合相談支援業務，権利擁護業務，包括的・継続的ケアマネジメント業務，在宅医療・介護の連携推進事業，認知症施策の推進事業など，地域包括支援センターが行う業務である。

▶ **任意事業**　地域の実情に応じて任意に行われる事業であり，介護給付費等費用適正化事業，家族介護支援事業などがある。

2. 地域包括支援センター

▶ **目的**　2005（平成17）年改正で創設された介護保険制度における機関であり，包括的支援事業のほか，厚生労働省令で定める事業を実施し，地域住民の心身の健康の保持および生活の安定のため必要な事業を行うことによって，その保健・医療の向上および福祉の増進を包括的に支援することを目的にしている（図3-9）。

▶ **設置・運営**　中学校区をめどに設置され，市町村が直接運営することもあるが，社会福祉法人や医療法人などに委託することができる。

▶ **職員の配置**　保健・医療・福祉にかかわる業務を行うため，保健師または看護師，社会福祉士，主任介護支援専門員（主任ケアマネジャー）の3職種すべてを原則として配置しなければならない。例外的に，担当する区域に住む人口が3000人未満である場合など3職種を置かなくてもよい場合がある。

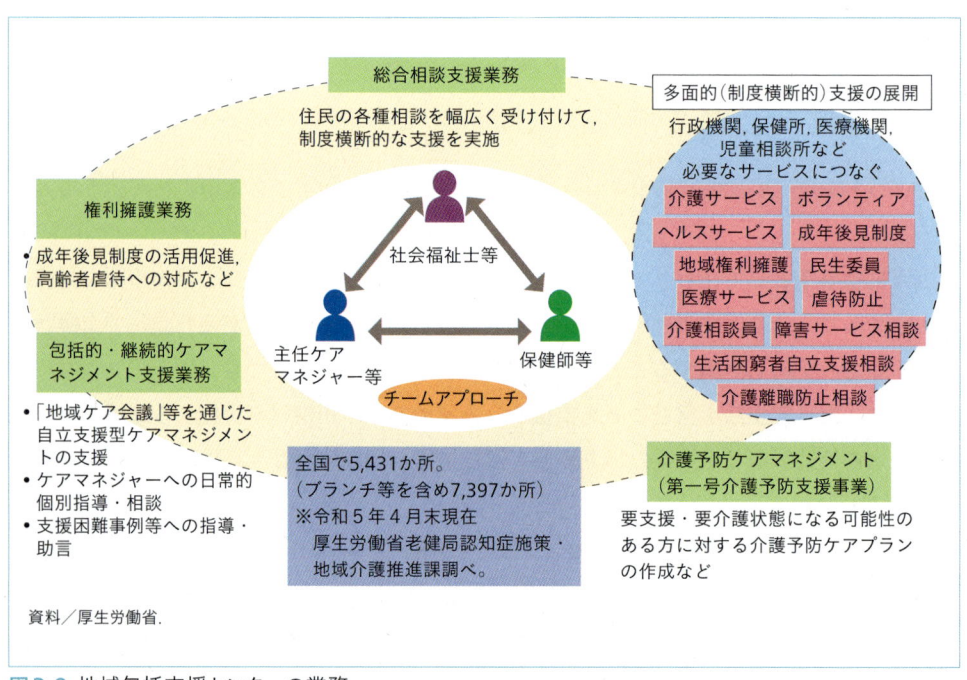

図3-9 地域包括支援センターの業務

F 介護保険財政と介護保険における計画

1. 介護保険の公費負担

　介護保険の財政は，社会保険方式にもかかわらず公費（税）負担が大きい特徴があり（図3-10），50％が公費で賄われる。その内訳は，①居宅介護サービスにかかる費用は，国が25％，都道府県が12.5％，市町村が12.5％であり，②施設介護サービスにかかる費用は，国が20％，都道府県が17.5％，市町村が12.5％である。なお，この国の負担のうち5％分は，第1号被保険者の年齢階級別分布や所得階層分布などによって差をつけることにより，保険者である市町村の財政格差を調整して交付される。また，都道府県は，市町村に対して資金の貸し付けや交付を行うために，財政安定化基金を設置している。財政安定化基金の原資は，国・都道府県・市町村が1/3ずつ出し合って負担している。

2. 保険料負担

　介護保険の保険料は，介護保険の給付費用から公費負担を除いた50％であり，第1号被保険者と第2号被保険者によって賄われる。どちらがどれほど負担するかは，全国の第1号被保険者数と第2号被保険者数の比率によって決められる。すべての被保険者が公平に費用を負担するという考え方に基づき，被保険者1人当たりの平均的な保険料負担が同じ水準になるようなしくみであり，3年ごとに見直される。2024（令和6）年度から2026（令

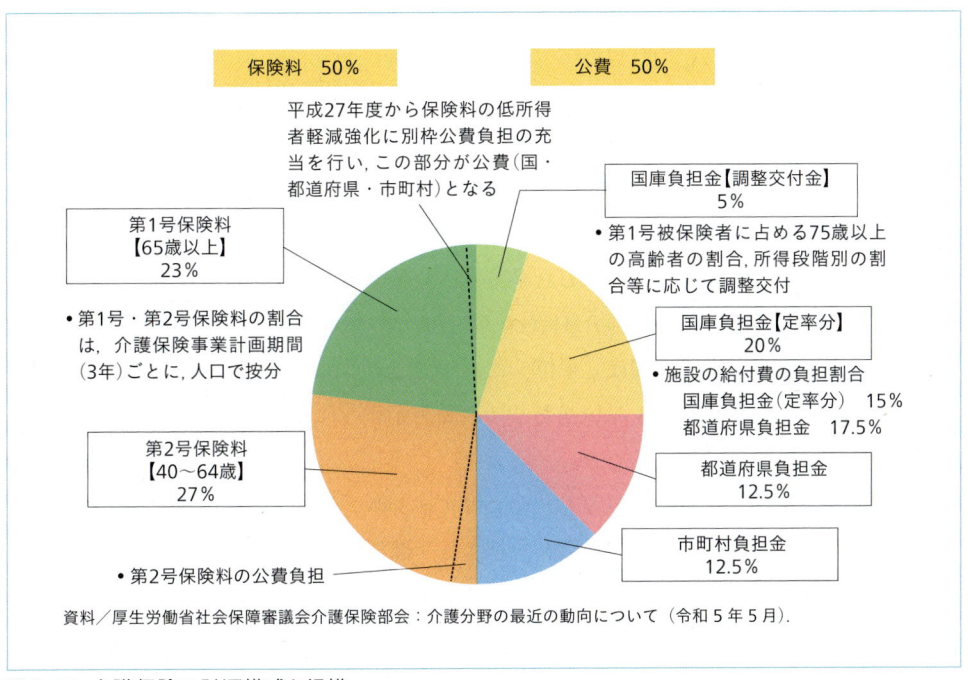

図3-10 介護保険の財源構成と規模

1 生活と社会福祉
2 社会保障制度と社会福祉
3 社会保険制度と動向
4 社会福祉の歴史
5 社会福祉の諸制度と施策
6 福祉行政のしくみと民間活動

和8）年度は，第1号被保険者が23％，第2号被保険者が27％を負担する。

❶ 第1号被保険者の保険料

第1号被保険者の保険料は，保険者である市町村が徴収する。保険料は所得に応じた定額の負担であり，応能負担と応益負担双方の性格をもつ。

▶ **保険料率** 保険料の算定では，保険料率を用いる。保険料率は，市町村が定める介護保険事業計画で見込まれる介護サービスの量から算定される保険給付を考慮して，おおむね3年にわたって保険財政が安定するように定める。第1号被保険者で負担すべき額を第1号被保険者数で割った基準額に保険料率をかけて，保険料額が算定される。保険料率はかつて6段階であったが，2015（平成27）年度より9段階を基本としている。市町村は，自らの裁量でより多くの段階に区分したり，保険料を引き下げたりすることができる。

▶ **保険料の徴収** 年間18万円以上の年金受給者については**特別徴収**（天引き）することができる。そのほかの者は，普通徴収を行う。

❷ 第2号被保険者の保険料

第2号被保険者の保険料は，加入する医療保険の保険者が医療保険の保険料と合わせて徴収する。保険料は加入する医療保険によって異なり，健康保険であれば労使1/2ずつとなるが，国民健康保険の加入者は，国庫負担によって軽減された保険料を負担する。

▶ **保険料の算定** 加入する医療保険ごとに総報酬額に応じた負担額が割り当てられる。かつては，第2号被保険者数に応じた負担額であったが，医療保険者間での負担能力に差があることから，2017（平成29）年8月から現行のしくみに変更された。保険料率および保険料額は，保険者によって異なる。

保険者が徴収した保険料は，介護給付費・地域支援事業支援納付金として社会保険診療報酬支払基金に納付され，市町村に配分される。

▋ 3. 介護保険の算定・改定

介護保険は，**介護報酬**によって費用の算定を行う。

❶ 介護報酬の算定

介護報酬は，介護サービスを提供した事業者が介護保険から受け取るサービス費用であり，厚生労働大臣が定める基準（介護給付費単位数表）において，サービスの種別ごとに定められている。サービスの費用は「単位」によって定められており，人件費の地域差を勘案して，地域によって異なる1単位当たりの単価が定められている。

❷ 介護報酬の改定

介護保険事業計画と保険料の見直しに合わせて，3年ごとに改定される。介護サービスの費用を決める介護報酬は，被保険者が負担する一部負担や事業者の経営，サービス提供者の給料などの処遇などにも影響を及ぼす。近年，介護サービス提供者の処遇改善が求められており，介護報酬にそのための加算（介護職員処遇改善加算）が設けられている。

4. 介護保険における計画

❶ 介護保険事業計画

　市町村は，国が定める基本方針に即して，年度ごとに介護保険給付の対象となっている介護サービスの種類ごとの量の見込みと，地域支援事業の量の見込みを**介護保険事業計画**に定め，これに基づいて保険料の総額が決定される。介護保険事業計画は，3年ごとの見直しの際に，保険料の水準など中長期的な推計なども記載するよう努めなければならない。近年，地域包括ケアシステムの構築にあたって，介護保険事業計画を**地域包括ケア計画**という市町村が増えている。なお，介護保険事業計画の名称は，市町村によって自由に決めることができる。

❷ 介護保険事業支援計画

　都道府県が定める計画であり，国が定める基本方針に即して3年ごとに見直すこととなっている。介護保険事業支援計画には，都道府県が定める区域ごとに，介護保険施設の種類ごとの入所定員総数など，サービスの見込みを定めるものとされており，総量規制を行っている。

G 苦情・不服申立て

1. 苦情処理

　介護保険には，介護サービスの利用に伴う苦情を処理するしくみがある。

　介護サービス事業者は，利用者からの苦情に迅速かつ適切に対応するために窓口を設置するといった措置を講じなければならない。市町村が苦情に関する調査を行う場合，介護サービス事業者は，調査に協力するとともに，指導または助言を受けた場合にはそれに従って改善しなければならない。また，利用者は，介護支援専門員や地域包括支援センターに苦情を申し立てることができる。

　市町村は，介護サービスの利用者から苦情を受けて対応するとともに，介護サービス事業者に対する調査，指導または助言を行う。

　このほか，介護報酬の審査・支払いを行っている国民健康保険団体連合会が，介護サービスに関する苦情対応と共に，介護サービス事業者に対して必要な指導または助言を行う。

2. 不服申立て

　介護保険には，不服申立て（審査請求）のしくみがあり，行政が行った決定について争うことができる。

　介護保険審査会は，介護保険の保険給付に関する処分および保険料その他の徴収金に関する処分を対象に，申立てを受けて審査を行う機関である。申立ては，行政処分を受けた

1 生活と社会福祉
2 社会保障制度と社会福祉
3 社会保険制度と動向
4 社会福祉の歴史
5 社会福祉の諸制度と施策
6 福祉行政のしくみと民間活動

本人が行い，処分があったことを知った日から原則として3か月以内に行わなければならない。

介護保険審査会は，都道府県ごとに設置されており，被保険者代表・市町村（保険者）代表・公益代表の三者によって構成されている。なお，要介護認定処分については，公益代表のみで構成される合議体によって行うこととされている。

 介護保険の現状と課題

1. 介護保険法改正と地域包括ケアシステム

2000（平成12）年の介護保険法施行後，介護保険制度は多くの法改正を経ている（表3-19）。議論を経てなされる法改正によって介護保険制度は大きく変化を遂げてきた。

▶ **地域包括ケアシステム**　介護保険に由来し，今後の社会福祉において重要な役割が期待されるしくみである。2011（平成23）年介護保険法改正で高齢者が地域で自立した生活を続けられるようにするために提唱されたしくみであり，「地域の実情に応じて，高齢者が，可能な限り，住み慣れた地域でその有する能力に応じ自立した生活を営むことができるよう，医療，介護，予防，住まい及び自立した日常生活の支援が包括的に確保される体制」である。その後，地域包括ケアシステムを構築するために，必要とされる新たなサービスや事業が展開され，介護保険において重要な位置づけをもつに至った。また，障害福祉や

表3-19 介護保険法改正と主な内容

年	内容
2000（平成12）年	介護保険法施行
2005（平成17）年改正	地域包括支援センター・地域支援事業創設 地域密着型サービス創設 居住費・食費の負担見直し（補足給付） 要介護度見直し（7段階へ）
2011（平成23）年改正	地域包括ケアシステム構想 24時間対応定期巡回・随時対応サービス創設 介護予防・日常生活支援総合事業創設
2014（平成26）年改正	包括的支援事業の見直し（認知症施策の推進） 特別養護老人ホーム入所基準の見直し（原則要介護3以上） 費用負担見直し（一部負担2割創設）
2017（平成29）年改正	費用負担見直し（一部負担3割創設） 介護医療院の創設 共生型サービスの創設
2020（令和2）年改正	国・地方公共団体の地域共生社会実現への努力義務 認知症施策，介護サービス提供体制の整備 医療・介護のデータ基盤の整備
2021（令和3）年改正	感染症や災害への対応力強化 地域包括ケアシステムの推進 自立支援・重症化防止の取組推進 制度の安定性・持続可能性の確保
2023（令和5）年改正	事業者の財務諸表公表の義務づけ

表3-20 介護保険の対象者・利用者の増加

	2000年4月末	2022年3月末	増加率
第1号被保険者数	2165万人	3589万人	1.7倍
要介護（支援）認定者数	218万人	690万人	3.2倍
在宅サービス利用者数	97万人	407万人	4.2倍
施設サービス利用者数	52万人	96万人	1.8倍
地域密着型サービス利用者数	–	89万人	–
サービス利用者計	149万人	516万人※	3.5倍

※居宅介護支援，介護予防支援，小規模多機能型サービス，複合型サービスを足し合わせたもの，ならびに，介護保険施設，地域密着型介護老人福祉施設，特定施設入居者生活介護（地域密着型含む），および認知症対応型共同生活介護の合計。在宅サービス利用者数，施設サービス利用者数および地域密着型サービス利用者数を合計した，延べ利用者数は592万人。
資料／厚生労働省：介護分野の最近の動向について（令和5年5月）．

地域福祉の観点からも，多くの役割が期待されている（第5章‐IV「高齢者福祉に関する法と施策」参照）。

2. 介護保険の課題

高齢化の進展に伴い，介護保険の現状は，制度が創設された2000（平成12）年と比べて大きく変貌している。現在は，高齢者である第1号被保険者は約1.7倍，要介護（要支援）認定者は約3.2倍，サービス利用者は約3.5倍になっている（表3-20）。このことは，介護保険財政にも大きな影響を与えている（本節‐F-1「介護保険の公費負担」参照）。介護保険の財政は，介護保険制度の持続可能性とも関係しており，今後の課題である。

また，地域包括ケアシステムの導入に伴い，介護保険制度が地域福祉において一定の役割を果たすことが期待されている。かつて，高齢者を対象とする介護保険に障害者を加えて，介護サービスと共に障害福祉サービスの提供を担うべきとの議論もあったが，実現には至らなかった。今後は，地域包括ケアシステムおよび地域福祉の方向から，介護保険制度の役割が検討されることになる。

IV 年金保険制度

A 年金制度の経緯と現状

1. 恩給制度から被用者年金へ

年金保険の起こりは，戦前の**恩給**制度である。恩給制度は，明治期に成立した，軍人や官吏を対象にした事前の支出を必要としない全額税財源の給付制度であり，退職後の所得保障として機能を果たしていた。恩給制度の対象にならなかった者のうち，官庁で働いていた者は，大正期にかけて鉄道や逓信，営林などの業種ごとの**共済組合**制度を創設し，年

1 生活と社会福祉
2 社会保障制度と社会福祉
3 社会保険制度と動向
4 社会福祉の歴史
5 社会福祉の諸制度と施策
6 福祉行政のしくみと民間活動

金給付を行っていた。

　民間の被用者を対象にした年金保険は，1939（昭和14）年に創設された船員保険法が先駆けとなり，1941（昭和16）年に男子工場労働者を対象にした労働者年金保険法がその中心となった。1944（昭和19）年には労働者年金保険法を改正し，事務職員および女性工場労働者を対象にくわえた旧**厚生年金保険法**となった。第二次世界大戦後の1954（昭和29）年に旧厚生年金保険法を全面的に改正し，現行の厚生年金保険法となった。

▎2. 国民皆年金体制と給付の引き上げ

　国民皆年金体制は，1961（昭和36）年の国民年金法施行をもって成立したと理解されている。これは，すべての国民が何らかの公的年金制度に加入資格を有することである。第二次世界大戦後に厚生年金保険法が改正され，自営業者など厚生年金保険の対象外である労働者の老齢時の所得保障が問題となり，新たな年金の創設が議論されるようになった。1959（昭和34）年に成立した国民年金法は，成立時に老齢であって保険料の納付が難しい者に対する無拠出制の福祉年金と共に，20歳以上60歳未満の者であって厚生年金保険などほかの公的年金の加入者以外の者について保険料の納付を求めた。1961（昭和36）年から保険料納付が始まり，厚生年金保険制度および国民年金制度による国民皆保険体制が成立した。

　その後，年金給付の引上げが問題となった。なかでも，**福祉元年**といわれた1973（昭和48）年には「5万円年金」として厚生年金の給付の引き上げが行われた。併せて，同年には**物価スライド制**が導入され，前年の消費者物価指数の変動に応じて翌年度の年金額が改定されることとなった。

▎3. 基礎年金制度とマクロ経済スライド

❶ 基礎年金制度

　基礎年金制度は，制度間での公平性や制度の財政基盤の安定化のために設けられた。

　1985（昭和60）年の国民年金法改正によって，全国民共通の基礎年金として国民年金を位置づけ直した制度である。それまで，厚生年金の被保険者は，国民年金の被保険者ではなく財政上も関係していなかったが，基礎年金制度の導入に伴い，国民年金の第2号被保険者となり，国民年金の財政に一定の厚生年金保険料が組み込まれることとなった。併せて，それまで年金制度に加入していなかった厚生年金保険の配偶者が国民年金第3号被保険者になり，国民年金の被保険者として将来的に国民年金の受給権が期待できることになった。

❷ マクロ経済スライド

　マクロ経済スライドは，保険料負担と給付のバランスを取るためのしくみである。

　物価スライド制の見直しのため，2004（平成16）年改正で設けられた。この改正では，今後の保険料水準が著しく上昇することを防ぐために保険料の上限を固定する保険料水準

固定方式が導入されており，マクロ経済スライドと共に保険財政の調整が目的とされていた。

これは，保険料負担の枠内で給付を行うものであり，年金給付の伸びを物価や賃金の伸びより抑えるしくみである。具体的には，毎年の年金給付額が名目手取り賃金変動率もしくは物価変動率によって改定されるところ，①むこう 100 年の財政均衡期間を考慮した調整期間および調整率を設定し，公的年金財政の均衡の観点からそれらによる年金給付の調整を行う，②調整率をそのままかけると支給額が減少する場合には前年度のままとする，③名目手取り賃金変動率・物価変動率がマイナスの場合には調整率をかけないといった運用が行われる。マクロ経済スライドは，その実施が見送られてきたが，2015（平成 27）年度に初めて実施され，以降，見直されつつ実施されている。

Ｂ 年金制度の体系と分類

1. 公的年金と私的年金

年金制度は，公的年金と私的年金に分けることができる（**図 3-11**）。

❶ 公的年金

老齢・障害・死亡のリスクに備えることが国民の生活の安定を図るために必要であるとの考えに基づく。①加入を義務づける **強制加入**，②物価や賃金の変動に応じて給付額を改定して実質的な価値を確保する，③期間を区切らずに生きている限り給付を受けられる **終身年金**である，④保険料や運用収益のほかに，**国庫負担**（税）が年金財政に繰り入れられる，といった特徴をもつ。日本では，国民年金と厚生年金が公的年金である。

❷ 私的年金

老齢・障害・死亡のリスクに備えようとする個人が自ら事前に拠出することで備える考え方に基づく。民間保険会社が保険技術を利用して構築するしくみであり，事前に保険料の支払いを必要とする。現在，私的年金は，公的年金に上乗せしてより豊かな保障を実現する機能が期待される。また，企業が従業員の福利厚生として実施する **企業年金**と，就業の有無にかかわらず個人で加入する **個人年金**に大別される。特徴として，**任意加入**であることや給付が一定期間にとどまる有期年金が多いことがあげられる。企業年金には，厚生年金基金・確定給付企業年金・確定拠出年金*がある。

2. 社会保険方式と税方式

年金制度は，保険財政とのかかわりで社会保険方式と税方式に分けることができる。

---

* **厚生年金基金**は，厚生年金の適用事業所が運営する企業年金で厚生年金に上乗せして給付される年金である。**確定給付企業年金**は，厚生年金に上乗せして給付する年金であり，給付部分を保障（給付）するものである。**確定拠出年金**は，拠出を一定にして運用を行う企業年金である。

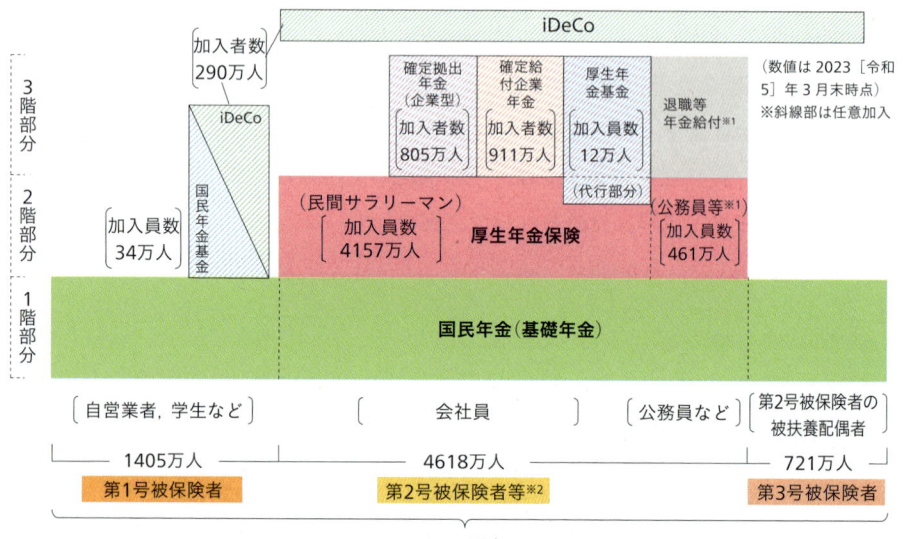

◆現役世代は**すべて国民年金の被保険者**となり，高齢期となれば**基礎年金**の給付を受ける（1階部分）。
◆民間サラリーマンや公務員等は，これに加え，**厚生年金保険**に加入し，基礎年金の上乗せとして報酬比例年金の給付を受ける（2階部分）。
◆また希望する者は，iDeCo（個人型確定拠出年金）等の**私的年金**に任意で加入し，さらに上乗せの給付を受けることができる（3階部分）。

※1　被用者年金制度の一元化に伴い，2015（平成27）年10月1日から公務員および私学教職員も厚生年金に加入。また，共済年金の職域加算部分は廃止され，新たに退職等年金給付が創設。ただし，2015（平成27）年9月30日までの共済年金に加入していた期間分については，2015（平成27）年10月以後においても，加入期間に応じた職域加算部分を支給。
※2　第2号被保険者等とは，厚生年金被保険者のことをいう（第2号被保険者のほか，65歳以上で老齢，または，退職を支給事由とする年金給付の受給権を有する者を含む）。

資料／厚生労働省：令和6年版厚生労働白書.

図3-11 年金制度の概要

❶社会保険方式

　社会保険方式は，一定期間の加入を前提に，保険料を主な財源として保険給付を行うものである。わが国の公的年金は，社会保険方式を基本とすると理解されているが，保険料だけではなく税財源も投入されていることに注意が必要である。

❷税方式

　租税を財源にして保険給付を行うものである。戦前の無拠出制の年金といえる恩給制度や，国民年金法施行時に設けられた無拠出の福祉年金が税方式の年金に位置づけられる。税方式の年金では支払った税金の額と給付の額に関係がないため，給付の額が一定になる傾向がある。

▍3. 賦課方式と積立方式

　年金制度は，財政の面から賦課方式と積立方式に分けることができる。

❶賦課方式

被保険者が拠出した保険料はそのときの受給者の給付の財源とし，積立金を保有しない方式である。インフレなど経済変動に応じた保険給付の価値の維持を行いやすいが，受給者数の増大が保険財政に影響を及ぼしやすく，保険料の増加や年金給付の引き下げが必要になる可能性がある。

❷積立方式

被保険者が拠出した保険料を積み立てておき，その積立金と運用収益から将来の給付を行う方式である。運用収益を保険給付に生かすことができるが，想定を超えたインフレや賃金上昇などの経済変動に対応しにくく，積立金の運用がうまくいかない場合などに年金給付の引下げが必要になる可能性がある。

❸わが国の方式

いずれの方式であっても，少子高齢化によって生産力が低下し，保険料収入の減少や運用収益の低下といった影響が及ぶ。わが国では，制度創設当初は積立方式を採用していたが，1973（昭和48）年から原則賦課方式で積立金を持つ財政運営に改め，将来見通しに基づいて保険料率を設定することとした。

Ⓒ 国民年金保険

1. 被保険者

国民年金の被保険者は，**第1号被保険者**，**第2号被保険者**，**第3号被保険者**の3種類に分けられる（**図3-11**）。

▶ **第1号被保険者** 日本国内に住所を有する20歳以上60歳未満の者であって第2号・第3号被保険者ではない者であり，自営業者や20歳以上の学生，無業者がこれにあたる。

▶ **第2号被保険者** 厚生年金の被保険者である。

▶ **第3号被保険者** 第2号被保険者の配偶者であって，主として第2号被保険者の収入により生計を維持する20歳以上60歳未満の者であり，専業主婦（専業主夫）がこれにあたる。所得の要件があり，60歳以上の者および重度障害者を除いて，年収130万円未満である。

なお，国民年金の第1号・第2号・第3号被保険者は法律上の要件を満たせば当然に加入となる強制加入被保険者であり，ほかに日本国内に住所を有する60歳以上65歳未満で厚生年金など被用者年金の被保険者でない者など，国民年金に任意で加入することができる任意加入被保険者がいる。

2. 老齢基礎年金

国民年金は，一般的に**老齢基礎年金**といわれる。

生活と社会福祉 1
社会保障制度と社会福祉 2
社会保険制度 3
社会福祉の歴史と動向 4
社会福祉の諸制度と施策 5
福祉行政のしくみと民間活動 6

老齢基礎年金は，国民年金の被保険者が65歳になったときに支給される保険給付であり，老齢に対する給付に位置づけられる。受給には**保険料納付済期間・保険料免除期間・合算対象期間**の合計が10年以上である必要がある。かつて，25年以上の期間が必要とされていたが短縮された。

▶ **保険料納付済期間**　保険料を支払うべき期間について，適時ないし事後的に保険料を納付した期間である。

▶ **保険料免除期間**　保険料を支払う期間ではあったが，所得など経済状況を理由に保険者から保険料納付を免除された期間である。

▶ **合算対象期間**　期間には算入するが年金額の算定には算入されない期間であり，具体的には海外に居住していた期間やかつて任意加入とされた者が加入していなかった期間などである。

2 繰り上げ支給・繰り下げ支給

老齢基礎年金の支給は，65歳を基準とするが，被保険者が**繰り上げ支給**ないし**繰り下げ支給**を選択することができる。繰り上げ支給は65歳より前に老齢基礎年金を受け取ることであり，繰り下げ支給は65歳より後に老齢基礎年金を受け取ることである。年金の受給には保険者による裁定を受ける必要があり，繰り上げ支給の場合は所定の割合で支給率が下がり，繰り下げ支給の場合は支給率が上がる。65歳で受給する老齢基礎年金と比べると，60歳で受給する老齢基礎年金は，生まれた年によるが多くても8割程度にとどまり，75歳で受給する老齢基礎年金は，およそ8割増しとなる。年金の改定を除いて，この支給率は亡くなるまで維持される。

老齢基礎年金の支給額は，保険料納付済期間が40年間の満期であれば，年額81万6000円に改定率を乗じたものである（2024［令和6］年4月分から）。改定率は毎年変わり，年度で算出される。

▌ 3. 障害基礎年金

国民年金の給付には，障害に対する給付として**障害基礎年金**がある。

1 障害基礎年金の対象者

▶ **対象**　①障害の原因となった傷病の**初診日**に被保険者であって，②保険料納付済期間ないし保険料免除期間が加入期間の2/3以上である者が，③**障害等級**の1級または2級に該当する場合に，支給される。現在，2026（令和8）年4月1日より前に初診日がある場合には要件②は適用されず，初診日のある月の前々月までの1年間に保険料滞納期間がなければよいことになっている。

▶**認定** 障害等級について，初診日から1年6か月が経過した日もしくはその間に治った日を**障害認定日**といい，その状態が国民年金法施行令別表の障害等級に該当すれば障害者となり，障害等級の1級または2級であれば障害基礎年金が支給される。なお，障害認定日には該当しなかった場合でも，65歳前に，障害等級の1級または2級に該当するようになった場合（事後重症）には，障害基礎年金が支給される。

初診日が20歳未満であって，20歳時もしくは20歳以降に障害等級の1級または2級に該当する場合（20歳前障害），保険料の納付実績がないものの，障害基礎年金が支給される。この場合，所得によって支給の全部または一部が停止される。

2 | 障害基礎年金の支給額

支給額は，障害等級2級の場合に満期の老齢基礎年金と同額，1級の場合は満期の老齢基礎年金の1.25倍である。なお，障害基礎年金の受給者に養育する子がおり，その子が①18歳に達する年度まで，もしくは②障害等級の1級もしくは2級の場合には20歳まで，加算がなされる。加算は，第1子と第2子には年額23万4800円，第3子以降は1人につき年額7万8300円である（金額は2024［令和6］年4月分から）。

4. 遺族基礎年金

国民年金の給付には，遺族に対する給付として**遺族基礎年金**がある。

1 | 遺族基礎年金の対象者

遺族基礎年金は，①死亡したときに被保険者もしくは老齢基礎年金の受給者であって，②保険料納付済期間ないし保険料免除期間が加入期間の2/3以上である者によって，③生計を維持されていた配偶者または子がいる場合に，支給される。現在，2006（平成18）年4月1日より前に死亡した被保険者には要件②は適用されず，死亡までの1年間に保険料滞納期間がなければよいことになっている。

遺族基礎年金の受給者は，被保険者によって生計を維持されていた子のある配偶者または子であり，障害基礎年金の加算対象者と同じく，子は，18歳に達する年度まで，もしくは障害等級の1級もしくは2級の場合には20歳までが対象である。

2 | 遺族基礎年金の支給額

遺族基礎年金の支給額は，配偶者と子に支給するときで異なる。

▶**配偶者に支給する場合** 満期の老齢基礎年金と同額であり，養育する子がいる場合は加算される。加算は，その子が①18歳に達する年度まで，もしくは②障害等級の1級もしくは2級の場合には20歳まで，加算がなされる。加算は，第1子と第2子には年額23万4800円，第3子以降は1人につき年額7万8300円であり，障害基礎年金と同様の対象および金額となっている（金額は2024［令和6］年4月分から）。

1 生活と社会福祉
2 社会保障制度と社会福祉
3 社会保険制度
4 社会福祉の歴史と動向
5 社会福祉の諸制度と施策
6 福祉行政のしくみと民間活動

▶ **子に支給する場合** 満期の老齢基礎年金と同額であり，①子が 1 人のみである場合にはその金額，②子が 2 人以上いる場合には，子の人数分加算したうえで子の人数で割った金額となる。

5. 第 1 号被保険者の独自給付

国民年金の給付には，第 1 号被保険者に限った様々な給付がある。

❶ 付加年金

老齢基礎年金の上乗せ給付となる年金であり，任意加入である。国民年金の保険料と共に付加保険料を納付した者が老齢基礎年金を支給されるときに，保険料納付期間（月数）に 200 円を乗じた金額が上乗せして支給される。

❷ 寡婦年金

保険料納付済期間などが合算して 10 年以上（2017 ［平成 29］年 7 月 31 日以前死亡の場合，25 年）あり，老齢基礎年金の受給資格をもつ第 1 号被保険者が死亡した場合に，①その者と 10 年以上婚姻期間が継続していて，②その者によって生計を維持されていた者が，③60 歳から 65 歳になるまでの間，支給される年金である。受給者は妻のみであり，支給額は，夫が受給するはずであった老齢基礎年金の 3/4 が支給される。

❸ 死亡一時金

保険料納付済期間が 3 年以上ある第 1 号被保険者が年金給付を支給されないまま死亡した場合に，その者によって生計を維持していた遺族に支給される。一時金の金額は，保険料納付済期間によって異なり，遺族基礎年金を受給できる場合には支給されない。なお，ここでいう遺族は配偶者または子に限らず，父母や祖父母，孫も含まれる。

❹ 脱退一時金

保険料の納付が老齢基礎年金の支給に結びつかないまま，被保険者資格を失った者に対して，一時金が支給される。主に外国人が想定されている。

D 厚生年金

1. 適用事業所と被保険者

厚生年金の被保険者は，適用事業所に使用されている 70 歳未満の者である。適用事業所は，強制適用事業所と任意適用事業所に分けられる。

▶ **強制適用事業所** 常時従業員を使用する法人の事業所や，**常時 5 人以上**の従業員を使用する一定の業種の事業所である。

▶ **任意適用事業所** 強制適用事業所ではない事業所であって，厚生労働大臣の認可を受けて適用事業所になった事業所である。

適用事業所での使用関係は，事実上の使用関係があれば足り，法律上の雇用関係までな

くてもよいとされている。そのため，請負契約<ruby>請負<rt>うけおい</rt></ruby>を締結していて労働基準法上の労働者ではない者であっても，厚生年金の被保険者資格を有すると認められることがある。

2. 老齢厚生年金と在職老齢年金

▶ **老齢厚生年金**　厚生年金の被保険者が 65 歳になったときに支給される保険給付であり，老齢に対する給付に位置づけられる。受給には，老齢基礎年金と同様に，保険料納付済期間や保険料免除期間などが 10 年以上である必要があり，65 歳より前に年金給付を受け取る繰り上げ支給および 65 歳より後に年金給付を受け取る繰り下げ支給がある。

▶ **在職老齢年金**　被保険者が稼働し続けて収入がある場合に支給される年金である。在職している老齢厚生年金の受給者は，賞与を含む月額報酬によって年金給付の一部または全部の支給が停止される。また，厚生年金の被保険者でもあるために，70 歳に達するまで保険料を納付しなければならない。

▶ **在職老齢年金の支給額**

- 報酬と老齢厚生年金の合計額が月額 50 万円に達するまで，年金は全額支給される。
- 合計額が 50 万円を超える場合，基本月額と総報酬月額相当額に応じ，年金の 50 万円を超えた金額の 1/2 の支給が停止される。

3. 老齢厚生年金の支給額

老齢厚生年金の支給額は，平均標準報酬月額に被保険者月数を乗じ，さらに給付乗率を乗じたものである（**報酬比例**）。標準報酬月額が高ければ高いほど，被保険者月数が多ければ多いほど，給付は高額になる。

▶ **平均標準報酬月額**　被保険者期間の標準報酬月額と標準賞与額から算出される。標準給付乗数は，2003（平成 15）年 4 月以前の被保険者期間は 7.125/100 であり，それ以降の期間は 5.481/100 である。

また，老齢厚生年金の受給者によって生計を維持されている 65 歳未満の配偶者や，子がいる場合に加算がなされる。加算額は，配偶者について年額 23 万 4800 円であり，子について，第 1 子と第 2 子には年額 23 万 4800 円，第 3 子以降は 1 人につき年額 7 万 8300 円であり，障害基礎年金の加算と同様の対象および金額となっている（金額は 2024［令和 6］年 4 月分から）。

4. 障害厚生年金と障害手当金

1 ｜ 障害厚生年金の対象者

障害厚生年金は，①初診日に厚生年金の被保険者であって，②保険料納付済期間ないし保険料免除期間が加入期間の 2/3 以上である者が，③障害等級の 1 級から 3 級に該当する場合に支給される。現在，2026（令和 8）年 4 月 1 日より前に初診日がある場合には，要

生活と社会福祉　1
社会保障制度と社会福祉　2
社会保険制度　3
社会福祉の歴史と動向　4
社会福祉の諸制度と施策　5
福祉行政のしくみと民間活動　6

件②は適用されず，初診日のある月の前々月までの1年間に保険料滞納期間がなければよいことになっている。障害基礎年金とほぼ同様の要件であるが，障害等級3級についても年金給付を支給する点で異なる。

2 | 障害厚生年金の支給額

　障害厚生年金の支給額は，老齢厚生年金の支給額である報酬比例の年金額を基礎に算定される。障害等級3級の場合，報酬比例の年金額が支給される。障害等級2級の場合，報酬比例の年金額に加えて配偶者加給年金額が支給される。障害等級1級の場合，報酬比例の年金額の1.25倍に配偶者加給年金額が支給される。なお，障害に対する給付として一定の給付額を確保するため，保険料納付済期間が300月に満たない場合は300月とみなされる。

▶ **配偶者加給年金額**　被保険者によって生計を維持されていた65歳未満の配偶者がいる場合に加算となるもので，年額23万4800円である（金額は2024［令和6］年4月分から）。

3 | 障害手当金

　障害厚生年金に該当しない程度の障害であって，初診日から5年以内に治った（障害が固定した）場合に支給される一時金である。対象となる障害は，厚生年金法施行令別表に定められており，報酬比例の年金額の2倍である。なお，障害手当金でも給付額の確保のため，保険料納付済期間が300月に満たない場合は300月とみなされる。

▌5. 遺族厚生年金

1 | 遺族厚生年金の対象者

　遺族厚生年金は，①死亡したときに被保険者もしくは老齢厚生年金・障害厚生年金（1級・2級）の受給者であって，②保険料納付済期間ないし保険料免除期間が加入期間の2/3以上である者によって，③生計を維持されていた遺族がいる場合に，支給される。現在，2026（令和8）年4月1日より前に死亡した65歳未満の被保険者には要件②は適用されず，死亡までの1年間に保険料滞納期間がなければよいことになっている。

▶ **遺族厚生年金の受給者**　被保険者によって生計を維持されていた配偶者または子，父母，祖父母であり，子は，18歳に達する年度まで，もしくは障害等級の1級もしくは2級の場合には20歳までが対象である。遺族基礎年金よりも受給者の範囲が広い。一方で，配偶者の受給には条件があり，妻は年齢制限がないものの，夫は55歳以上でなければならない。したがって，遺族が子もしくは子のいる配偶者の場合，遺族基礎年金と遺族厚生年金の2つが支給され，それ以外の者には，遺族厚生年金のみが支給される。

2　遺族厚生年金の支給額

遺族厚生年金の支給額は，妻かそれ以外かで異なる。

▶ **妻に支給する場合**　報酬比例の年金額の 3/4 に**中高齢寡婦加算**または経過的寡婦加算を加算した額である。中高齢寡婦加算は，40 歳以上 65 歳未満の妻に支給される給付であり，年額 61 万 2000 円である。経過的寡婦加算は，遺族厚生年金を受給していた妻が 65 歳に達したときに支給される給付であり，生年月日に応じて決定される（金額は 2024［令和 6］年 4 月分から）。

▶ **妻以外の者に支給する場合**　報酬比例の年金額の 3/4 である。なお，一定の給付額を確保するため，保険料納付済期間が 300 月に満たない場合は 300 月とみなされる。

6. 費用負担

費用負担は，保険料とその事業主負担に特徴がある。

厚生年金の保険料は，被保険者の総報酬に賦課され，**標準報酬月額**と賞与額について算出される。標準報酬月額は，保険料の賦課のために用いられる一定の幅をもった収入の区分であり，第 1 等級から第 32 等級に区分されている。保険料率は，2017（平成 29）年 9 月以降，18.3％と固定されており，被保険者は，賦課された保険料を事業主と 1/2 ずつ負担する。

なお，産前産後の休業，育児休業の期間は保険料が賦課されず，被保険者も事業主も負担する必要はない（保険料を負担したとみなされる）。

E　年金制度の現状と課題

年金制度は，高齢化の影響が及びやすい社会保障制度である。

いわゆる現役世代が支払う保険料によって給付を賄う賦課方式を採用しており，少子高齢化に伴う人口構造の変動は，保険財政に影響を及ぼす。保険料水準方式やマクロ経済スライドは，これらの影響を考慮して設けられた制度であり，年金制度を持続させる目的である。一方で，年金制度に対する不安には誤解も多く，年金制度を理解する教育的な取り組みも始まっている。特に老齢年金は，現役時代の働き方が反映されるしくみであり，生活にかかる費用すべてを賄うものではない。

高齢者の就労は，年金の繰り下げ支給とともに，高齢者の生活を安定させる方法として注目されている。健康である限り働きたい高齢者も多く，人口減少を迎える日本において，高齢者の就労は，社会保障制度を超えた意味合いをもたらすと考えられる。すでに，高年齢者雇用安定法により，事業所で働く被用者は，希望すれば 65 歳まで働くことができる現状にある。また，2021（令和 3）年には改正高齢者雇用安定法が施行され，70 歳までの就業確保が努力義務となった。もちろん，雇用延長以外の枠組みで就労する高齢者も多く

みられることから，高年齢者雇用安定法以外の枠組みで支援する必要性がある。

　一方で，働けない高齢者がいることから，年金制度による所得保障は堅持される必要がある。年金制度は，一定の所得再分配が行われているものの，とりわけ厚生年金が，所得比例年金（保険料の納付実績が保険給付額に直接的な影響を及ぼす）となっており，従前の就労および所得が高齢期の年金給付に反映されるしくみである。かつて，低い年金給付になる高齢者に税による給付の上乗せが主張されたこともあったが，導入には至らなかった。今後も，高齢者の所得には一定の配慮が必要である。

V　労働保険制度

A　雇用保険制度

┃ 1. 雇用保険の目的

　雇用保険は，1974（昭和49）年に制定され翌年から施行されている雇用保険法に基づく制度であり，労働保険の一つである。

▶ **雇用保険法**　1947（昭和22）年に創設された**失業保険法**を改めた制度である。失業保険法は，第二次世界大戦直後の社会経済の混乱期に生じた多くの失業者を救済するための制度であり，失業したときに保険給付（**失業給付**）を行う事後的なしくみであった。雇用保険制度は，失業給付を残しつつ，それまで施行されていた失業保険法に基づく制度の合理化を図るとともに，積極的な雇用施策である雇用改善，能力開発，雇用福祉という雇用改善等三事業を制度化した（2007［平成19］年から現行の雇用安定・能力開発の2事業となっている。**図 3-12**）。

▶ **雇用保険の目的**　労働者の「生活」の安定にくわえて，労働者の「雇用の安定」を図り，その「就職を促進」すること，「失業の予防，雇用状態の是正および雇用機会の増大，労働者の能力の開発および向上その他労働者の福祉の増進」である。

┃ 2. 雇用保険の保険者と被保険者

　保険者は政府（国）であり，厚生労働省および**公共職業安定所（ハローワーク）**が担当している。ハローワークは雇用保険の給付を所管するとともに，求職者に対する職業紹介業務を行っており，保険給付と連動させることで就業に導く。

　雇用保険の被保険者は，雇用保険の適用事業に雇用される労働者であり，適用除外に該当しない者である。

▶ **適用事業**　業種・規模などを問わずすべての事業が対象であり，労働者を1人でも雇用

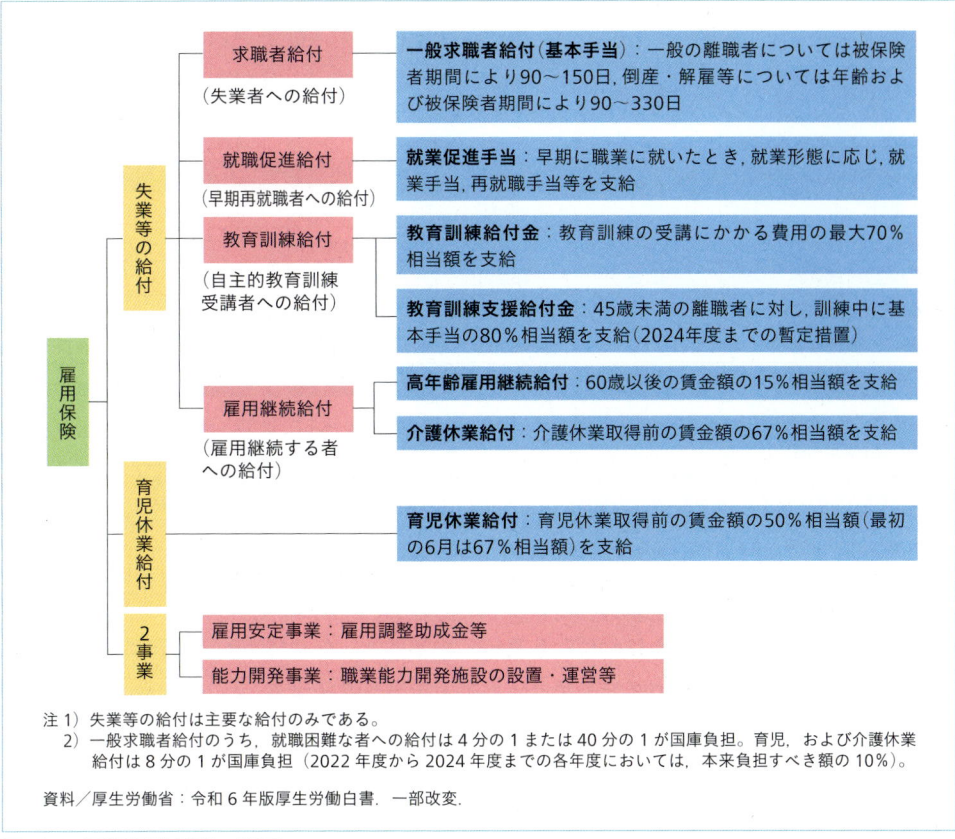

図の内容:

求職者給付（失業者への給付）
- **一般求職者給付（基本手当）**：一般の離職者については被保険者期間により90〜150日，倒産・解雇等については年齢および被保険者期間により90〜330日

就職促進給付（早期再就職者への給付）
- **就業促進手当**：早期に職業に就いたとき，就業形態に応じ，就業手当，再就職手当等を支給

教育訓練給付（自主的教育訓練受講者への給付）
- **教育訓練給付金**：教育訓練の受講にかかる費用の最大70％相当額を支給
- **教育訓練支援給付金**：45歳未満の離職者に対し，訓練中に基本手当の80％相当額を支給（2024年度までの暫定措置）

雇用継続給付（雇用継続する者への給付）
- **高年齢雇用継続給付**：60歳以後の賃金額の15％相当額を支給
- **介護休業給付**：介護休業取得前の賃金額の67％相当額を支給

育児休業給付
- **育児休業給付**：育児休業取得前の賃金額の50％相当額（最初の6月は67％相当額）を支給

2事業
- **雇用安定事業**：雇用調整助成金等
- **能力開発事業**：職業能力開発施設の設置・運営等

（雇用保険 → 失業等の給付／育児休業給付／2事業）

注 1）失業等の給付は主な給付のみである。
　　2）一般求職者給付のうち，就職困難な者への給付は 4 分の 1 または 40 分の 1 が国庫負担。育児，および介護休業給付は 8 分の 1 が国庫負担（2022 年度から 2024 年度までの各年度においては，本来負担すべき額の 10％）。

資料／厚生労働省：令和 6 年版厚生労働白書．一部改変．

図3-12 雇用保険制度の概要

する事業は適用事業となる。一方で，農林・畜産・水産事業のうち労働者 5 人未満の個人経営事業は，暫定的に任意適用事業となっている。また，適用除外は 1 週間の所定労働時間が 20 時間未満である者などである。国，地方自治体に雇用される者（公務員）も適用除外である。

▶ **被保険者**　**一般被保険者**（65 歳未満の常用労働者）のほかに，高年齢被保険者，短期雇用特例被保険者，日雇労働被保険者に区分されており，それぞれ求職者給付が別に規定されている。以下では，一般被保険者について述べる。

3. 給付

　雇用保険の給付である失業等給付には，**求職者給付**，就職促進給付，教育訓練給付，雇用継続給付がある。雇用継続給付は雇用が継続されている（失業していない）者への給付であり，育児休業や介護休業を取得している者に給付される。

▶ **求職者給付**　**基本手当**が中心であり，期間の定めがあるものの就業するまでの間，金銭給付を受給する。基本手当の受給には，①離職の日以前に被保険者期間が一定期間あり，②失業状態（労働の意思および能力を有するにもかかわらず，職業に就くことができない状態）にある，

生活と社会福祉　　社会保障制度と社会福祉　　社会保険制度　　社会福祉の歴史と動向　　社会福祉の諸制度と施策　　福祉行政のしくみと民間活動

表3-21 基本手当の所定給付日数

離職時の年齢	被保険者であった期間				
	1年未満	1年以上 5年未満	5年以上 10年未満	10年以上 20年未満	20年以上
定年退職·自己都合退職等	—	90日		120日	150日
倒産·解雇等による離職の場合					
30歳未満	90日	90日	120日	180日	—
30歳以上35歳未満		120日	180日	210日	240日
35歳以上45歳未満		150日	180日	240日	270日
45歳以上60歳未満		180日	240日	270日	330日
60歳以上65歳未満		150日	180日	210日	240日
身障者等の就職困難者					
45歳未満	150日	300日			
45歳以上65歳未満		360日			

注 1) 被保険者であった期間とは，離職時まで引き続いて同一の事業主に被保険者として雇用された期間である。
   2) 離職の日以前2年間に，被保険者期間が通算して12か月以上ある場合に支給。ただし，特定受給資格者（倒産·解雇等により再就職準備をする時間的余裕がなく，離職を余儀なくされた受給資格者）については，離職の日以前1年間に，被保険者期間が通算して6か月以上ある場合も可。

という2つの要件を満たさなければならない。失業者は，公共職業安定所長による基本手当の要件を満たしているとの認定を受けて，基本手当を受給する。

　基本手当の金額および支給期間は，離職日の直前6か月間の平均賃金日額に基づき，年齢や離職理由，被保険者期間によって定まる（表3-21）。

4. 費用負担

▶ **費用**　被保険者と事業主が負担する保険料と国庫負担によって賄（まかな）われる。

▶ **保険料**　一般の被保険者について1.55％となっている（2023［令和5］年4月から）。そのうち，1.2％は労使1/2ずつであり失業などの給付に充てられ，0.35％は事業主のみが負担し，雇用安定·能力開発の**2事業**に充てられる。国庫負担は，求職者給付の25％（高年齢雇用継続給付を除く）や雇用継続給付の12.5％などと定められているが，かつて雇用保険の保険財政に余裕があることから国庫負担が大幅に引き下げられていた。しかし，新型コロナ感染症等の影響により経済状況に大きな変化が生じて給付が急増したため，保険財政には余裕がなくなっており，保険料率の引き上げが行われた。

B 労働者災害補償保険（労災保険）

1. 労災保険の目的

　労災保険は，1947（昭和22）年に制定された**労働基準法**と密接な関連をもつ。図3-13に，労災保険制度の概要を示す。

▶ **労働基準法**　業務上の災害に対する使用者の無過失責任としての補償（ほしょう）責任が定められて

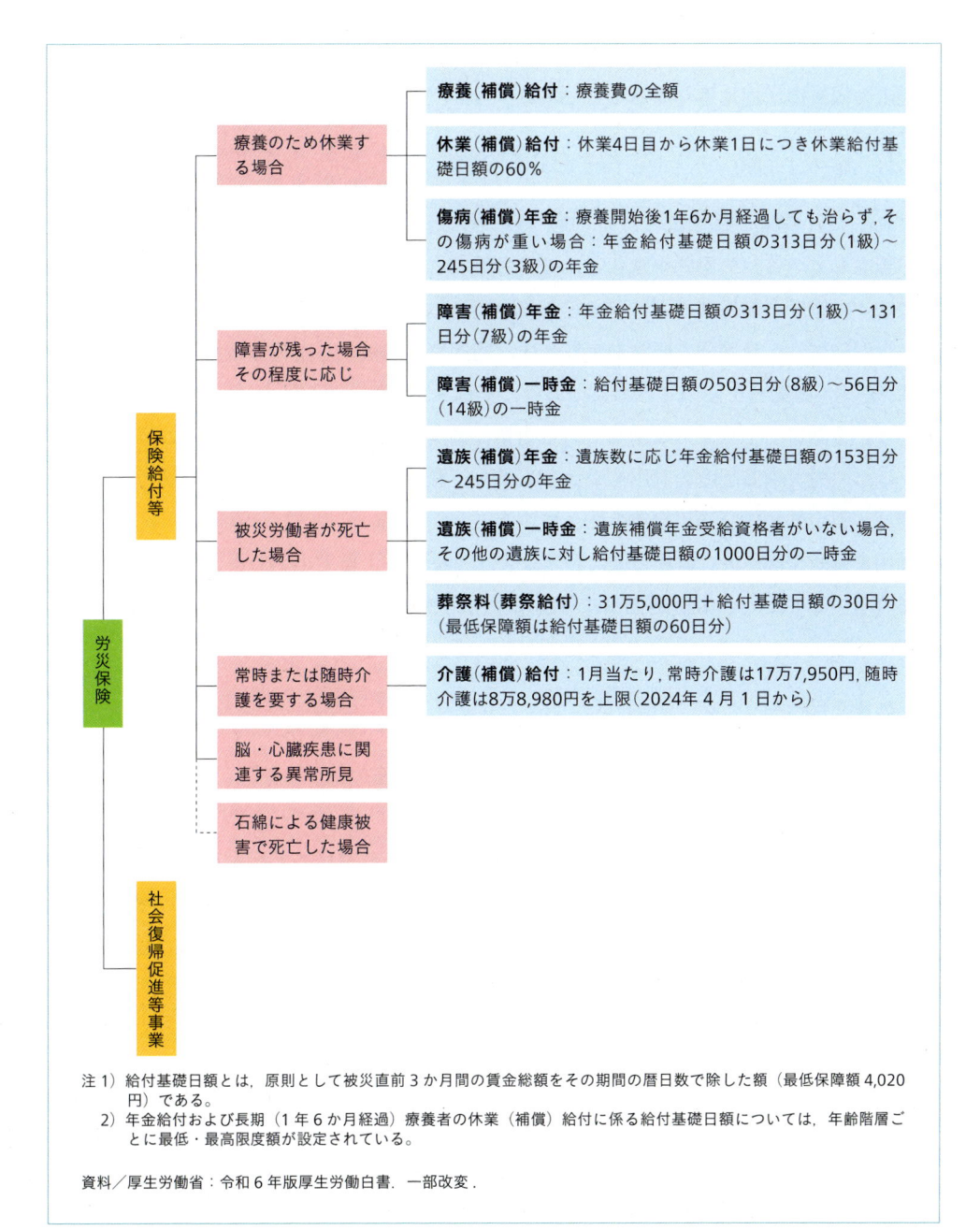

図中のテキスト：

- 労災保険
  - 保険給付等
    - 療養のため休業する場合
      - **療養（補償）給付**：療養費の全額
      - **休業（補償）給付**：休業4日目から休業1日につき休業給付基礎日額の60％
      - **傷病（補償）年金**：療養開始後1年6か月経過しても治らず，その傷病が重い場合：年金給付基礎日額の313日分（1級）〜245日分（3級）の年金
    - 障害が残った場合その程度に応じ
      - **障害（補償）年金**：年金給付基礎日額の313日分（1級）〜131日分（7級）の年金
      - **障害（補償）一時金**：給付基礎日額の503日分（8級）〜56日分（14級）の一時金
    - 被災労働者が死亡した場合
      - **遺族（補償）年金**：遺族数に応じ年金給付基礎日額の153日分〜245日分の年金
      - **遺族（補償）一時金**：遺族補償年金受給資格者がいない場合，その他の遺族に対し給付基礎日額の1000日分の一時金
      - **葬祭料（葬祭給付）**：31万5,000円＋給付基礎日額の30日分（最低保障額は給付基礎日額の60日分）
    - 常時または随時介護を要する場合
      - **介護（補償）給付**：1月当たり，常時介護は17万7,950円，随時介護は8万8,980円を上限（2024年4月1日から）
    - 脳・心臓疾患に関連する異常所見
    - 石綿による健康被害で死亡した場合
  - 社会復帰促進等事業

注 1）給付基礎日額とは，原則として被災直前3か月間の賃金総額をその期間の暦日数で除した額（最低保障額4,020円）である。
　　2）年金給付および長期（1年6か月経過）療養者の休業（補償）給付に係る給付基礎日額については，年齢階層ごとに最低・最高限度額が設定されている。

資料／厚生労働省：令和6年版厚生労働白書．一部改変．

図3-13 労災保険制度の概要

おり，使用者が業務上の災害を負った労働者に対して給付を行う責任を負うこととなった。しかし，使用者のなかには補償できるだけの資力がない者もいると考えられ，実際には労働者に補償されない可能性があったことから，同年に**労働者災害補償保険法**を制定し，すべての使用者に加入義務を課すこととした。すなわち，労災保険は，労働基準法にいう使用者の災害補償責任を社会保険によってカバーするしくみである。

▶ 労災保険の目的　業務上の事由または通勤による労働者の負傷，疾病^{しっぺい}，障害または死亡

生活と社会福祉　1

社会保障制度と社会福祉　2

社会保険制度　3

社会福祉の歴史と動向　4

社会福祉の諸制度と施策　5

福祉行政のしくみと民間活動　6

に対して保険給付を行うほか，被災労働者の社会復帰の促進などの**労働福祉事業**を行い，労働者の福祉の増進に寄与することである。

2. 労災保険の保険者と被保険者

▶ **保険者・被保険者**　保険者は政府（国）であり，厚生労働省および**労働基準監督署**，労働局が担当している。労働基準監督署（かんとくしょ）は被災労働者に対する給付を所管するとともに，最低賃金法や労働安全衛生法などに定める職務を担当している。

　労災保険には，被保険者概念が存在せず，適用事業で被災した労働者が対象となる。

▶ **適用事業**　労働者を使用する事業であり，業種・規模などを問わずすべての事業が対象であり，労働者を 1 人でも雇用している事業は適用事業となる。一方で，国の直営事業など，ほかの労災補償制度の適用を受ける事業や，農林水産業で労働者 5 人未満の個人経営事業は，暫定的（ざんていてき）に任意適用事業となっている。

　適用事業所で働く者に制限はなく，アルバイトやパートなどのいわゆる非正規労働者も含まれる。ここでいう労働者とは，労働基準法第 9 条にいう労働者と同じとされており，事業に「使用される者」で「賃金を支払われる者」である。

3. 給付

　労災保険の給付は，**業務上災害**に対する給付と**通勤災害**に対する給付に二分される。

❶業務上災害に対する給付

　業務上災害に対する給付は，業務遂行（すいこう）中に発生し，かつ業務に起因することが必要とされる。業務上災害に対する給付は多岐にわたるが，おおよそ医療サービスである**療養（補償）（ほしょう）給付**と，それ以外の金銭給付に分かれる。療養（補償）給付を受給する場合，医療保険と異なり，一部負担の支払いが不要である。

❷通勤災害に対する給付

　通勤災害に対する給付は，1973（昭和 48）年に導入された保険給付である。

　通勤とは，労働者が，就業に関し，住居と就業との場所を**合理的な経路および方法**により往復することである。通勤の途上は，使用者の支配下にはなく業務上とは言い難いものの，労務の提供と密接な関係があることから，労災保険の保険給付の対象となった。

　現在，通勤の概念は広がっており，①住居と就業の場所だけではなく，②厚生労働省令で定める就業の場所から他の就業場所への移動，③居住と就業の場所との間に先行し，または後続する居住間の移動，も含まれるようになっている。②は就業する場所が複数になる場合を想定しており，たとえば訪問看護に従事する者が訪問先を移動することである。③は単身赴任を想定しており，たとえば週末に単身赴任先から自宅に戻ることである。

4. 費用負担

▶ **費用**　おおよそ使用者によって賄（まかな）われている。

▶ **保険料**　労働基準法にいう使用者の補償責任を社会保険制度にした経緯から，基本的に**全額事業主負担**となっている。保険料は，使用者が自らの事業に使用するすべての労働者に支払う賃金総額に保険料率を乗じて算出され，その保険料率は業種によって異なる。保険料率は，0.25％から8.8％であり，過去の災害の発生率などから被災しやすい業種ほど高い傾向にある。

▶ **メリット制**　労災保険の保険料には，**メリット制**が特色として存在する。メリット制とは，災害の発生率に応じて厚生労働大臣が保険料率を40/100までの範囲で動かすしくみである。メリット制は，実際に災害が発生した事業者の保険料負担を高くすることで，災害の発生を防ごうとする取り組みを後押しし，保険給付をもたらした事業者とそれ以外の事業者間の平等を指向する機能をもつ。

▶ **国庫負担**　1960（昭和35）年の法改正で長期的な給付である補償年金が保険給付となり保険料だけでは保険財政を支えられなくなる可能性が生じたことから，1965（昭和40）年の法改正によって設けられた。実際にはほとんど投入されていない。

参考文献
・笠木映里，他：社会保障法，有斐閣，2018.
・菊池馨実：社会保障法，第3版，有斐閣，2022.
・西村淳，他：社会保障の基礎，東洋経済新報社，2016.

1 生活と社会福祉
2 社会保障制度と社会福祉
3 社会保険制度と動向
4 社会福祉の歴史
5 社会福祉の諸制度と施策
6 福祉行政のしくみと民間活動

1 国民健康保険で正しいのはどれか。 （109回AM34）

1. 被用者保険である。
2. 保険者は国である。
3. 高額療養費制度がある。
4. 保険料は加入者の年齢で算出する。

2 地域包括支援センターの目的を定める法律はどれか。 （111回PM86）

1. 介護保険法
2. 健康増進法
3. 社会福祉法
4. 地域保健法
5. 老人福祉法

3 公的年金制度について正しいのはどれか。 （106回PM66）

1. 学生は申請によって納付が免除される。
2. 生活保護を受けると支給が停止される。
3. 保険料が主要財源である。
4. 任意加入である。
5. 積立方式である。

4 雇用保険法について正しいのはどれか。 （110回PM32）

1. 育児休業給付がある。
2. 雇用保険は任意加入である。
3. 雇用保険の保険者は市町村である。
4. 雇用保険料は全額を労働者が負担する。

5 労働者災害補償保険法に規定されているのはどれか。**2つ選べ**。 （110回AM87）

1. 通勤災害時の療養給付
2. 失業時の教育訓練給付金
3. 災害発生時の超過勤務手当
4. 有害業務従事者の健康診断
5. 業務上の事故による介護補償給付

▶答えは巻末

第 **4** 章

社会福祉の歴史と動向

この章では

- 社会福祉の歴史について学ぶ。
- 社会福祉の動向，現状と課題について学ぶ。

I 社会福祉の歴史

A 古代から昭和初期まで

1. 古代から近世まで

1 仏教による救済

わが国の慈善活動は，仏教による救済に始まる。593（推古元）年に**聖徳太子**によって設立されたとされる四天王寺の**四箇院**は，悲田院・敬田院・施薬院・療病院から成り立っているとされ，その後の仏教的慈善に影響を与えた。また，奈良時代末期の僧である**行基**は，諸国をめぐって行き倒れの人を収容する布施屋を設けた。

8 世紀の養老律令によると，当時は，まずは親族による相互扶助，それが期待できない場合は坊里（各地区）に預けて扶養させることが原則であった。国家による救済としては，凶作や飢饉に備えて義倉や常平倉などの穀物備蓄倉庫が設置された程度であった。

2 中世・近世社会の救済

庶民仏教が発達した鎌倉時代には，囚人や病院に施しをすることが仏の供養になるとして，**重源，叡尊，忍性**などの僧が救済を行った。また，中世社会の封建領主もいくつかの救済を行っている。

江戸時代になると，藩ごとの儒教思想に基づく慈恵的な救済が行われるようになった。江戸や大阪などの都市では，18 世紀に，町の経費を節約した分を積み立てて，窮民救済に充てる**七分積金制度**などがつくられた。施療機関としての**小石川養生所**，無宿人などを収容する**人足寄場**なども設けられた。一方，農村では，伝統的共同体での相互扶助が行われ，ゆい，もやい，講などの組織で助け合うほか，**五人組制度**による自治も行われた。

2. 近代国家による救済

1 明治時代

▶ **恤救規則** 近代国家を整備するなかで，1874（明治 7）年に国家による救済制度である**恤救規則**ができたが，これは相互扶助を原則とし，だれの助けも得られない「無告の窮民」に限り公費で救済するものであった。

▶ **慈善活動** 産業革命により人口の都市集中が進むなかで，貧困が社会的問題になり，民間の慈善家による多様な慈善事業が行われるようになる。

主な慈善家としては，岡山孤児院を設立（1887［明治20］年）した**石井十次**，孤女学院（のちの滝乃川学園）を設立（1891［明治24］年）した知的障害児福祉の先駆者である**石井亮一**，家庭学校を設立（1899［明治32］年）して非行少年の矯正を始めた**留岡幸助**，二葉幼稚園を設立（1900［明治33］年）して貧困家庭の幼児教育を行った**野口幽香**などが有名である。わが国の社会事業の草分けであったこうした人物の中には，キリスト教徒が多いことが目立つ。仏教系の慈善活動としては，福田会育児院（1879［明治12］年）などがある。

このほか，多様な会社を設立した実業家でありながら，慈善活動を積極的に行った**渋沢栄一**や**大原孫三郎**は，フィランソロピー（企業などによる慈善活動・社会貢献）の先駆として知られている。渋沢栄一は1908（明治41）年に，民間の社会事業の組織団体として中央慈善協会（現在の全国社会福祉協議会）を設立している。また，学生たちが都市のスラム（貧民街）に住み込んで貧民の支援を行う**セツルメント**活動として，**片山潜**が1897（明治30）年に始めた神田キングスレー館がある。

2 ｜ 大正時代

大正時代になると，産業の発展と国民生活の向上がみられるようになるが，農村や，都市のスラムにおける貧困問題も深刻になっていった。こうしたなかで，社会事業が形成されていく。

▶ **社会行政の整備**　1917（大正6）年の**軍事救護法**は，戦争犠牲者を対象としたものであったが，これを機会に内務省に救護課が設けられ，以後国家的な社会行政が整備され始めた。1919（大正8）年の精神病院法と旧結核予防法，1922（大正11）年の健康保険法などがその例である。

▶ **民間活動**　1918（大正7）年に大阪府で，無給で地域の貧困者の援助を行う**方面委員**（現在の民生委員）の制度が創設された。ほかに，スラムでの救済活動として，**賀川豊彦**（その後，協同組合活動を始める），**長谷川良信**（マハヤナ学園を創設）の活動などがある。

3 ｜ 昭和初期

関東大震災や世界恐慌を機に社会不安が増大し，小作争議や労働争議が頻発した。こうしたことを背景に，1929（昭和4）年に**救護法**が制定され，従来の恤救規則にない公的扶助の市町村義務化が行われた。ただしこれは，なお労働能力のある貧民を除外し，保護請求権を認めないものであった。

▶ **社会事業の整備**　1938（昭和13）年には国家総動員法とともに**社会事業法**が制定され，また内務省から分離して厚生省が発足した。この時代の社会事業の特徴は，戦争遂行のための人的資源の確保と，健民健兵確保のための軍事政策の一環としての**戦時厚生事業**であることである。

そのほかに，国民健康保険法（1938［昭和13］年），職員健康保険法（1941［昭和16］年），母子保護法（1937［昭和12］年）などが創設されている。

1 生活と社会福祉

2 社会保障制度と社会福祉

3 社会保険制度

4 社会福祉の歴史と動向

5 社会福祉の諸制度と施策

6 福祉行政のしくみと民間活動

B 戦後の社会福祉体制

1. 終戦と福祉3法体制

❶ 終戦後の課題

1945（昭和20）年の第二次世界大戦終戦後，国民生活は困窮した。大陸からの引揚者，家を失った人，傷痍軍人や戦災孤児が社会にあふれ，最低限の生活を支えることが最優先課題であった。

❷ 生活保護法制

1946（昭和21）年に，連合国軍最高司令官総司令部（GHQ）は「社会救済に関する覚書」を発表し，これに基づく**旧生活保護法**が制定された。1947（昭和22）年には日本国憲法が施行され，第25条に国民が生存権をもつことを明記し，そのための国家の責務を規定した。

旧生活保護法は新憲法下で全面的に改められ，1950（昭和25）年に**新生活保護法**が制定された。そこでは，保護請求権，保護の補足性と無差別平等の原理，健康で文化的な最低限度の生活を維持するという保護の水準などが明記された。

❸ 児童福祉・障害者福祉

都市部での戦災孤児の浮浪対策は急務であり，**児童福祉法**が1947（昭和22）年に制定された。また，傷痍軍人のみならず身体障害者の更生のため，1949（昭和24）年に**身体障害者福祉法**が制定された。これらの生活保護法・児童福祉法・身体障害者福祉法は「**福祉3法**」とよばれる。このほか，社会福祉事業の共通的基本事項を定める**社会福祉事業法**（現在の社会福祉法）が，1951（昭和26）年に制定された。

❹ 社会保障制度に関する勧告（1950年勧告）

この時期，社会保障制度審議会が1950（昭和25）年にまとめた**社会保障制度に関する勧告（1950年勧告）**は，社会保障を「社会保険」「公的扶助」「社会福祉」「公衆衛生」の4部門から成り立つものとし，その後の社会保障制度の青写真を描いたものとして注目される。

2. 公私分離原則と措置制度

この時代につくられた福祉3法体制は，その後対象者の範囲やサービスの拡大はみられたものの，戦後の社会福祉制度の基本的な枠組みをつくったものであり，2000（平成12）年前後の社会福祉基礎構造改革まで，この枠組みに大きな変化はなく存続する。その特徴は，社会福祉法人の経営する施設への行政**措置による入所**を基本としたことであった。

▶ **公私分離の原則**　戦後のGHQ指令「社会救済に関する覚書」は，国家責任と**公私分離の原則**を定めた。また，憲法第89条は「公金その他の公の財産は，（中略）公の支配に属しない慈善，教育若しくは博愛の事業に対し，これを支出し，又はその利用に供してはならない」と定めている。これにより，「公の支配に属さない」社会福祉事業には国の助成

が行えないことになったため，経営の非営利性など厳しい基準を課し，行政の認可を要する**社会福祉法人**の制度を創設した。

▶ 社会福祉法人　公私分離原則に抵触しないよう，「公の支配」に属する法人としてつくられた。そのことにより，社会福祉法人に対し，施設整備に対する公的助成を行うことができるようにするとともに，行政が行政措置により，ニーズのある者の施設への入所を行い，行政から社会福祉法人に委託することで，措置費という運営の費用を支出するしくみがつくられた。社会福祉法人は戦後長らく社会福祉事業の独占的な担い手となり，社会福祉サービスは，行政措置による施設への入所を中心とするしくみとして確立した。このしくみは，2000（平成12）年前後の社会福祉基礎構造改革で大きく変更されるまで続いた。

▶ 民間福祉事業　公私分離原則のもと，公的なサービスが社会福祉法人に対する措置委託制度を中心に行われた一方で，民間の福祉事業として，**社会福祉協議会**，**民生委員**，**共同募金**などのしくみがつくられた。

C 福祉6法体制の確立から福祉の充実へ

1. 福祉6法と国民皆保険

1955（昭和30）〜 1973（昭和48）年頃は，わが国の高度経済成長の時代であった。この時代，経済成長によってもたらされた富を社会福祉制度の拡充に用いるとともに，都市化や核家族化，地域社会の変容などに伴う社会問題に対応するために，新たな社会福祉制度が創設されていった。

❶国民健康保険・国民年金

1958（昭和33）年には**国民健康保険法**が制定され，被用者保険である健康保険などの対象外であった自営業者などが公的医療保険の対象になり，1961（昭和36）年には全国民が公的医療保険の対象となった。

また，1959（昭和34）年には**国民年金法**が制定され，すべての日本国民が公的年金の被保険者となった。完全施行された1961（昭和36）年には，**国民皆保険・皆年金体制**が確立した。

❷知的障害者施策

知的障害者（当時の精神薄弱者）については，児童福祉法の中に知的障害児に関する規定が置かれ，施設入所などの支援が行われていたが，18歳以上の知的障害者に対する施策は行われていなかった。

1955（昭和30）年には年齢超過入所者の問題が顕著になり，児童から成人に至るまでの一貫した知的障害者施策のために，1960（昭和35）年に**精神薄弱者福祉法**（現知的障害者福祉法）が制定された。

1 生活と社会福祉
2 社会保障制度と社会福祉
3 社会保険制度と動向
4 社会福祉の歴史
5 社会福祉の諸制度と施策
6 福祉行政のしくみと民間活動

❸ 高齢者施策

　高齢者については，生活保護法のなかで生活困窮者である高齢者への対応が行われていたが，1960年代には65歳以上の高齢者が増加するとともに，核家族化の進行や地域社会の変容によって，高齢者を家族や地域が支えるという従来の意識が変化してきた。

　こうしたことを受け，1963（昭和38）年に**老人福祉法**が制定され，生活保護法の養老院が養護老人ホームになったほか，特別養護老人ホームや老人家庭奉仕員制度（現在のホームヘルパー）などの介護サービスも創設された。

❹ 母子家庭への施策

　戦争中に配偶者を失った女性の子育てを支援するため，戦後に母子福祉資金貸付制度や死別母子家庭への母子年金などの支給が行われていたが，1961（昭和36）年には離別母子家庭にも手当を支給する**児童扶養手当法**が制定された。

　1964（昭和39）年には，母子一体の総合的な対策を進めるための**母子福祉法**が制定され，1981（昭和56）年には子どもが成人した母子家庭も対象とした母子寡婦福祉法となり，2014（平成26）年には父子家庭も含めた母子及び父子並びに寡婦福祉法に改正されている。

❺ 福祉6法

　従来の福祉3法に精神薄弱者福祉法，老人福祉法，母子福祉法の3法を加えたものを「**福祉6法**」という。対象者を広げ，経済的支援のみならず総合的な対応を目指したものであったが，行政措置による施設への入所措置を中心としている点は変わりなかった。

▌2. 福祉元年へ

1 ｜ 社会福祉施設の整備

　経済成長が続くなか，人口の都市集中，核家族化の進行，扶養意識の変化などにより，社会福祉施設の不足が認識されるようになった。

▶ **社会福祉施設緊急整備5か年計画**　特別養護老人ホーム，重症心身障害児施設，保育所などを中心に，欧米諸国の基準を目標として社会福祉施設の量的な整備を図るため，1970（昭和45）年に策定された（計画期間は1971［昭和46］〜1975［昭和50］年度）。

▶ **心身障害者対策基本法**　1970（昭和45）年に，障害者の総合的な福祉施策として制定された。

▶ **児童手当法**　1971（昭和46）年に，わが国に残された最後の社会保障制度といわれていた**児童手当法**が制定された。

2 ｜ 医療費に関する整備

▶ **老人医療費の無料化**　1973（昭和48）年に，一部自治体において行われていた，老人医療費の一部負担を公費負担とする制度（老人医療費支給制度）が国の制度として導入され，**老人医療費の無料化**が実現した。

- ▶ **医療保険** 家族給付の5割から7割への引き上げ，高額療養費制度の創設も行われた。
- ▶ **年金制度** 賃金・物価スライド制の導入により，年金が大幅に引き上げられた。

これらのことが行われた 1973（昭和48）年は，「**福祉元年**」とよばれる。

D 福祉政策の転換と少子高齢化社会への対応

1. 福祉政策の転換

各種の社会福祉関連施策の拡充が行われ，「福祉元年」とよばれた 1973（昭和48）年に石油ショックが起こり，高度成長は終わりを迎えた。その後しばらくは積極的な経済政策が行われ，社会保障予算の増額が行われたが，1981（昭和56）年に第二次臨時行政調査会が創設されると，その後は小さな政府を目指して歳出削減が図られ，社会福祉関連制度の見直しが行われるようになった。

❶医療制度の見直し

医療関係では，老人医療費の無料化が行き過ぎた受診を招き，医療費を急増させているとされたため，1982（昭和57）年に**老人保健法**が制定され，高齢者本人の一部負担が導入された。同法では，国民健康保険の財政救済と，疾病予防のための老人保健対策も導入されている。また，1984（昭和59）年には健康保険法改正により，被用者本人の1割負担が導入された。

❷年金制度，生活保護費などの見直し

年金制度では，1985（昭和60）年の大改正で，給付水準の大幅引き下げと，国民年金財政救済のための基礎年金制度創設が行われた。また，同年には，生活保護費や社会福祉施設入所措置費の国庫負担率の引き下げのための法改正も行われている。

❸介護制度の見直し

低成長と高齢化のなかで増大する高齢者の介護問題に対応するために，従来の施設中心の施策から，在宅サービスの充実へと転換していくことが求められるようになった。1982（昭和57）年には，低所得者以外の世帯も家庭奉仕員を利用できるようになった。また，1987（昭和62）年には**老人保健施設**が創設された。この時期には，各地において住民互助や福祉公社などによる**住民参加型福祉サービス**を行う団体が設立され，在宅サービスの供給主体として発展していった。有料老人ホームなど，民間事業者による**シルバーサービス**とよばれる有料の福祉サービスもみられるようになった。

2. 少子高齢化への対応, 障害者福祉の進展

平成に入ると，高齢化の進展がいっそう意識されるようになるとともに，少子化問題への対応が求められるようになった。

生活と社会福祉

社会保障制度と社会福祉

社会保険制度と動向

社会福祉の歴史

社会福祉の諸制度と施策

福祉行政のしくみと民間活動

❶介護対策の拡充

　高齢者分野では，在宅サービスを中心とした介護対策の拡充が図られた。1989（平成元）年には，消費税の財源を得て**高齢者保健福祉推進十か年戦略（ゴールドプラン）**が策定された。また，1990（平成2）年には，地方分権・在宅重視・民間事業者育成のため，**福祉関係の8つの法律の改正**が行われた。

❷保育施設の整備

　合計特殊出生率が大きく落ち込んだ1990（平成2）年のいわゆる**1.57ショック**を機に，少子化対策が取られるようになった。この時期の少子化対策は，1994（平成6）年の**エンゼルプラン**とそれに基づく緊急保育対策等5か年事業など，保育施設の整備を中心とするものであった。

❸障害者分野の施策

　施設中心から在宅中心への動きは，障害者分野でも進められていった。1980年の**国際障害者年**と，それに続く「**国連・障害者の10年**」(1983～1992年)の間にノーマライゼーションの理念が定着していった。また，1982(昭和57)年には**障害者対策に関する長期計画の策定**，1993（平成5）年には**障害者基本法の制定**が行われた。さらに，1987（昭和62）年には**精神保健法**が制定され，入院医療中心から地域ケア中心とするため，精神障害者社会復帰施設の法定化が行われた。

Ⓔ 社会福祉基礎構造改革以降

1. 社会福祉基礎構造改革

1　社会福祉基礎構造改革とは

　社会福祉基礎構造改革とは，2000（平成12）年前後に行われた一連の制度改正である。介護保険法は1997（平成9）年にすでに成立していたが，社会福祉基礎構造改革としての社会福祉制度全体にわたる検討はその後に行われた。障害者福祉などの関連法は，介護保険法の施行と同じ2000（平成12）年に制定され，施行はさらに後であるが，本項では同じ方向を向いている介護保険法制定以来の一連の動きを，社会福祉基礎構造改革として一体のものとして解説する。

　社会福祉基礎構造改革は，生活保護を基本に構築された福祉3法以来のわが国の社会福祉のしくみを大きく変えるものであった。戦後につくられたしくみの特徴は，国家責任と公私分離の原則のもと，社会福祉法人が経営する施設への行政措置による入所を基本としたことであった。すなわち，①**行政措置**により一方的にサービス支給措置が行われ，利用者に受給や選択の権利がない，②サービスは**施設への入所**が中心である，③供給主体は基本的に行政か**社会福祉法人に限定**されている，こととされた。しかし，こうしたしくみは，

低所得者でなくても介護などのニーズを有する人が利用できる福祉サービス，施設だけでなく最後まで住み慣れた地域で暮らせるような在宅サービス，画一的でなく主体的に選択できるサービスを求めるようになってきたこの時期には合わなくなってきたため，改められることになった。

社会福祉基礎構造改革の目的の主なものとしては，大きく次の3つがあげられる。

❶サービスの利用者と提供者との間の対等な関係

福祉サービスの利用方式を，基本的に，従来の措置方式から，利用者が自らの選択でサービスを選んで契約して利用する**契約方式**に改める。それに伴い利用者負担は原則として利用量に応じたものにし（応益負担），契約を結ぶための利用者支援も充実させる。

❷地域での総合的な支援

最後まで住み慣れた地域で暮らせるよう，在宅サービスを充実させる。地域ごとに特色あるサービスが提供されるよう，市町村に権限を委譲するとともに，サービス供給の計画を策定する。

❸多様なサービス提供主体の参入と社会福祉法人改革

在宅サービスを中心に，社会福祉法人以外の経営主体の参入を促進する。また，社会福祉法人の経営の自由化と透明化を行う。

2 | 社会福祉基礎構造改革の具体的内容

高齢者介護において介護保険法（1997［平成9］年制定，2000［平成12］年施行），障害者福祉において支援費制度*が創設された。高齢者介護および障害者福祉サービスについては，原則として**契約方式**による利用に改められたことから，市町村によって要介護認定等が行われたうえで，利用者は民間を含む多様な事業者などと直接契約をして，サービスを利用することになった。

このことによって，①利用者に**決定権・選択権**が生じる，②多様な**民間事業者の参入と競争**が生まれる，③行政のサービス供給能力の制約を免れ，**ニーズに応じたサービス供給**が行われることになった。

このように契約方式が基本となると同時に，自己決定能力の低下した者の福祉サービス利用を支援するため，社会福祉法（社会福祉事業法から名称変更）の改正などにより，利用者を支援するしくみが導入された。具体的には，表 4-1 に示すものがある。

▌2. 地域包括ケアシステムの構築へ

その後の改正では，予防を重視し，地域ぐるみでその特性に応じたサービスを充実させていくためのしくみづくりが進められている。

介護保険法の 2005（平成17）年改正では，**地域包括支援センター**，地域密着型サービス，

---

* **支援費制度**：2000（平成12）年制定，2003（平成15）年施行，その後 2005（平成17）年に障害者自立支援法，2016（平成28）に障害者総合支援法になった。

表4-1 利用者支援のしくみ

❶要介護高齢者などの福祉サービス利用を支援
地域福祉権利擁護事業（現在の日常生活自立支援事業）や苦情解決のしくみの導入，利用契約についての説明・書面交付の義務づけなど
❷サービスの質の向上
事業者の自己評価の実施，社会福祉法人の設立要件の緩和と透明化，多様な事業主体の参入促進など
❸地域におけるサービスの総合的整備
地域福祉計画の策定，障害者福祉に関する事務の市町村への委譲　など。

市町村による介護予防事業の創設などが行われた。2011（平成23）年改正では，日常生活圏域において医療・介護・予防・住まい・生活支援を包括的に確保する「**地域包括ケアシステム**」の構築を目指すこととなった（施行された2012年が「地域包括ケア元年」とされる）。また，定期巡回・随時対応型訪問介護看護など地域密着型サービスの拡充，サービス付き高齢者向け住宅の創設なども行われた（第5章-Ⅳ-C-Ⅰ「地域包括ケアシステム」参照）。

2014（平成26）年改正の地域における医療及び介護の総合的な確保を推進するための関係法律の整備等に関する法律（**医療介護総合確保推進法**）においては，地域包括ケアシステム構築のため，医療と介護の制度をとおした制度改正が行われ，介護保険制度においては，予防給付の一部を介護予防・日常生活支援総合事業へ移行するなど，地域支援事業の拡充が行われた。

3. 少子化対策・生活困窮者対策・障害者施策

1 少子化対策

1.57ショックで少子化対策が始まり，保育所の拡充のためのエンゼルプランなどが進められてきたが少子化の流れは止まらず，より本格的な対応が必要とされるようになった。

2003（平成15）年には，**少子化社会対策基本法**と，**次世代育成支援対策推進法**が成立した。その後も働き方の見直しによる**仕事と生活の調和**（**ワーク・ライフ・バランス**）と包括的な子育て支援を進めるために諸施策が進められている。2022（令和4）年6月に**こども基本法**が制定され，2023（令和5）年4月には内閣府の外局としてこども家庭庁を設置，同12月には，こども基本法に基づく「こども大綱」および「こども未来戦略」を閣議決定している。

2 生活困窮者対策

生活保護受給者数は1996（平成8）年頃から経済の低迷とともに増加し，2014（平成26）年には217万人と過去最高となった。内訳としては，高齢者の増加のほか，失業などにより生活保護受給に至る「その他世帯」の増加が大きい。

こうした状況を受け，2005（平成17）年には，自立促進のために実施機関が組織的に非保護世帯の自立・就労を支援する自立支援プログラムが導入され，また2011（平成23）年

には**求職者支援制度**が創設されて，雇用保険を受給できない求職者に訓練と受講給付金を支給し，きめ細かな就職支援を行うこととなった。

　2013（平成25）年には生活保護法が改正され，被保護者の就労による自立促進のための各種事業が創設された。同時に，**生活困窮者自立支援法**が制定され，生活保護に至る前の段階の自立支援策の強化を図るため，生活困窮者に対して自立相談支援，住居確保給付金の支給などが行われるようになった。同年には子どもの貧困対策の推進に関する法律（**子どもの貧困対策推進法**）も制定され，子どもの貧困に関する指標を設定するとともに，貧困対策を総合的に推進することとなった。

3 障害者施策の拡充

　社会福祉基礎構造改革によって障害者福祉の支援費制度が導入されたが，2005（平成17）年に**障害者自立支援法**が制定され，3障害（身体，知的，精神）に対するサービスの一本化，就労支援の強化，安定的な財源の確保などが行われた。さらに，利用者負担を応益負担から応能負担に改めて，2012（平成24）年に障害者の日常生活及び社会生活を総合的に支援するための法律（**障害者総合支援法**）となっている。その後，障害者の権利の実現のための措置について定めた**障害者の権利に関する条約**を，わが国は2014（平成26）年に批准した。批准のための国内法制度の整備のために，障害者基本法の改正，障害を理由とする差別の解消の推進に関する法律（障害者差別解消法）の制定，障害者雇用促進法の改正などが行われ，障害者施策は大きく拡充されることになった。

Ⅱ　社会福祉の現状と課題

Ⓐ　戦後社会福祉の大きな流れと到達点

1. 救貧から普遍化へ

　戦後の社会福祉を振り返ったとき，大きな流れとしてみえるものの第一は，**救貧から普遍化**への流れである。敗戦後，貧しかったわが国における社会福祉の最大の課題は，巷にあふれかえる貧困者の救貧であった。そのため長い間，社会福祉といえば生活保護のことであり，現金給付によって最低限度の生活を確保することであった。障害者，児童，高齢者に対する福祉施策も低所得者中心のものであり，最低限の住居である施設を確保しようとするものであった。

1 | 社会福祉サービスの拡充

　1950年代後半になると，高度経済成長を背景に，社会福祉サービスは拡充されるようになる。貧困者に対する現金給付ニーズのみならず，多様な類型の対象者に対する非貨幣的ニーズが着目されるようになり，福祉6法による現物給付サービスが整備されていく。そして医療保険や年金など，社会保障による貧困予防策と相まって，貧困者や低所得者を中心に，特別なかわいそうな人たちだけが社会福祉の対象者になるのではなく，所得にかかわらず必要とする可能性のある人が同じように受けられる普遍化したサービスとして，児童・高齢・障害の福祉サービスが整備され，その水準も最低限の水準を超える適切なものが求められるようになった。

2 | 社会福祉の普遍化

　2000年代以降，高齢化のいっそうの進展により，だれもが高齢者となる可能性が高くなった。また，安定した家族・地域社会・職場の崩壊によって，失業・精神障害・虐待・依存症・カード破産などといった，だれもが生活困難に陥る可能性が生じている。そうした多様なリスクのなかで多様なニーズが生じており社会福祉の普遍化が進んでいる。特に，経済成長によって一度克服されたはずの貧困が，経済の低迷と雇用の不安定化や孤立化により再び大きな問題となり，日本は世界でも有数の格差社会となっている。こうしたなかでの社会福祉の**普遍化**は，だれでも同じように受けられる標準化したサービスだけではなく，ケアマネジメントや個別援助計画などを用い，個別の事情に応じて最も適切な支援を受けられる**個別化**をも追求するものとなってきている。

■ 2. 措置から契約へ

1 | 措置方式によるサービス提供

　わが国において戦後成立した制度体系は，福祉サービスを自由に利用できるものではなく，行政措置によってサービスを割り当てる**措置方式**によるものであった。これは貧困者に対して行政が現金を給付する生活保護のみならず，児童・障害・高齢のサービスもすべて生活保護を基礎として，措置方式で福祉サービスを提供するしくみであった。

　予算の範囲内で事業を行い，民間事業者による工夫も競争もなく，入所措置を中心とし，地域における助け合いは社会福祉制度の本体でなく周辺で行われるこのしくみは，戦後長く続き，わが国における独自の社会福祉の文化をつくり上げることとなった。

2 | 契約方式によるサービス利用

　こうした社会福祉のしくみは，1990年代から少しずつ変化してきたが，これを大きく変えたのが，2000（平成12）年前後の**社会福祉基礎構造改革**で行われた介護保険・障害者

福祉の制度改正であった。事業者と利用者の**契約方式**によるサービス利用により，利用者が事業者と対等な関係に基づいてサービスを選択することが可能になったこと，在宅サービスに多様な民間事業者が参入して工夫を競争し合うようになったこと，サービス供給が飛躍的（ひやくてき）に増大したことにより，社会福祉サービスの姿は大きく変わった。

3 今後の課題

一方で，福祉の対象者がサービスを契約によって利用するためには，相談支援，ケアマネジメント，情報提供，成年後見，権利擁護（ようご）などの利用支援のしくみを整備していく必要がある。契約による利用が適切でない場合の行政措置を適切に行使することも必要である。また，サービスの拡充による費用の増大は，必要な財源確保や適正化などの財政的問題を伴っている。

さらに，社会福祉基礎構造改革が完全に進んだのは高齢者介護だけであり，子ども・子育て支援制度による保育サービスなどにおいては，依然として措置に類似した制度になっているなどの課題が残されている。

▌3. 施設から地域へ

1 これまでの福祉政策

戦後長く続いた措置制度においては，**施設への入所措置**をサービスの中心としており，施設は山中や都市から離れた所に設置され，特別な人たちを隔離するような形になっていることも多く，地域住民とのかかわりも少なかった。

1970年代の老人医療費無料化以降は，介護を必要とするものの必ずしも医療を必要としない高齢者が病院に入院する社会的入院が問題となり，その後のわが国の社会福祉政策は，利用者が病院や施設からどのように地域に戻っていくか，ということが大きな課題とされるようになった。このことが，その後のわが国の特徴となる在宅福祉サービス重視の方向性を導くことになる。

2 在宅福祉サービスの拡充

法制度は施設への入所を中心としていたが，1980年代から**在宅福祉サービス**が，地方自治体，住民参加型在宅福祉団体，民間事業者により法制度外で行われるようになってきた。1990年代になると国の政策も在宅サービス拡充を後押しするようになり，2000（平成12）年前後の社会福祉基礎構造改革において，在宅福祉中心に大きく舵（かじ）を切ることになった。

このように在宅福祉サービスは拡充してきたが，多様な事業者が契約によりサービスを提供するしくみになったため，利用者のために地域におけるサービスを適切にコーディネートすることが求められ，また十分なサービスが確保できるように基盤整備することも必要である。公的なサービスのみでなく，地域住民による助け合いの支援も課題になって

生活と社会福祉 1

社会保障制度と社会福祉 2

社会保険制度 3

社会福祉の歴史と動向 4

社会福祉の諸制度と施策 5

福祉行政のしくみと民間活動 6

いる。これらを後押しする**地域包括ケアシステム**の整備が，現在の大きな課題である。

B 社会福祉の現在の課題

▌ 1. 少子高齢化への対応

1 ┃ 高齢化への対応

少子高齢化への対応は，現在の社会福祉において第一の課題である。65 歳以上の高齢者は国民の 3 割近くを占めるようになり，社会福祉サービスの最大の利用者であることから，医療との連携において適切な介護サービスの提供を確保することが大きな課題になっている。生活保護も被保護者の半分を高齢者が占めている。

高齢者に対する適切な福祉サービスを確保するためには，財源と人材の確保も大きな課題である。一方で，高齢者は福祉サービスを利用するだけの存在ではない。高齢者の社会参加と就労を支援することが，高齢者の生きがいを確保すると同時に，社会に支えられる側から社会を支える側にしていくために重要なことである。

2 ┃ 少子化への対応

少子化への対応は，1990 年代から課題とされ，2000 年代初めからは「少子化の流れを変える」ことを目標に掲げ，様々な施策がとられてきているが，少子化の流れが止まったはいえない。超高齢社会において支える側の人を増やすためにも，少子化対策のいっそうの推進が必要である。

一方，単に子どもの数を増やすことだけを目標とするのではなく，児童虐待の増加や障害児・ひとり親などの課題も踏まえ，親が子どもを産み育てやすい環境を整備すること，子どもの健やかな育成を図ること，家族の抱える様々な問題を支援することが重要である。

▌ 2. 自立支援と権利擁護

▶ **自立支援**　社会福祉の利用者は，弱者として単に保護されるだけでなく，自らの生を利用者自身が主体的に実現できるようにするための**自立支援**が，社会福祉の目的としても，また手法としても大きな課題となってきている。自立支援は，障害，高齢，児童，ひとり親，生活保護など社会福祉の全分野での課題である。特に，福祉サービスを利用できるようにするための選択支援，支援を受けながらできるだけ自立した生活ができるようにするための生活支援，自らの能力に応じた適切な仕事を得て，社会参加するための就労支援などが重要である。

▶ **権利擁護**　自立支援の重要性が注目されるようになる一方で，**権利擁護**の重要性も高まっている。判断能力や情報が不十分であることも多い利用者が自らサービスを契約して利用

できるようにするためには，単に保護するのではなく，情報提供，契約規制，成年後見，質の評価，苦情解決，相談支援などの権利擁護のしくみが必要である。

3. 貧困・格差問題への対応と社会的包摂

　戦争直後の社会福祉の主な課題が貧困であったのに対し，貧困問題は経済成長によっていったん克服されたようにみえた。しかしながら，2000年代半ばから**貧困・格差問題**が再び着目され，社会福祉の大きな課題となっている。最近の被保護者数は戦争直後の最も多かった時期を超え，相対的貧困率は約16％と先進国中でもかなり高い水準となっている。高齢者やひとり親世帯における貧困は特に深刻である。

　現代では，社会的排除としての貧困が着目されている。社会的排除とは，単に経済的に困窮しているだけではなく，住居，教育，保健，社会サービス，就労などの多次元の領域から排除され，社会とのつながりが得られていない状況を指す。このような状況を克服し，貧困者の**社会的包摂**（ソーシャルインクルージョン）＊を実現していくことが求められており，生活困窮者に対する伴走型支援などの個別支援や，地域において社会のつながりを回復する環境を整備する地域支援が課題となっている。

4. 地域包括ケアシステム・地域共生社会の構築と医療・介護連携

❶ 地域包括ケアシステムの構築

　2000年代後半から，高齢者に対し，住み慣れた地域で自分らしい暮らしを，人生の最後まで続けることができるように体制を整備する，**地域包括ケアシステム**の構築が課題とされるようになった。その最大のポイントは，医療における病床再編や退院支援の強化，その受け皿としての地域における住まい，医療，介護，生活支援，介護予防の提供体制の整備というように，医療・介護を一体のものとして進めることである。患者・要介護者を最も適切な場所でケアするしくみをつくるとともに，地域計画などにより，地域において必要な資源が連携して確保されるようにしていくことが，重要となっている。

❷ 地域共生社会の実現

　地域包括ケアシステムにおいては，専門的な医療・介護サービスだけでなく，地域住民やボランティアによる自主的なサービスも組み合わせて利用できるようにすることが重要である。このことは，高齢者分野のみならず生活困窮者対策も含む社会福祉の全分野において課題とされ，最近は**地域共生社会**を目指す施策として推進されている。

　さらに，地域の自主性や主体性に基づき，地域の特性に応じて地域包括ケアシステムをつくり上げていくことが重要であるとされ，地方分権により市町村に権限が一元化されるなかで，まちづくり全体の中で福祉を位置づけていくことが求められている。

＊**社会的包摂**：社会的排除の構造と要因を克服する一連の対応をいう。

1 生活と社会福祉
2 社会保障制度と社会福祉
3 社会保険制度
4 社会福祉の歴史と動向
5 社会福祉の諸制度と施策
6 福祉行政のしくみと民間活動

1 福祉サービスの措置方式と契約方式の記述について，誤りはどれか。 （予想問題）

1. 社会福祉基礎構造改革により，高齢者介護，障害者福祉サービスは，すべて措置方式による利用となった。
2. 措置方式における福祉サービスは，施設への入所が中心である。
3. 契約方式では，福祉サービスの利用者はサービスを選択することができる。
4. 契約方式においては，民間事業者の参入と競争が生まれる。

▶ 答えは巻末

第 **5** 章

社会福祉の諸制度と施策

この章では

- 生活保護に関する法と施策, 実施体制, 現状について学ぶ。
- 障害者福祉に関する施策と現状, 障害者総合支援法などを学ぶ。
- 児童福祉に関する施策, 具体的支援などを学ぶ。
- 高齢者福祉に関する法と施策, 実施体制などを学ぶ。

I 生活保護に関する法と施策

A 生活保護制度のあゆみと概要

1. 生活保護法の成立

　第二次世界大戦の終結直後，戦争被災者や浮浪者など生活困窮者が大量に生まれた。こうした状況を受けて，1946（昭和21）年に，連合国軍最高司令官総司令部（GHQ）は「社会救済に関する覚書」を発表し，無差別平等・国家責任・最低生活の保障の原則を示し，これに基づき**旧生活保護法**が制定された。旧法では，勤労の意思のない者や素行不良者などは対象外となる**欠格条項**があり，保護請求権も認められていなかった。

　1947（昭和22）年に日本国憲法が施行され，国民が健康で文化的な最低限度の生活を営む権利，すなわち生存権をもつことが明記されたことを受けて，1950（昭和25）年に**新生活保護法**（現行法）が制定され，保護請求権，保護の補足性と無差別平等の原理，健康で文化的な最低限度の生活を維持する水準であることなどが明記された。

2. 生活保護制度の目的としくみ

　生活保護制度は，生活困窮者に対し，その困窮の程度に応じて必要な保護を行い，その最低限度の生活を保障するとともに，その自立を助長することを目的としている。**最低限度の生活の保障**とは，生活困窮者に対して保護費の給付を行い，憲法第25条によって規定された「健康で文化的な最低限度の生活」を維持できるようにすることである。また，**自立の助長**とは，生活保護の受給者に対し様々な自立支援を行うことである。生活保護の目的として，この「最低限度の生活の保障」と「自立の助長」が併せて掲げられている。

　生活保護は，貯蓄や資産，働く能力，親族からの扶養などを活用しても生活を維持できない場合に，最低生活の保障を行うものである。他の社会保障制度の活用が優先され，生活保護は最後のセーフティネットの機能を果たしている。

　保護費は，定められた基準で計算される最低生活費と収入を比較して，収入が**最低生活費**に満たない場合に，最低生活費から収入を差し引いた差額が支給されるしくみとなっている（図5-1）。

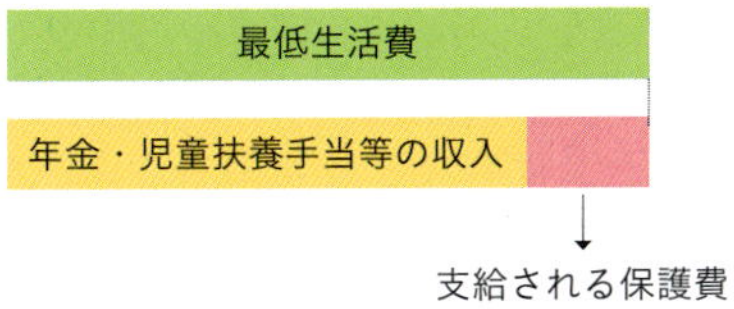

| 最低生活費 | 収入としては，就労による収入，年金等社会保障の給付，親族による援助等が認定される。 |
| 年金・児童扶養手当等の収入 | 預貯金，保険の払戻し金，不動産等の資産の売却収入等も認定するため，これらを消費した後に保護適用となる。 |

支給される保護費

資料／第38回社会保障審議会生活保護基準部会：生活保護制度の概要等について，令和3年4月27日より抜粋．

図5-1 支給される保護費

B 生活保護の基本原理と原則

1. 基本原理

生活保護法は，生活保護の基本原理として，❶国家責任の原理，❷無差別平等の原理，❸最低生活保障の原理，❹補足性の原理の4つをあげている（生活保護法第1～第4条）。

❶国家責任の原理：国の責任で生活困窮者の最低限度の生活を保障するとともに，その自立を助長することを目的とすることを示す原理である。

❷無差別平等の原理：生活保護を無差別平等に受けることができるとする原理である。現在の生活保護法では欠格条項は廃止されており，生活困窮に陥った理由を問わず，保護の要件を満たせば生活保護を受けることができる。

❸最低生活保障の原理：生活保護で保障する生活水準は，生存可能な程度の水準ではなく，憲法の生存権規定の定める「健康で文化的な最低限度の生活」であることを示している。

❹補足性の原理：生活保護の受給にあたっては，自分の資産や稼働能力を活用することを要件とし，また扶養義務者の扶養やほかの社会保障給付の受給が保護に優先される。したがって，生活保護の受給の際には，不動産や貯蓄などの資産の調査，稼働能力の調査，家族扶養の調査などが行われる。

2. 保護の原則

生活保護制度の実施に関しては，❶申請保護の原則，❷基準および程度の原則，❸必要即応の原則，❹世帯単位の原則の4つが定められている（生活保護法第7～第10条）。

❶申請保護の原則：生活保護を受給するためには，要保護者が福祉事務所に申請を行うことを原則とするものである。本人が申請できない場合は，扶養義務者，その他の同居親族も申請できる。ただし，要保護者が急迫した状況にあるときは，保護の申請がなくても，職権で保護を行うことが認められている。

❷基準および程度の原則：保護の基準は，被保護者の年齢，性別，世帯構成，地域，保護の種類に応じて，最低生活に必要な需要を満たすのに十分であり，これを超えないものとされる。保護の程度は，保護の基準により測定した要保護者の需要を基とし，その

1 生活と社会福祉
2 社会保障制度と社会福祉
3 社会保険制度
4 社会福祉の歴史と動向
5 社会福祉の諸制度と施策
6 福祉行政のしくみと民間活動

うち，その者の金銭または物品で満たすことのできない不足分を補う程度において行うものとされている。

❸**必要即応の原則**：保護は要保護者の年齢別，性別，健康状態などその個人または世帯の実際の必要の相違を考慮して，有効かつ適切に行うものとするものである。運用が画一的・機械的にならないように，基準および程度の原則に沿ったうえで，個々の被保護者の実情に応じて保護が行われる。勤労収入の控除や，通勤に伴う交通費などが控除されることなども含まれる。

❹**世帯単位の原則**：保護の必要性や程度の判定は，世帯単位で行われる。ただし，世帯単位の原則によりがたい場合，たとえば世帯の自立助長に効果が認められるとして，子が大学に進学するケースなどは，擬制的に別世帯とする世帯分離が認められている。

C 生活保護法の扶助の種類と内容

生活保護は，①生活扶助，②住宅扶助，③教育扶助，④医療扶助，⑤介護扶助，⑥出産扶助，⑦生業扶助，⑧葬祭扶助の8つの扶助から成り立っている（表5-1）。

1. 生活扶助

日常生活に必要な費用を満たす最も基本的なものが**生活扶助**であり，扶助費の30%を占める。世帯構成の違いを扶助費に反映させるため，個人的経費である第1類（年齢別の飲食物費，被服費など）と世帯共通経費である第2類（光熱費，家具什器など）を合算して算出する。妊産婦，障害者，母子世帯などの特定の世帯に対しては，加算が設けられている。また，入学準備などの臨時の出費に対しては，一時扶助がある。

入院している場合は入院患者日用品費，介護保険施設に入所している場合は介護施設入所者基本生活費が支給される。また，救護施設などの保護施設に入所している場合の生活

表5-1 保護の種類と内容

生活を営む上で生じる費用	対応する扶助の種類	支給内容
日常生活に必要な費用 （食費・被服費・光熱水費等）	生活扶助	基準額は， 　①食費等の個人的費用（年齢別に算定） 　②光熱水費等の世帯共通的費用（世帯人員別に算定） を合算して算出 特定の世帯には加算がある（障害者加算等）
アパート等の家賃	住宅扶助	定められた範囲内で実費を支給
義務教育を受けるために必要な学用品費	教育扶助	定められた基準額を支給
医療サービスの費用	医療扶助	費用は直接医療機関へ支払（本人負担なし）
介護サービスの費用	介護扶助	費用は直接介護事業者へ支払（本人負担なし）
出産費用	出産扶助	定められた範囲内で実費を支給
就労に必要な技能の修得等にかかる費用 （高等学校等に就学するための費用を含む）	生業扶助	定められた範囲内で実費を支給
葬祭費用	葬祭扶助	定められた範囲内で実費を支給

資料／第38回社会保障審議会生活保護基準部会：生活保護制度の概要等について，令和3年4月27日．

扶助は，現物給付となる。

2. 住宅扶助

家賃，地代，補修費などに対する給付であり，基準額の範囲内で実費支給される。家賃などが一般基準を超える場合には，地域ごとに別に定める特別基準を使うことができる。

3. 医療扶助

傷病（しょうびょう）による入院・通院に関する医療費，移送費に関する給付であり，指定医療機関において，発行された医療券を用いて原則現物給付として行われる。給付内容は社会保険診療の場合とほぼ同様となっている。生活保護受給者は国民健康保険に加入しないので，医療費は医療扶助によって賄（まかな）われる（自己負担はない）。生活保護受給者は医療を受けている割合が高いこともあり，扶助費の半分を占める。

4. 生業扶助

仕事に就くための費用，小規模な事業を営むための資金，就労に必要な技能の修得のための費用，高校に就学するための費用などに対する給付である。

5. そのほかの扶助

そのほか，義務教育を受けるための学用品費，教科書費用，通学交通費，課外活動参加費などの給付である**教育扶助**，居宅介護や施設介護など介護サービスの一部負担の費用の給付である**介護扶助**，分娩の費用に対する給付である**出産扶助**，葬祭費用に対する給付である**葬祭扶助**がある。

D 保護基準

1. 厚生労働大臣が定める保護基準と級地制度

具体的な生活保護基準額は，厚生労働大臣告示によって決められている。また，級地制度があり，物価の違いなどを反映して，全国の市町村を6区分に分けて（1級地－1〜3級地－2），基準額が設定されている。生活扶助基準額の例を表5-2に示す。

2. 保護基準の算定方法の変遷

生活扶助基準の算定方法の変遷をみると，1948（昭和23）年の生活保護法制定当初は，最低生活のための支出を食費，被服費などの項目ごとに積み上げて算出するマーケット・バスケット方式が採用された。その後，保護基準を引き上げるため，1961（昭和36）年には栄養所要量を満たす飲食物費をエンゲル係数で割り戻して総生活費を計算するエンゲル

生活と社会福祉

1 社会保障制度と社会福祉

2 社会保険制度と動向

3 社会福祉の歴史

4 社会福祉の諸制度と施策

5 社会福祉の諸制度と施策

福祉行政のしくみと民間活動

表5-2 生活扶助基準額の例（2023［令和5］年10月1日現在）

	東京都区部など	地方郡部など
3人世帯（33歳，29歳，4歳）	164,860 円	145,870 円
高齢者単身世帯（68歳）	77,980 円	68,450 円
高齢者夫婦世帯（68歳，65歳）	122,460 円	108,720 円
母子世帯（30歳，4歳，2歳）	196,220 円	174,800 円

注　児童養育加算等を含む。
資料／厚生労働省：生活保護制度に関するＱ＆Ａ.

方式，1965（昭和40）年からは一般国民と被保護世帯の格差縮小を目指す格差縮小方式が採用された。1984（昭和59）年からは，生活扶助基準と一般国民の生活水準が均衡しているとの判断のもとに，一般国民の消費水準との均衡を図る**水準均衡方式**が採用され，現在に至っている。

3. 最近の保護基準見直し

生活保護基準は，原則として，毎年改定が行われている。特に生活扶助基準については，一般低所得世帯と消費実態の均衡を見極めるため，5年に1度，定期的な検証が行われることになっている。直近の検証は2022（令和4）年に行われた。

検証結果では，夫婦と子の3人世帯をモデル世帯として，年収階級第1・十分位*の一般低所得世帯の平均支出額は，現行の生活扶助基準額を2%程度上回っているとした。また，年齢・世帯人員・居住地域別の較差についての検証では，消費実態と基準額の乖離を確認した。そのうえで，コロナ禍による影響や物価上昇の影響の動向の見極めが困難であるとして，当面2年間の臨時的，特例的な対応として，世帯人員1人当たり月額1000円の加算など，**生活保護基準の見直し**が2023（令和5）年10月から行われた。

E 生活保護の実施機関

1. 福祉事務所

生活保護を担当する第一線の行政機関は**福祉事務所**であり，管内に居住地または現在地を有する要保護者に対する保護を行っている。都道府県および市（特別区を含む）は設置することが義務づけられており，町村は任意で設置することができる。つまり，原則として市は都市部の，都道府県は福祉事務所を設置しない町村部（郡部）の生活保護を担当することになる。

---

*　**年収階級第1・十分位**：全世帯を所得階級に10等分したうち，下から1番目の所得が一番低い層の世帯。この層を所得下位10%層ともいう。

表5-3 保護施設の種類

種類	目的
救護施設	身体上または精神上著しい障害があるために日常生活を営むことが困難な要保護者を入所させて，生活扶助を行う。精神障害者の利用が多い
更生施設	身体上または精神上の理由により養護および生活指導を必要とする要保護者を入所させて，生活扶助を行う
医療保護施設	医療を必要とする要保護者に対して，医療の給付を行う
授産施設	身体上もしくは精神上の理由または世帯の事情により就業能力の限られている要保護者に対して，就労または技能の修得のために必要な機会および便宜を与えて，その自立を助長する
宿所提供施設	住居のない要保護者の世帯に対して，住宅扶助を行う

2. 社会福祉主事，現業員と査察指導員

福祉事務所には福祉事務所長のほか，生活保護担当である**現業員**（ケースワーカー）と指導監督を行う**査察指導員**（スーパーバイザー）を置くことになっている。

現業員・査察指導員には**社会福祉主事**の資格が求められているが，いわゆる3科目主事といわれたように，大学で法学，心理学，社会学，経済学など一般の人文系科目の3つを修めていればなることができ，広く認められてきた。近年，地方自治体によっては福祉職公務員の採用枠を設けるところも多くなり，大学で専門的な教育を受け，社会福祉士の資格を有する者が現業員になる割合も高くなってきている。

現業員の配置は，地域の実情に応じて条例で定めることになっているが，市部の福祉事務所については被保護世帯80世帯につき1名，都道府県が設置した郡部の福祉事務所については被保護世帯65世帯につき1名という**標準数**が決められている。しかしながら，近年の被保護者数の増加のなかで，担当世帯数が標準数を超え，現業員の業務負担が多くなっている地方自治体が多い。

3. 保護施設

生活保護は居宅で行うことが原則であるが，居宅での生活が難しい場合や被保護者が希望した場合は，被保護者を**保護施設**に入所させることができる。

保護施設には，救護施設，更生施設，医療保護施設，授産施設，宿所提供施設の5種類がある（**表5-3**）。その数は横ばいであり，2022（令和4）年現在で290か所である。

生活保護の実施

1. 申請と受給のプロセス

生活保護の相談は，福祉事務所の生活保護担当で行われる。生活保護制度の説明とともに，生活福祉資金貸付，各種社会保障施策などの活用について検討が行われる。この段階で申請を諦めさせるような「水際作戦」が行われてはならない。生活保護受給手続きの流

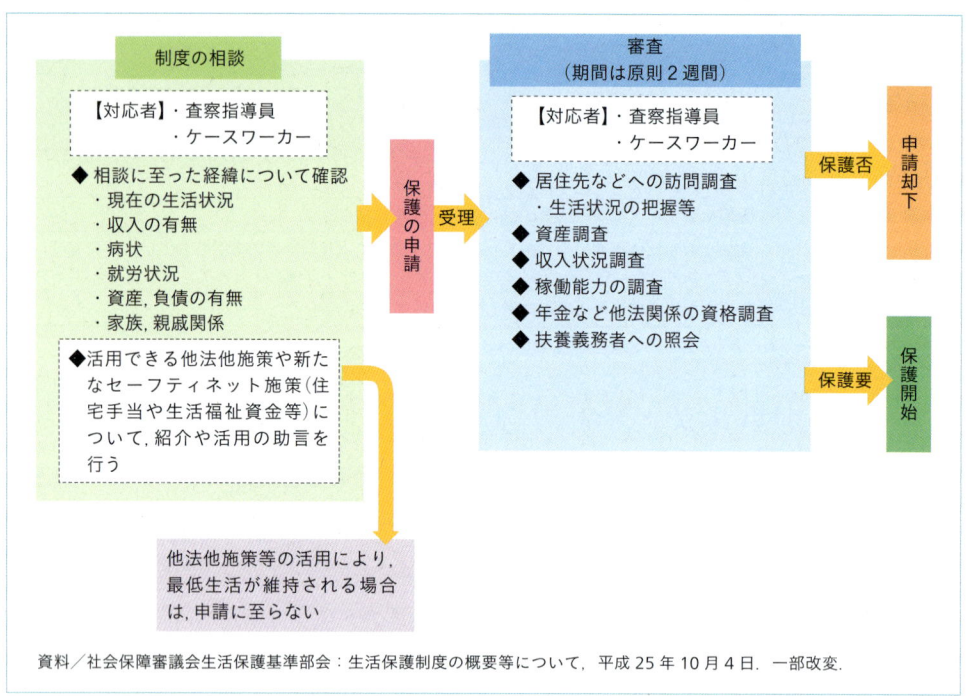

資料／社会保障審議会生活保護基準部会：生活保護制度の概要等について，平成 25 年 10 月 4 日．一部改変.

図5-2 生活保護受給手続きの流れ

れを図 5-2 に示す。

❶ 保護の申請

生活保護の申請は，**申請保護の原則**に基づき，保護申請書の提出が原則である。書面での提出が困難である場合は，口頭での申請が認められている。申請の意思を確認のうえ，書類が受理されると，地区担当現業員が訪問して，家族構成や生活状況の調査が行われ，並行して**資産調査**や扶養義務者による**扶養の可否の調査**，ほかの社会保障給付や就労による**収入の調査**，**稼働能力の調査**などが行われる。

❷ 保護の決定

保護の決定が行われると，保護基準に基づく最低生活費から収入（年金や就労収入など）を引いた額が保護費として毎月支給される。生活保護の受給中は，収入の状況を毎月申告することになる。

保護決定と同時に**援助計画**が立てられ，現業員が定期的に訪問調査し，援助の効果や状況の変化を把握する。処遇方針は随時見直しが行われる。就労の可能性がある場合は，被保護者就労支援事業の活用や，自立に向けた相談・助言が行われる。

❸ 保護の廃止・停止

就労により安定的な収入を得るようになり，また，傷病が治癒して生活保護を必要としなくなった場合には，**保護の廃止**が行われる。臨時収入などにより一時的に生活保護を必要としなくなった場合は，保護の停止が行われる。また，資産や収入の状況の調査を拒否し，**指導・指示**に従わない場合にも，保護の廃止や停止が行われることがある。

❹ 不服申立て

　福祉事務所長が行った生活保護に関する申請却下，廃止・停止などの処分について不服がある場合には，都道府県知事に対して**審査請求**を行うことができる。また，都道府県知事の審査請求に対する裁決に不服がある場合には，厚生労働大臣に対して再審査請求を行うことができる。

■ 2. 生活保護の費用

　生活保護制度は，国民の最低限度の生活を国の責任で保障するものであるため，国の法定受託事務となっており，財政的にも国が高い率の負担を行うことになっている。保護費に関する国と地方の負担割合は，国が 3/4，地方自治体（福祉事務所設置自治体）が 1/4 となっている。

　生活保護費は 2022（令和 4）年度で 3 兆 7000 億円であり，**医療扶助が 49.7%と約半分**を占め，次いで生活扶助が 29.6%，住宅扶助が 17.2% となっている（厚生労働省「令和 4 年度生活保護費負担金事業実績報告」）。

■ 3. 生活保護の実態（開始理由・廃止理由）

　主な保護開始理由をその構成割合でみると，**「貯金等の減少・喪失」**が 46.1% と最も多く，次いで「傷病による」が 18.8%，「働きによる収入の減少・喪失」が 18.1% などとなっている。また，主な保護廃止理由をその構成割合でみると，**「死亡」**が 50.6% と最も多く，次いで「その他」を除くと，「働きによる収入の増加・取得・働き手の転入」が 14.3%，「失そう」が 4.2% などとなっている（厚生労働省「2022 年度被保護者調査」）。

■ 4. 自立助長のためのしくみ

　生活保護の目的には，最低生活の保障のほかに自立の助長があげられている。被保護世帯は，傷病・障害，精神疾患，ドメスティックバイオレンス（DV），虐待，多重債務，ホームレスなどの多様な問題を抱えており，福祉事務所および関係機関の連携により様々な自立支援策が行われている。

1 ｜ ケースワーク

　福祉事務所の現業員によるケースワークとしては，保護開始後の訪問調査などにより生活状況を把握し，援助計画を策定したうえで，**相談援助**が行われている。担当ケースワーカーが定期的に訪問をし，援助の経過や効果を評価したうえで，処遇方針の見直しを行っている。自立助長のためのものは相談助言といわれている。

▶ **自立支援プログラム**　世帯の抱える問題の複雑化や被保護世帯数の増加により，担当職員個人の努力や経験に依存した取り組みだけでは十分な支援が行えなくなっている状況を踏まえ，組織的に非保護世帯の自立を支援するために，2005（平成 17）年度から**自立支援**

プログラムが導入されている。自立支援プログラムは，福祉事務所が管内の被保護者全体の状況を把握したうえで，被保護者の状況や自立阻害要因について類型化を図り，それぞれの類型ごとに取り組むべき自立支援の具体的内容や実施手順を定め，これに基づき個々の被保護者に必要な支援を組織的に実施するものである。また，就労による経済的自立だけではなく，身体や精神の健康を回復・維持し，自分で自分の健康・生活管理を行う日常生活自立，社会的なつながりを回復・維持し，地域社会の一員として充実した生活を送る社会生活自立のプログラムを幅広く用意することとしている。

2　就労の継続の支援

▶ **勤労控除**　勤労に伴う必要経費を補填（ほてん）するとともに，勤労意欲の増進・自立助長を図るために，**勤労控除**（こうじょ）（表5-1参照）のしくみがある。これは，被保護世帯に収入があった場合，世帯の最低生活費から収入を差し引いた不足分を保護費として支給するのが基本であるが，勤労収入のうちの一定額を控除し，その分だけ保護費を多く受け取れるようにするものである。

▶ **就労自立給付金**　保護から脱却しやすくするために，保護受給中の就労収入のうち，一定額を仮想的に積み立て，安定就労を得て保護廃止に至ったときに一定額を支給する。

3　就労支援事業

　生活保護受給者のための就労支援事業としては，関係機関との連携のもと，表5-4のような様々な事業が行われている。

4　健康管理などの支援

　被保護者に対しては**健康管理などの支援**も行われている。生活保護受給者の約8割以上が何らかの疾病（しっぺい）により医療機関を受診しており，傷病（しょうびょう）・障害者世帯も受給世帯全体の約

表5-4　就労支援事業

事業	対象者	事業内容
被保護者就労支援事業	就労に向け一定の支援が必要な者	• 就労支援員による就労に関する相談支援 • 履歴書の書き方や面接の受け方の支援 • 個別の求人開拓やハローワークへの同行支援など
被保護者就労準備支援事業	就労意欲が低い者や基本的な生活習慣に課題を有する者など	• 一般就労に向けた準備（就労意欲の喚起や日常生活習慣の改善など） • 日常生活自立 [1] に関する支援（適切な生活習慣の形成を促すための助言・指導など） • 社会生活自立 [2] に関する支援（就労に向けた技法や知識の習得などを促する支援）
生活保護受給者等就労自立促進事業	生活保護受給者等	• ハローワークと地方自治体との協定などに基づくチーム支援。地方自治体にハローワークの常設窓口の設置や巡回相談を実施し，ワンストップ型の支援体制を設けるもの

1) 日常生活自立：規則正しい起床・就寝，バランスの取れた食事の摂取，適切な身だしなみに関する助言・指導により適切な生活習慣の形成を促す。
2) 社会生活自立：挨拶の励行など基本的なコミュニケーション能力の形成に向けた支援や，地域の事務所での職場見学，ボランティア活動など，就労自立に関する支援として，実際の職場での就労体験の機会の提供やビジネスマナー講習，キャリアコンサルティング，模擬面接，履歴書の作成指導などを行い，就労に向けた技法や知識の習得などを促す。

1/4 を占め，若年者も含めて医療を必要とする受給者が多い。受給者の健康診査結果からは，糖尿病などの生活習慣病罹患者や予備群も被保険者より多いことが明らかになってきた。さらに，健診受診率は約 10% となっており，一般国民と比べ食事や運動などへの関心が薄く，孤立した生活を送っている者が多い。生活保護受給者では，健康上の課題を多く抱えるにもかかわらず，健康に向けた諸活動が低調な状況にあるためと考えられる。

医療扶助費の適正化のためにも，生活保護受給者の特性に応じてその健康を支援する取り組みが進められている。2013（平成 25）年度から，福祉事務所における健康診査結果に基づく保健指導や，受給者の健康や受診に関する相談などに対し，助言指導など必要な対応を行う専門の職員の配置など，健康面に関して専門的に対応できる体制を強化している。

Ⓖ 生活保護の関連施策

1. 生活困窮者自立支援制度

2008（平成 20）年のリーマンショック（世界金融危機）による経済の低迷で，派遣労働者の雇い止めなど労働市場が悪化し，失業者が増加した。生活保護受給者も増加するなか，生活保護と生活困窮者対策の見直しの一体的検討が行われ，2013（平成 25）年に生活困窮者自立支援法が成立し，2015（平成 27）年から施行されている（図 5-3）。

▶ 概要　生活保護に至る前の自立支援策の強化を図るため，生活困窮者に対し必要な支援を行う制度である。生活困窮者とは，就労の状況，心身の状況，地域社会との関係性その他の事情により，現に経済的に困窮し，最低限度の生活を維持することができなくなるおそれのある者をいう。具体的には，福祉事務所来訪者のうち，生活保護に至らない者，ひ

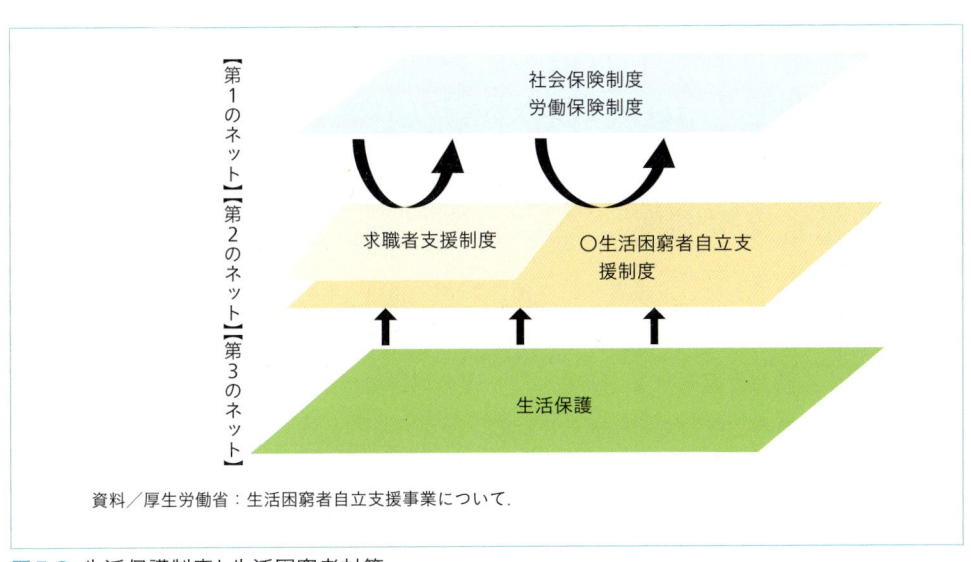

資料／厚生労働省：生活困窮者自立支援事業について.

図 5-3 生活保護制度と生活困窮者対策

表5-5 生活困窮者自立支援事業

事業	事業内容
自立相談支援事業	• 生活困窮者および家族その他の関係者からの相談に応じ，必要な情報の提供および助言を行う • 生活と就労に関する支援員を配置し，ワンストップ型の相談窓口により，情報とサービスの拠点として機能 • 一人ひとりの状況に応じ自立に向けた支援計画（プラン）を作成 • 地域ネットワークの強化・社会資源の開発などの地域づくり
住居確保給付金	• 再就職のために居住の確保が必要な者に対し，就職活動を支えるための家賃費用を有期（原則3か月間，最大9か月間）で給付
就労準備支援事業	• 雇用による就業が著しく困難な生活困窮者に対し，就労に必要な知識および能力の向上のために必要な訓練を行う • 一般就労に向けた日常生活自立・社会自立・就労自立のための訓練を，6か月から1年程度の有期で行う
就労訓練事業	• 直ちに一般就労が困難な者に対する支援付きの就労の場の育成として，社会福祉法人などの自主事業について都道府県などが認定する（中間的就労）
居住支援事業	• 住居のない者に対し，一定期間（原則3か月間，最長6か月間），衣食住などの日常生活に必要な支援を提供する
家計改善支援事業	• 収入，支出その他家計の状況を適切に把握することおよび家計の改善の意欲を高めることを支援するとともに，生活に必要な資金の貸付けのあっせんを行う
子どもの学習・生活支援事業	• 貧困の連鎖などの防止のため，子どもに対する学習の援助 • 保護者に対し子どもの生活習慣，育成環境の改善，進路選択などに関する助言を行う

きこもり状態にある者，離職期間1年以上の長期失業者，ホームレス，経済・生活問題を原因とする自殺のおそれがある者，スクールソーシャルワーカーが支援している子ども，税や各種料金の滞納者，多重債務者など多様な人たちが想定される。

▶ **実施機関** 実施機関は福祉事務所設置自治体であり，直営のほか，社会福祉協議会，社会福祉法人，NPO法人など民間団体へも委託されている。

▶ **事業の内容** 事業の内容としては，地方自治体の必須事業として自立相談支援事業，住居確保給付金があり，任意事業として就労準備支援事業，就労訓練事業，一時生活支援事業，家計改善支援事業，子どもの学習・生活支援事業がある（**表5-5**）。

▶ **支援件数** 2022（令和4）年度の支援状況は，新規相談者は約34.5万人，プラン作成により継続的に支援した人は約9.8万人，支援における就労・増収率は43％といった状況にあり，一定の成果を上げている。

▍2. 求職者支援制度

雇用保険を受給できない求職者への支援として，2011（平成23）年に職業訓練の実施等による特定求職者の就職の支援に関する法律（**求職者支援法**）が成立し，施行されている。訓練を受講する機会を確保するとともに，一定の場合には訓練期間中に給付金を支給し，ハローワークが中心となってきめ細かな就職支援を行うことにより，その早期の就職を支援するものである。雇用保険を受給できない者とは，雇用保険の受給終了者，受給資格要件を満たさなかった者，雇用保険の適用がなかった者，学卒未就職者，自営業廃業者などを指す。

民間教育訓練機関が実施する就職に資する訓練を厚生労働省が認定し，就職につながる制度となるよう，適正な訓練設定と厳しい出席要件，ハローワークへの来所を義務づけている。訓練受講中，一定の要件を満たす場合には，職業訓練受講給付金（月10万円＋交通費および寄宿する際の費用）を支給するとともに，訓練開始前，訓練期間中，訓練修了後と，ハローワークにおいて訓練受講者ごとに個別に支援計画を作成し，訓練実施機関と緊密な連携を図りつつ，支援を行っている。

3. 子どもの貧困対策

❶わが国の子どもの貧困率

　リーマンショックで経済が低迷した2008（平成20）年頃から，子どもの貧困問題が注目されるようになった。相対的貧困率は，貧困線（所得中央値の半分）を下回る所得しか得ていない者の割合を示すが，わが国の子どもの貧困率をみると11.5%（2022年国民生活基礎調査）であり，OECD諸国の中でも高い割合を示している。

❷子どもの貧困対策推進法

　子どもの貧困は，子どもの成長に悪影響を及ぼすほか，成長した子どもが大人になってからの所得や就労に影響を及ぼす貧困の世代間連鎖を生み出す要因となり得る。こうしたことから，2013（平成25）年に「子どもの貧困対策の推進に関する法律」（**子どもの貧困対策推進法**）が制定された（2024［令和6］改正で「こどもの貧困の解消に向けた対策の推進に関する法律」になった）。

❸子供の貧困対策に関する大綱

　同法に基づき，こどもの貧困の解消に向けた対策に関する大綱が定められ（こども基本法に基づくこども大綱と一元化されている），生活保護世帯の子どもの進学率，子どもの貧困率など子どもの貧困に関する指標をあげ，教育の支援，生活の支援，保護者に対する就労支援，経済的支援など指標の改善に向けた重点施策を定めることとしている。

4. そのほかの関連施策

▶ **ホームレス対策**　ホームレス自立支援法および生活困窮者自立支援法に基づき進められている。就業の機会の確保，居住の場所の確保，保健医療の確保，生活に関する相談指導，人権の擁護，地域における生活環境の改善・安全の確保，民間団体との連携などが行われている。全国のホームレス数は減少しており，2024（令和6）年1月には2820人となっている（厚生労働省「ホームレスの実態に関する全国調査」）。

▶ **生活福祉資金貸付制度**　低利または無利子での資金貸付と必要な相談を行うことを目的として，都道府県社会福祉協議会で行われている。

▶ **公営住宅**　住宅に困窮する低所得者などを対象に低廉な家賃で供給する。

▶ **日本司法支援センター（法テラス）**　経済的な理由で弁護士など法律の専門家に相談ができない場合に，法的なトラブルの解決に必要な情報やサービスの提供を行う。

1 生活と社会福祉

2 社会保障制度と社会福祉

3 社会保険制度

4 社会福祉の歴史と動向

5 社会福祉の諸制度と施策

6 福祉行政のしくみと民間活動

1. 生活保護受給者の増加

　生活保護受給者の動向は経済情勢に対応している。経済が順調であった1985（昭和60）年以降減少したが、バブル崩壊後の1996（平成8）年後半からは増加に転じた。2014（平成26）年度には217万人と過去最高となったが、以後はやや減少している。2024（令和6）年2月現在の被保護者数は202万人、被保護世帯は165万世帯、保護率は1.63％となっている（図5-4）。

　世帯類型別にみると、**高齢者世帯**が55％、傷病・障害者世帯が25.2％、母子世帯が4％、その他の世帯が15.8％となっている（2024［令和6］年2月）。リーマンショック（世界金融危機）後、特に稼働年齢層と考えられる「**その他の世帯**」の割合が大きく増加した。最近は、「その他の世帯」はやや減少傾向となっているが、「高齢者世帯」は増加傾向にある。

　受給期間別にみると、特に高齢者世帯における受給期間の長期化を反映して、全体として保護受給期間が長期化している。2022（令和4）年7月末現在の保護廃止までの平均保護受給期間は総数で7年1月、高齢者世帯9年3月となっている（厚生労働省「令和4年度被保護者調査」）。

　都道府県ごとの差異は大きく、保護率でみると沖縄県（2.29％）、北海道・青森県（共に2.16％）、福岡県（2.10％）が高く、最も低い富山県（0.26％）とは大きな差がある（2024［令

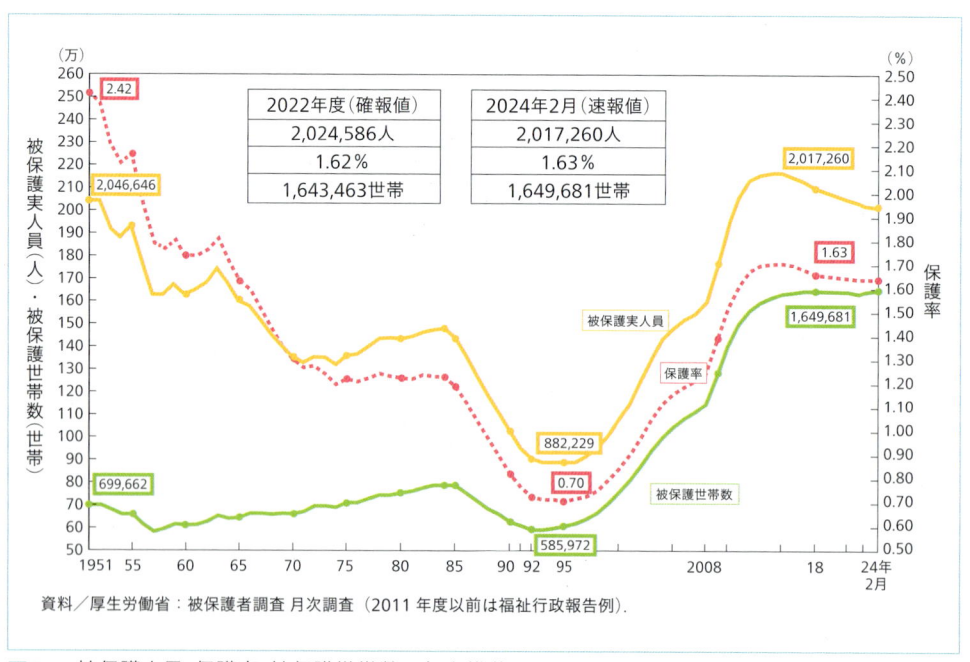

資料／厚生労働省：被保護者調査 月次調査（2011年度以前は福祉行政報告例）.

図5-4 被保護人員,保護率,被保護世帯数の年次推移

和6］年2月）。

2. 自立・就労支援

生活保護受給者の増加を背景に，2013（平成25）年に生活保護法の改正が行われ，翌年から施行された。このなかでは，被保護者の就労による自立の促進のための事業（被保護者就労支援事業など）を法定化した。同時に生活困窮者自立支援法も成立し，生活保護に至る前の自立支援策の強化を図るため，生活困窮者に対し必要な支援を行うこととなった。

2018（平成30）年には，生活保護法および生活困窮者自立支援法の改正が行われ，生活困窮者に対する包括的な支援体制の強化，生活保護世帯の子どもの大学などへの進学支援，医療扶助における後発医薬品の原則化などが行われている。2024（令和6）年には，両法の改正により，居住支援の強化，支援関係機関の連携強化などが行われた。

3. 不正受給問題

不正受給の件数は最近は減少しており，全保護世帯に占める件数は2%程度である（2020［令和2］年度）。内容の約6割は稼働収入の無申告や過小申告とはいえ，適正な保護の実施や，制度への国民の信頼を確保するために，生活保護受給の不正に対しては厳正な対処が必要である。

こうした観点から，これまでの改正では，福祉事務所の調査権限の拡大や罰則の引き上げなどが行われた。

4. 医療扶助

生活保護事業費は2022（令和4）年度には3兆7000億円に及ぶが，医療扶助はその約半分を占める。これは，被保護者は国民医療保険に加入しないため，医療扶助で医療費を賄うしくみになっていることもあるが，被保護者には障害・傷病がある者が多いことも要因である。医療を必要とする高齢者が多いこと，傷病が原因で生活保護を受給する場合が多く，若い世代にも医療を必要とする人が多いこと，長期治療を必要とする精神疾患患者が多いことなどが特徴となっている。

また，被保護者は一般世帯と比較して，適切な食事や運動，社会活動をしている者が少ないことも知られている。こうしたことから，被保護者の健康・生活面における支援を進めることが重要になっている。

生活と社会福祉

社会保障制度と社会福祉

社会保険制度と動向

社会福祉の歴史

5 社会福祉の諸制度と施策

福祉行政のしくみと民間活動

Ⅱ 障害者福祉に関する法と施策

Ⓐ 障害者福祉制度のあゆみと概要

1. 障害者福祉の発展

1 障害者福祉に関する法律

戦前の障害者福祉施策は傷痍軍人に対するものに限定されていたが，戦後，障害者福祉施策を広く一般国民に提供するものとして，1949（昭和24）年に**身体障害者福祉法**が成立し，福祉3法の一つとなった。

その後，経済成長を背景に福祉施策が拡大するなかで，児童福祉法による知的障害児への対応では児童福祉施設における18歳以上の知的障害者の増加に対応できないことが問題となり，1960（昭和35）年に**精神薄弱者福祉法**（現在の知的障害者福祉法）が制定された。1970（昭和45）年には**心身障害者対策基本法**が制定されている。

この時期の障害者施策は，障害の種類に応じた施策と施設入所を中心としたものであった。

2 障害者福祉の理念

障害者福祉の理念の転換と広がりは，国際的な動きのなかで進められた。国連における「**障害者の権利宣言**」（1975年）の趣旨に沿って各国が行動するための「**国際障害者年**」（1981年）とそれに続く「**国連・障害者の10年**」（1983年～）は，「**完全参加と平等**」を主題とし，**ノーマライゼーション***の理念に基づく行動の具体化を各国に求めた。

3 障害者施策の発展

わが国においても，**障害者対策に関する長期計画**（1982［昭和57］年～）が策定され，関連施策の充実が進められた。1990（平成2）年の福祉8法改正では，障害者福祉に関する権限が市町村に移譲され，地域における障害者施策が進められるようになった。1993（平成5）年には従来の心身障害者対策基本法が**障害者基本法**に改められた。1995（平成7）年には国により**障害者プラン**が策定され，数値による施策の達成目標が掲げられた。また，入院患者が看護人の虐待により死亡した宇都宮病院事件（1984［昭和59］年）を契機に，精神障害者の人権擁護と社会復帰の促進を目指し，従来の精神衛生法が**精神保健法**に改められ（1987［昭和62］年），次いで1995（平成7）年には**精神保健福祉法**となって，社会復帰

---

* **ノーマライゼーション**：1950年代にデンマークのバンク・ミケルセンが提唱した理念で，障害者を排除するのではなく，障害をもっていても健常者と平等に当たり前に生活できる社会こそが，通常の社会であるという考え方。

施設など社会復帰対策の充実が行われた。

2. 社会福祉基礎構造改革から障害者権利条約の批准へ

2000（平成12）年前後に行われた**社会福祉基礎構造改革**は，措置制度から契約制度への移行によるサービス利用者と提供者の対等な関係，多様なサービス提供主体の参入促進，サービスの質の向上と効率化を目指して行われた。

障害者分野では，2003（平成15）年に身体障害者・知的障害者・障害児を対象とした**支援費制度**が施行され，**措置制度から契約制度への転換**が行われ，契約によるサービス利用を原則とすることとなった。その後，在宅サービスの利用者の増加による財源不足，障害種別ごとのサービス格差などの問題を解決するために，2005（平成17）年に**障害者自立支援法**が成立し，2006（平成18）年から施行された。

❶障害者自立支援法の特徴

障害者自立支援法は，身体・知的・精神の3障害施策の一元化を行ったこと，在宅と就労支援を重視したサービス体系の再編，市町村による障害程度区分（現在の障害支援区分）に応じた支給決定を特徴としている。その後，定率の利用者負担原則が批判され，2012（平成24）年に，利用者負担を所得に応じた応能負担とする，障害者の日常生活及び社会生活を総合的に支援するための法律（**障害者総合支援法**）に改められ，2013（平成25）年から施行された。

❷障害者権利条約の批准と国内法制の整備

もう1つの大きな動きは，2006年に国連総会で採択された**障害者の権利に関する条約***の批准のための国内法制の整備である。条約では，**障害に基づく差別を禁止**するとともに，差別撤廃を目的として**合理的配慮***が提供されるものとしている。2011（平成23）年には，**障害者基本法が改正**され，共生社会実現のための基本原則が定められたほか，障害者の直面する問題は社会的要因に起因するという「**社会モデル**」に基づいて障害者の定義が改められ，合理的配慮の考え方が取り入れられた。2013（平成25）年には**障害者差別解消法**が制定され，日常生活と社会生活における広い範囲の差別禁止が規定された。同年，障害者の雇用の促進等に関する法律（**障害者雇用促進法**）の改正により，雇用分野における差別禁止と，雇用義務の対象への精神障害者の追加も規定されている。

3. 障害者施策の目的と概要

❶障害者施策の理念

障害者基本法においては，障害者施策の理念が定められており，すべての国民が，障害

---

* **障害者の権利に関する条約**：障害者の人権や基本的自由を確保し，固有の尊厳の尊重を促進するため，障害者の権利の実現のための市民的・政治的権利，教育・保健・労働・雇用の権利，社会保障，余暇活動へのアクセスなど様々な分野での取り組みを締約国に求めている。わが国は2007年に署名し，2014年に批准・発効した。

* **合理的配慮**：障害者が人権を行使するための必要かつ適当な変更および調整であって，特定の場合において必要とされるものであり，かつ均衡を失したまたは過度の負担でないものをいう（障害者の権利に関する条約第2条）。

1 生活と社会福祉

2 社会保障制度と社会福祉

3 社会保険制度と動向

4 社会福祉の歴史

5 社会福祉の諸制度と施策

6 福祉行政のしくみと民間活動

表5-6 障害者基本法が定める障害者施策の基本原則

❶障害者が社会を構成する一員として社会，経済，文化その他あらゆる分野の活動に参加する機会が確保されること
❷障害者が可能な限り，どこで誰と生活するかについての選択の機会が確保され，地域社会において他の人々と共生することを妨げられないこと
❸障害者が，可能な限り，言語（手話を含む）その他の意思疎通のための手段についての選択の機会が確保されるとともに，情報の取得または利用のための手段についての選択の機会の拡大が図られること
❹何人も，障害者に対して，障害を理由として，差別することその他の権利利益を侵害する行為をしてはならないこと

の有無によって分け隔てられることなく，相互に人格と個性を尊重し合いながら**共生する社会**を実現するため，表5-6 に示す基本原則が規定されている。

❷ サービスのしくみ

　障害者の福祉サービスについては，現在，主に**障害者総合支援法**において規定されている。同法では，身体・知的・精神の3障害分野のサービスが一元化されており，介護給付，訓練等給付など，給付内容により給付が分類され，日中活動と就労支援を重視したしくみとなっている。

　障害児施策については，成年と同じ内容のサービスについては障害者総合支援法によるサービスを利用し，障害児特有のサービスについては児童福祉法に規定されるサービスを利用するしくみになっている。

❸ その他の法制度

　身体障害者福祉法，知的障害者福祉法，精神保健福祉法においては，身体障害者，知的障害者，精神障害者の定義や独自の事項について規定されている。

　このほか，障害者虐待の防止，障害者の養護者に対する支援等に関する法律（**障害者虐待防止法**），**障害者差別解消法，障害者雇用促進法**など様々な制度によって障害者に関する広範な支援策が定められている。

Ⓑ 障害者のとらえ方

1. 障害の考え方

1 障害者基本法における障害者の定義

　2011（平成23）年改正前の障害者基本法においては，障害者は，「身体障害，知的障害又は精神障害があるため，継続的に日常生活又は社会生活に相当な制限を受ける者」と定義されていた。これは，障害者の問題は障害者自身の問題であり，個人に対する医療や訓練によって問題の解決が図られるという「**医学モデル**」に基づいていた。

　現在の障害者基本法では，障害者は「身体障害，知的障害，精神障害（発達障害を含む。）

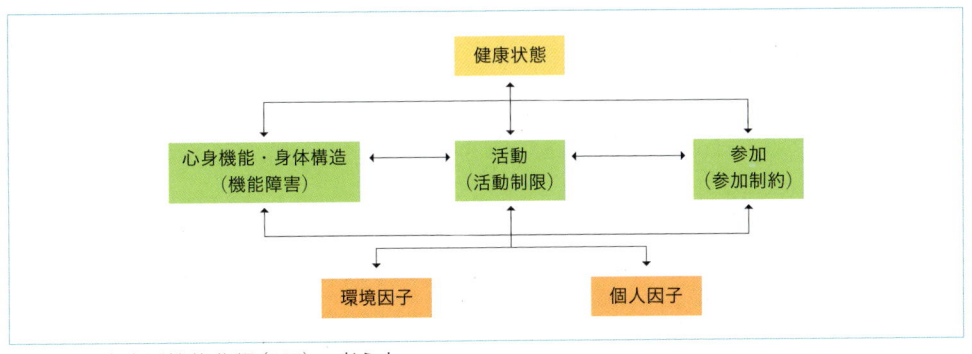

図5-5 国際生活機能分類（ICF）の考え方

その他の心身の機能の障害（以下「障害」と総称する）がある者であつて，障害及び**社会的障壁**により継続的に日常生活又は社会生活に相当な制限を受ける状態にあるもの」とされている。これは，障害者の問題は，社会的要因によるものであって，社会における事物，制度，慣行，観念などの社会的障壁を取り除くことが必要であるとする「**社会モデル**」を考慮したものになっている。

2 | 障害の概念

　こうした障害のとらえ方の背景には，世界保健機関（WHO）における障害の概念の変化がある。1980年に発表した国際障害分類（ICIDH）によれば，障害は機能障害（impairment），能力障害（disability），社会的不利（handicap）の3つのレベルとされ，個人の病気による障害がいかに社会的差別や不利に結びつくかを示していたが，医療中心になること，正常・普通概念に基づくこと，因果関係的モデルであることなどが問題視されていた。これに対し，2001年に決定された**国際生活機能分類**（**ICF**）では，個人因子だけでなく環境因子との相互関係を重視し，「心身機能・身体構造」「活動」「参加」の相互作用と，それぞれのありようとマイナス状況（制限）の両方を意識して定義し，社会モデルに基づき，障害者の主体的な生活を支援しようとするものとなっている（図5-5）。

2. 各法の障害者の定義

　障害者基本法における障害者の考え方に対し，障害福祉サービスの対象となる具体的な障害者の定義は，各法律において，表5-7に示すように定められている。

　いずれも医学的診断を中心としており，伝統的な医学モデルによる部分が多いことが特徴である。なお，障害者総合支援法上は，発達障害者は精神障害者に含まれ，難病患者も障害者に含まれて，障害福祉サービスを受けることができる。障害者総合支援法の対象となる難病としては，2024（令和6）年4月現在369疾病が指定されている。

　これに対し，**障害者差別解消法**と**障害者雇用促進法**における障害者の定義は，基本的に社会的障壁を重視した**障害者基本法**の定義に準拠しているが，障害者雇用促進法上の割当雇用の対象となるのは，障害者手帳の交付を受けた障害者である。

表5-7 障害者の定義

法律	定義
障害者総合支援法	身体障害者福祉法に規定する身体障害者，知的障害者福祉法にいう知的障害者，精神保健福祉法に規定する精神障害者（発達障害者を含む）および難病患者
身体障害者福祉法	身体障害者とは，視覚障害，肢体不自由，内臓障害など別表（表5-13）に定める身体障害がある18歳以上の者であって，身体障害者手帳の交付を受けた者
知的障害者福祉法	知的障害者の法律上の定義はないが，通常，知的機能の障害が発達期に現れ，日常生活に支障が生じているため，何らかの特別の援助を必要とする状態にある者
精神保健福祉法	精神障害者とは，統合失調症，精神作用物質による急性中毒またはその依存症，知的障害，精神病質その他の精神疾患を有する者
発達障害者支援法	発達障害者とは，発達障害（自閉症，アスペルガー症候群そのほかの広汎性発達障害，学習障害，注意欠陥多動性障害そのほかこれに類する脳機能の障害であってその症状が通常低年齢において発現するもの）がある者であって，発達障害および社会的障壁により日常生活・社会生活に制限を受けるもの

3. 障害者の人数

　厚生労働省の推計による障害者の人数は，身体障害者（身体障害児を含む）423万人，知的障害者（知的障害児を含む）126万8000人，精神障害者614万8000人であり（表5-8），単純に合計すれば **1164万6000人** となり，国民のおよそ9.3％が何らかの障害を有していることになる。

1 在宅と施設入所の障害者

　障害者（児）の人数は1164万6000人，施設入所者は48万7000人で，**ほとんどが在宅**であることがわかる。このうち，65歳以上の割合は身体障害者で73％，知的障害者で15％，精神障害者で36％となっており，身体障害者で高齢者が多く，知的障害者で高齢者が少ないことがわかる。精神障害者である高齢者は増加中である。

　施設入所者の割合は，身体障害者1.7％，知的障害者10.1％，精神障害者4.7％となっており，知的障害者と精神障害者の施設入所（入院）の割合が高い点に特徴がある。

2 障害者手帳

　障害者手帳所持者は，在宅では610万人で，身体障害者は415万9000人，知的障害者は114万人，精神障害者は120万3000人と推計されている（厚生労働省「令和4年生活のしづらさなどに関する調査［全国在宅障害児・者等実態調査］」）。

表5-8 障害者数の推計

	総数	在宅者	施設入所者
身体障害者	423万人	415万9000人	7万1000人
知的障害者	126万8000人	114万人	12万8000人
精神障害者	614万8000人	586万1000人	28万8000人

注）在宅の身体障害者・知的障害者は2022年，施設入所の身体障害者・知的障害者は2021年，精神障害者は2020年の調査から推計したもの。
資料／厚生労働省：令和4年生活のしづらさなどに関する調査（全国在宅障害児・者等実態調査）の概要.

3 ｜ 障害福祉サービス

　障害福祉サービスの利用者数（令和 4 年 12 月）は 147 万人で，身体障害者は 22 万 8000 人，知的障害者は 44 万人，精神障害者は 30 万 2000 人，障害児は 49 万 6000 人，難病患者は 4000 人となっている（厚生労働省「障害福祉行政の最近の動向」令和 5 年 9 月）。

　また，障害年金の受給者数は，268 万 5000 人となっている（厚生労働省「令和 4 年度厚生年金保険・国民年金事業年報」）。

4 ｜ 障害者の雇用

　民間企業（43.5 人以上規模の企業，法定雇用率 2.3％）に雇用されている障害者数は 64 万 2000 人で，内訳は，身体障害者が 36 万人，知的障害者が 15 万 2000 人，精神障害者が 13 万人となっている（厚生労働省「令和 5 年障害者雇用状況」）。

C　障害者総合支援法

1. 障害者総合支援法の対象者と給付

　障害福祉サービスの主なものは，**障害者総合支援法**に基づき給付されている。同法に基づくサービスの対象者は，身体障害者・知的障害者・精神障害者および難病患者であり，3 障害を統一的に対象としている点が特徴である。

　障害者総合支援法に基づく給付には，**自立支援給付**の障害福祉サービス（**介護給付・訓練等給付**）・**相談支援・自立支援医療・補装具**，**地域生活支援事業**があり（**図 5-6**），それぞれで利用受給手続きが異なる。

2. 障害福祉サービス

1 ｜ 介護給付・訓練等給付

　障害福祉サービスのうち，**介護給付**は障害者の介護サービスのための給付であり，**訓練等給付**は訓練系のサービスを受けた場合の給付である。その内容は**表 5-9** のとおりである。

2 ｜ 支給決定手続

　障害福祉サービスを利用する場合，障害者は市町村の支給決定を受けなければならない（**図 5-7**）。

（1）障害支援区分の認定

　支給決定の申請にあたっては，介護給付と訓練等給付の共同生活援助に関しては，**障害支援区分の認定**が行われる（共同生活援助以外の訓練等給付については，認定調査のみが行われ，障

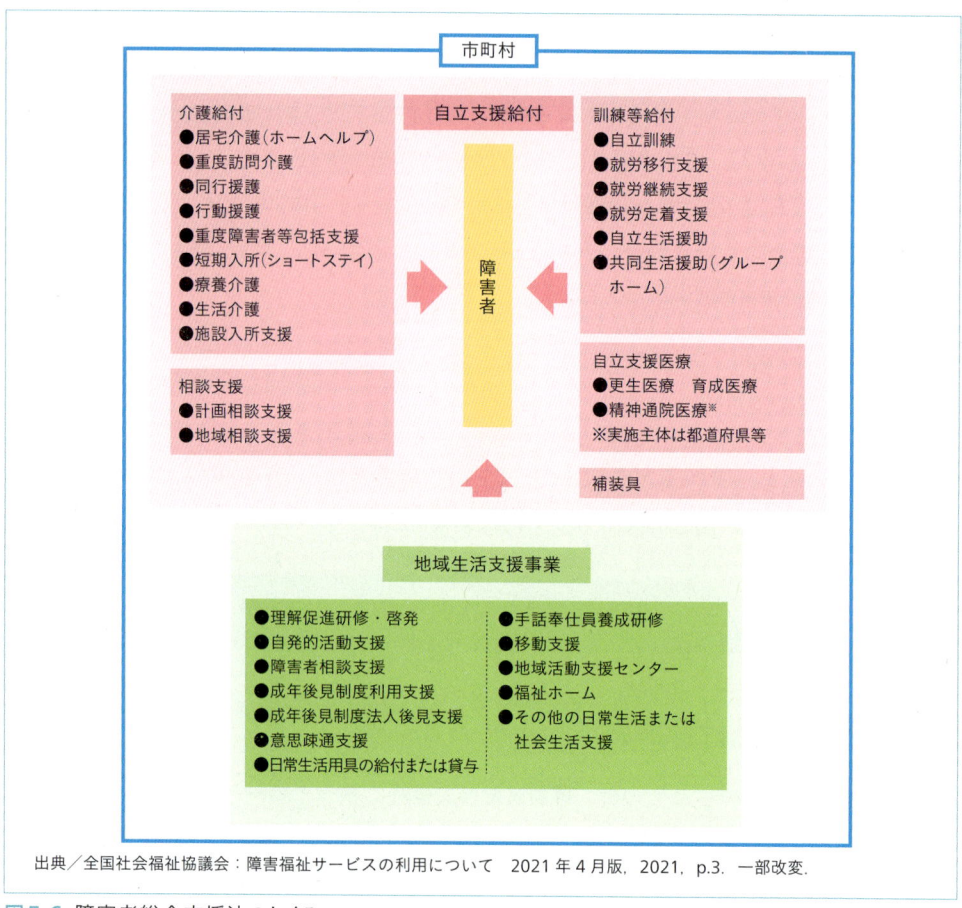

出典／全国社会福祉協議会：障害福祉サービスの利用について　2021 年 4 月版，2021，p.3.　一部改変.

図 5-6 障害者総合支援法のしくみ

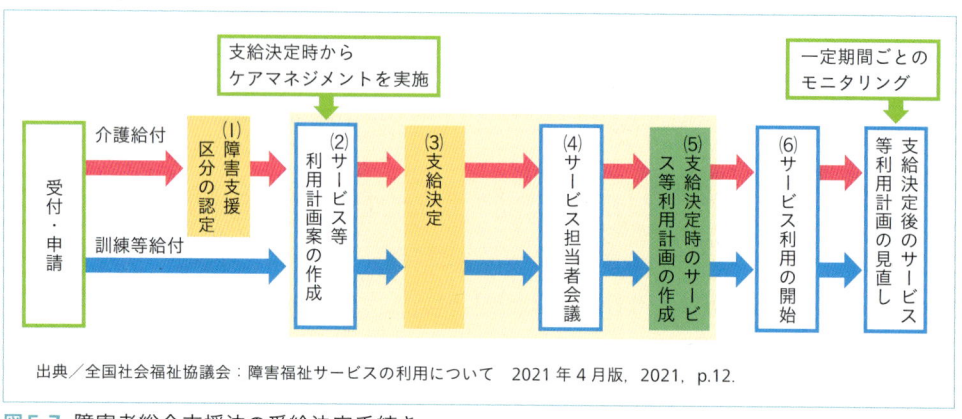

出典／全国社会福祉協議会：障害福祉サービスの利用について　2021 年 4 月版，2021，p.12.

図 5-7 障害者総合支援法の受給決定手続き

害支援区分の認定は行われない）。障害支援区分の認定にあたっては，5 つの領域の 80 項目について**認定調査**が行われる。5 つの領域は，①移動や動作等，②身の回りの世話や日常生活等，③意思疎通等，④行動障害，⑤特別な医療である。障害支援区分は 1 〜 6 の 6 段階

表5-9 障害福祉サービスにおける自立支援給付（令和6年3月現在）

サービス		事業所数	利用者数	サービスの内容・対象
介護給付	居宅介護 （ホームヘルプ）	22,337	207,088	自宅で入浴，排泄，食事の介護等を行う。利用対象者は，障害支援区分1以上の障害者
	重度訪問介護	7,631	13,125	重度の肢体不自由者または重度の知的障害もしくは精神障害により行動上著しい困難を有する者で常に介護を必要とする者に，自宅で入浴，排泄，食事の介護，外出時における移動支援などを総合的に行う。障害支援区分4以上で，2肢以上に麻痺などがある重度の身体障害者のほか，区分4以上で行動障害を有する重度の知的障害者・精神障害者も対象
	同行援護	5,737	26,898	視覚障害により移動に著しい困難を有する者に，移動に必要な情報の提供（代筆・代読を含む），移動の援護等の外出支援を行う。身体介護を行わない場合は障害支援区分の認定を必要としないが，身体介護を行う場合は障害支援区分2以上で歩行支援などが必要な者が対象
	行動援護	2,222	15,342	自己判断能力が制限されている者が行動するときに，危険を回避するために必要な支援，外出支援を行う。障害支援区分3以上で，行動関連項目において支援が必要と認定された者が対象
	重度障害者等包括支援	11	44	介護の必要性が高い者に，居宅介護等複数のサービスを包括的に行う。障害支援区分6以上の者などが対象
	短期入所 （ショートステイ）	6,199	59,522	自宅で介護する者が病気の場合などに，短期間，夜間も含め施設で，入浴，排泄，食事の介護等を行う。福祉型短期入所では障害支援区分1以上，医療型短期入所では重症心身障害児・者などが対象
	療養介護	260	21,072	医療と常時介護を必要とする者に，医療機関で機能訓練，療養上の管理，看護，介護および日常生活の世話を行う。長期に入院による医療的ケアを必要とし，ALS患者など人工呼吸器による呼吸管理を行っている障害支援区分6以上の者，筋ジストロフィー患者などで障害支援区分5以上の者などが対象
	生活介護	12,804	303,058	常に介護を必要とする者に昼間，入浴，排泄，食事の介護等を行うとともに，創作的活動または生産活動の機会を提供する。障害支援区分が3（施設入所者は区分4）以上（50歳以上の場合はそれぞれ区分2および区分3以上）の者が対象
	障害者支援施設での夜間ケア等 （施設入所支援）	2,546	123,245	施設に入所する者に夜間や休日，入浴，排泄，食事の介護等を行う。生活介護の利用者のうち，障害支援区分4以上（50歳以上の場合は区分3以上）の者または就労移行支援等を受けている者が対象
訓練等給付	自立訓練 （機能訓練・生活訓練）	1,535	17,030	自立した日常生活または社会生活ができるよう，一定期間，身体機能または生活能力の向上のために必要な訓練を行う。身体障害者のための機能訓練（標準利用期間は1年6か月）と知的障害者と精神障害者のための生活訓練（標準利用期間は2年間）がある
	就労移行支援	2,899	36,275	一般企業等への就労を希望する者に，一定期間，就労に必要な知識および能力の向上のために必要な訓練を行う。標準利用期間は2年間
	就労継続支援 （A型・B型）	21,929	442,968	一般企業等での就労が困難な者に働く場を提供するとともに，知識および能力の向上のために必要な訓練を行う。A型は雇用契約に基づく就労が可能と見込まれる者，B型は雇用契約に基づく就労が困難と見込まれる者が対象
	就労定着支援	1,640	17,364	就労に向けた支援を受けて雇用された障害者につき，一定期間にわたり，その事業所での就労の継続を図るために必要な事業所の事業主，障害福祉サービス事業者，医療機関などとの連絡調整などを行う
	自立生活援助	279	1,198	施設入所支援または共同生活援助を受けていた障害者が居宅で自立した日常生活を営むうえでの各般の問題につき，一定期間，定期的な巡回訪問により，または随時通報を受け，障害者からの相談に応じ，必要な情報の提供および助言その他の援助を行う
	共同生活援助 （グループホーム）	13,577	187,497	主として夜間において，共同生活を行う住居で相談，入浴，排泄または食事の介護その他の必要な日常生活上の援助を行う

※2025年10月から「就労選択支援」が施行される。
資料／厚生労働省：令和6年版厚生労働白書資料編，p.209．一部改変．

で認定され，数字が大きいほど重度となっている。

　支給決定にあたっては，原則として特定相談支援事業者（基本相談支援と計画相談支援を行う事業者として市町村から指定されたもの）が作成する**サービス等利用計画案**の提出を求める。ただし，障害者自身がサービス等利用計画案（セルフプラン）を作成することもできる。

（2）支給決定

　市町村は**支給決定**において，障害支援区分の認定，支給要否決定とともに，障害福祉サービスの種類ごとの月単位の支給量と有効期間を定め，それらを記載した障害福祉サービス受給者証を交付する。訓練等給付の場合は，暫定支給決定が先に行われ，一定期間訓練効果や本人の利用意思を確認したうえで，正式な支給決定が行われることになっている。

　なお，65歳以上の障害者や，障害福祉サービスを受けていた者が65歳に達した場合は，原則として介護保険のサービスを受けることになる。ただし，移動支援など介護保険にない障害者福祉に独自のサービスや，障害者施設に入所する場合は，障害福祉サービスを利用することができる。

3 ｜ 自己負担と高額障害福祉サービス等給付など

　障害福祉サービスの自己負担は，利用したサービスに要する費用の1割となっているが，所得に応じて負担上限月額が定められている。このことをもって**応能負担が原則**とされており，実際には多くの障害者の利用者負担はゼロとなっている。高額障害福祉サービス等給付費の制度もある。

　また，施設入所支援や共同生活援助を受ける場合，食費や居住費は原則自己負担であるが，低所得者に対しては，**特定障害者特別給付**（補足給付）が支給され，負担が軽減される。

▎3. 相談支援

　自立支援給付のうち，相談支援に関するサービスには，地域相談支援と計画相談支援がある。

❶ 地域相談支援

　地域移行支援と地域定着支援があり，一般相談支援事業者が実施する。

▶ **地域移行支援**　障害者支援施設，精神科病院，保護施設，刑務所などに入所している障害者につき，住居の確保そのほかの地域における生活に移行するための活動に関する相談，そのほかの便宜を供与するものである。原則として6か月間，地域移行支援計画の作成，面接相談，同行支援，障害福祉サービスの体験利用などを行う。

▶ **地域定着支援**　居宅において単身で生活する障害者につき，常時の連絡体制を確保し，障害の特性に起因して生じた緊急の場合に相談そのほかの便宜を供与する。原則として1年間行われる。

❷ 計画相談支援

　サービス利用支援と継続サービス利用支援があり，特定相談支援事業者が実施する。

▶ **サービス利用支援**　介護給付の支給決定の申請を行うときなどに，障害者の心身の状況，その置かれている環境，意向そのほかの事情を勘案し，利用する障害福祉サービスの種類および内容などを定めたサービス等利用計画を作成し，関係の障害福祉サービス事業者などとの連絡調整を行う。

▶ **継続サービス利用支援**　支給決定を受けた障害者が継続して障害福祉サービスを適切に利用することができるよう，サービス等利用計画の見直しを行う。

4. 地域生活支援事業

自立支援給付が個人に対する給付であるのに対して，**地域生活支援事業**は市町村および都道府県が実施する事業であり（表 5-10），市町村および都道府県が自らまたは事業者に委託・助成して行うものである。

❶ 市町村の地域生活支援事業

必須事業と任意事業があり，総合相談・権利擁護・サービス連携の拠点としてのセンター整備事業（基幹相談支援センター，地域活動支援センターなど），地域における福祉人材を育成する事業（自発的活動支援事業，成年後見制度法人後見支援事業，手話奉仕員養成研修事業など），地域における福祉事業に助成する事業（成年後見制度利用支援事業，意思疎通支援事業，日常生活用具給付等事業，移動支援事業など）などがある。

❷ 都道府県の地域生活支援事業

専門性の高い相談支援・意思疎通支援を行う者の養成・派遣事業，意思疎通支援を行う者の派遣にかかる市町村相互間の連絡調整事業，広域的な支援事業，サービス・相談支援者または指導者育成事業などを行う。

5. 自立支援医療

自立支援医療は，障害者に対する公費負担医療の制度である。医療保険における自己負担分を公費で負担することで，障害者の医療費負担を軽減している。所得に応じて1月当たりの負担上限額を設定し，それに満たない場合は自己負担は医療費の1割となる（図 5-8）。高額治療を継続しなければならない場合は，さらに負担が軽減されている。自立支援医療には，更生医療，育成医療，精神通院医療がある（表 5-11）。

6. 補装具

補装具とは，障害者などの身体機能を補完・代替し，身体への適合を図るように製作され，長期間にわたり継続して使用されるものであり，医師などによる専門的な知識に基づく意見または診断に基づき使用されることが必要とされる義肢，装具，車椅子などである（表 5-12）。市町村により給付され，所得に応じて負担上限額が設定されている。

生活と社会福祉

社会保障制度と社会福祉

社会保険制度と動向

社会福祉の歴史

社会福祉の諸制度と施策

福祉行政のしくみと民間活動

表5-10 地域生活支援事業

		内容
市町村事業	理解促進研修・啓発	障害者に対する理解を深めるための研修や啓発事業を行う
	自発的活動支援	障害者やその家族，地域住民等が自発的に行う活動を支援する
	相談支援	● 障害者相談支援 　障害のある人，その保護者，介護者などからの相談に応じ，必要な情報提供等の支援を行うとともに，虐待の防止や権利擁護のために必要な援助を行う。また，協議会を設置し，地域の相談支援体制やネットワークの構築を行う ● 基幹相談支援センター等の機能強化 　地域における相談支援の中核的役割を担う機関として，総合的な相談業務の実施や地域の相談体制の強化の取り組み等を行う ● 住宅入居等支援事業（居住サポート事業） 　保証人がいない等の理由により，賃貸契約による一般住宅への入居が困難な障害者に対し，入居に必要な調整の支援や，家主等への相談・助言などを行う
	成年後見制度利用支援	補助を受けなければ成年後見制度の利用が困難である人を対象に，費用を助成する
	成年後見制度法人後見支援	市民後見人を活用した法人後見を支援するための研修等を行う
	意思疎通支援	聴覚，言語機能，音声機能，視覚等の障害のため，意思疎通を図ることに支障がある人とその他の人の意思疎通を仲介するために，手話通訳や要約筆記，点訳等を行う人の派遣などを行う
	日常生活用具給付等	障害のある人等に対し，自立生活支援用具等日常生活用具の給付または貸与を行う
	手話奉仕員養成研修	手話で意思疎通支援を行う者を養成する
	移動支援	屋外での移動が困難な障害のある人について，外出のための支援を行う
	地域活動支援センター	障害のある人が通い，創作的活動または生産活動の提供，社会との交流の促進等の便宜を図る
	その他（任意事業）	市町村の判断により，基本的人権を享有する個人としての尊厳にふさわしい日常生活または社会生活を営むために必要な事業を行う。たとえば，福祉ホームの運営，訪問入浴サービス，日中一時支援がある
都道府県事業	専門性の高い相談支援	発達障害，高次脳機能障害など専門性の高い相談について，必要な情報提供等を行う
	広域的な支援	都道府県相談支援体制整備事業や精神障害者地域生活支援広域調整等事業など，市町村域を超える広域的な支援が必要な事業を行う
	専門性の高い意思疎通支援を行う者の養成・派遣	意思疎通支援を行う人のうち，特に専門性の高い人の養成，または派遣する事業を行う（手話通訳者，要約筆記者，盲ろう者向け通訳・介助員，失語症者向け意志疎通支援者の養成または派遣を想定）
	意思疎通支援を行う者の派遣にかかる連絡調整	手話通訳者，要約筆記者の派遣にかかる市町村相互間の連絡調整を行う
	その他（研修事業を含む）	都道府県の判断により，基本的人権を享有する個人としての尊厳にふさわしい日常生活または社会生活を営むために必要な事業を行う。たとえば，オストメイト社会適応訓練，音声機能障害者発声訓練，矯正施設等を退所した障害者の地域生活への移行支援などがある。また，サービス・相談支援者，指導者などへの研修事業等を行う

資料／厚生労働省：「地域生活支援事業等実施要綱」．https://www.mhlw.go.jp/content/001238451.pdf（最終アクセス日：2024/9/27）

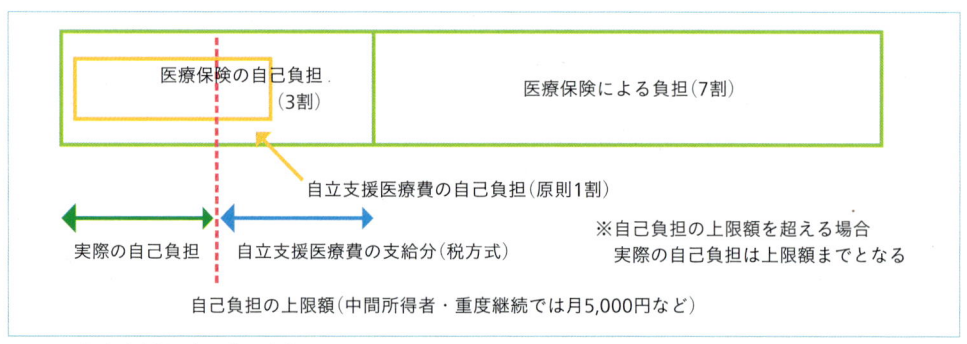

図5-8 自立支援医療の自己負担

生活と社会福祉 1

社会保障制度と社会福祉 2

社会保険制度 3

社会福祉の歴史と動向 4

社会福祉の諸制度と施策 5

福祉行政のしくみと民間活動 6

表5-11 自立支援医療

種類	概要	実施主体
更生医療	• 身体障害者（18歳以上）の障害を除去・軽減する手術などの治療 • 心身の障害の状態の軽減を図り，身体障害のある者の自立と社会経済活動への参加の促進を図る • 視覚障害者の角膜移植，肢体不自由者の人工関節置換術，心臓機能障害者のペースメーカー，腎臓人工透析療法等が含まれる	市町村
育成医療	• 身体障害児（18歳未満）の障害を除去・軽減する手術など，生活の能力を得るための治療 • 先天性の臓器障害，後天性心臓機能障害等が含まれる	市町村
精神通院医療	• 統合失調症，躁うつ病，てんかん，認知症などの脳機能障害，薬物関連障害（依存症）など，精神障害者の継続的な通院による医療	都道府県

表5-12 補装具の種目

身体障害者・身体障害児共通	身体障害児のみ
義肢，装具，座位保持装置，視覚障害者安全つえ，義眼，眼鏡，補聴器，車椅子，電動車椅子，歩行器，歩行補助つえ（T字状・棒状のものを除く），重度障害者用意思伝達装置，人工内耳	座位保持椅子，起立保持具，頭部保持具，排便補助具

7. 実施体制

❶ 地方自治体の業務

▶ **市町村** 障害者総合支援法に基づく障害福祉サービスの給付は，**市町村**によって行われる。市町村は，自立支援給付費などの支給決定のほか，障害支援区分の認定，市町村地域生活支援事業の実施，市町村障害福祉計画の策定，特定相談支援事業者の指定などを行う。

▶ **都道府県** より広域的・専門的役割を担い，市町村を支援する役割を果たしている。自立支援医療のうち精神通院医療は都道府県が実施主体である。障害福祉サービス事業や障害者支援施設の指定は都道府県が行う。そのほか，都道府県地域生活支援事業の実施，都道府県障害福祉計画の策定も行っている。

❷ 障害福祉計画の策定

市町村および都道府県は，国が定める基本方針に従って，**障害福祉計画**を定めることになっている。障害福祉計画は3年ごとに定められ，障害福祉サービスなどの提供体制の確保にかかる目標などを定める。障害者基本法に基づく障害者計画（障害者のための施策に関する基本的な計画）と調和が保たれたものでなければならないとされている。

❸ 障害福祉サービスの提供

障害福祉サービスは指定を受けた障害福祉サービス事業者によって提供される。市町村から支給決定を受けた利用者は，事業者と契約を締結してサービスを受けることになる。サービス提供に対しては，**障害福祉サービス等報酬**が市町村から事業所に支払われる。障害福祉サービス事業者においては，サービス管理責任者（居宅介護などの場合はサービス提供責任者）が，利用者の意向や適性を踏まえた**個別支援計画**を作成してサービスを提供しなければならない（図5-9）。

障害福祉サービスに要する費用は市町村が支弁するが，そのうち1/2は国が，1/4は都道府県が負担する。

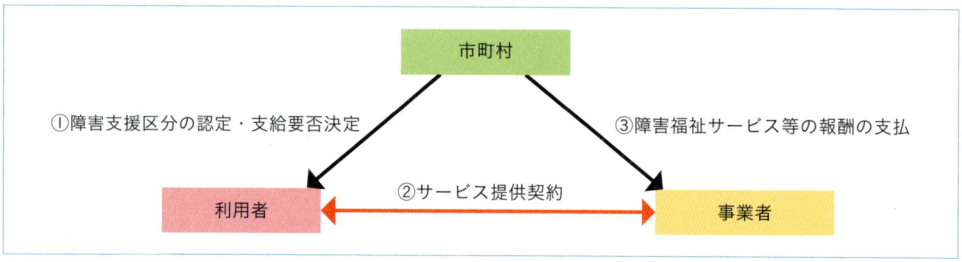

図5-9 障害福祉サービスの提供

D 身体障害者福祉の施策と関係法

障害者福祉サービスの給付や規制については障害者総合支援法に記載されているので，現在の身体障害者福祉法は，身体障害者の定義，手帳の交付や身体障害者固有の施策を定めるのみとなっている。

1. 身体障害者の定義と身体障害者手帳

▶ 定義　障害者総合支援法などにおける身体障害者の定義は，身体障害者福祉法の定めるところによっている。身体障害者の定義は「**別表に掲げる身体上の障害がある 18 歳以上の者であって，都道府県知事から身体障害者手帳の交付を受けたもの**」であり，ほかの障害と異なり，手帳を有していることを要件にしていることが特徴である。別表（**表 5-13**）に定める身体上の障害は，**①視覚障害，②聴覚または平衡機能の障害，③音声機能，言語機能または咀嚼機能の障害，④肢体不自由，⑤内部障害**を指す。

▶ 手帳の交付　身体障害者手帳の交付を受けるためには，医師の診断書を添えて，市町村を通じて都道府県知事に申請する。都道府県知事は，別表（**表 5-13**）に掲げる身体上の障害があるかどうかを審査し，身体障害者手帳の交付を決定する。身体障害者手帳には，**1 ～ 6 級の障害の級別**が記載される。身体障害の程度は，重度のものから 1 ～ 7 級に分かれているが，7 級は単独では手帳の交付が行われない（7 級が重複すると 6 級になり，手帳が交付される）。外部障害は身体の機能の障害に着目しているが，内部障害は日常生活への制限に着目していることが特徴である。

▶ 手帳の利用　身体障害者手帳は，身体障害者の定義にかかわり，障害福祉サービスを受けるための要件となるほか，障害者の割当雇用，税金の軽減措置，運賃や公共料金の割引などに用いられる。障害年金の受給に手帳の交付は要件となっていない。

2. 身体障害者福祉法固有の施策

身体障害者福祉法には，障害者総合支援法による障害福祉サービスの利用が著しく困難である場合の市町村による入所措置，身体障害者更生相談所の設置，身体障害者福祉センター・補装具製作施設・盲導犬訓練施設・視聴覚障害者情報提供施設などの身体障害者社

表5-13 身体障害者福祉法別表（身体障害者の定義）

一　次に掲げる視覚障害で，永続するもの
　1　両眼の視力（万国式試視力表によって測つたものをいい，屈折異常がある者については，矯正視力について測つたものをいう。以下同じ。）がそれぞれ〇・一以下のもの
　2　一眼の視力が〇・〇二以下，他眼の視力が〇・六以下のもの
　3　両眼の視野がそれぞれ一〇度以内のもの
　4　両眼による視野の二分の一以上が欠けているもの
二　次に掲げる聴覚又は平衡機能の障害で，永続するもの
　1　両耳の聴力レベルがそれぞれ七〇デシベル以上のもの
　2　一耳の聴力レベルが九〇デシベル以上，他耳の聴力レベルが五〇デシベル以上のもの
　3　両耳による普通話声の最良の語音明瞭度が五〇パーセント以下のもの
　4　平衡機能の著しい障害
三　次に掲げる音声機能，言語機能又はそしやく機能の障害
　1　音声機能，言語機能又はそしやく機能の喪失
　2　音声機能，言語機能又はそしやく機能の著しい障害で，永続するもの
四　次に掲げる肢体不自由
　1　一上肢，一下肢又は体幹の機能の著しい障害で，永続するもの
　2　一上肢のおや指を指骨間関節以上で欠くもの又はひとさし指を含めて一上肢の二指以上をそれぞれ第一指骨間関節以上で欠くもの
　3　一下肢をリスフラン関節以上で欠くもの
　4　両下肢のすべての指を欠くもの
　5　一上肢のおや指の機能の著しい障害又はひとさし指を含めて一上肢の三指以上の機能の著しい障害で，永続するもの
　6　1から5までに掲げるもののほか，その程度が1から5までに掲げる障害の程度以上であると認められる障害
五　心臓，じん臓又は呼吸器の機能の障害その他政令で定める障害で，永続し，かつ，日常生活が著しい制限を受ける程度であると認められるもの
　　※政令では，①ぼうこう又は直腸の機能，②小腸の機能，③ヒト免疫不全ウイルスによる免疫の機能，④肝臓の機能が定められている。

会参加支援施設についても定められている。

3. 身体障害者補助犬

　2002（平成14）年に制定された**身体障害者補助犬法**により，身体障害者補助犬の認定・表示や公共交通機関などへの同伴を拒んではならないことなどが定められている。

　身体障害者補助犬には，①**盲導犬**（視覚障害者の歩行のため，障害物を避けたり，段差や角を教えたりする犬，796頭），②**介助犬**（肢体不自由者のために，物の拾い上げおよび運搬，着脱衣の補助，体位の変更，起立および歩行の際の支持，扉の開閉，スイッチの操作，緊急の場合における救助の要請などを行う犬，59頭），③**聴導犬**（聴覚障害者のために，ブザー音，電話の呼び出し音，呼ぶ声，危険を意味する音などを聞き分け，必要な情報を伝え，および必要に応じ音源への誘導を行う犬，53頭）がある（数字は2024［令和6］年4月現在の実働頭数）。

4. 身体障害者の実態

　2022（令和4）年の調査によると，在宅の身体障害者は，**全国で415万9000人**と推計されており，2011（平成23）年の調査に比べ8％増加している。障害の種類別にみると，

生活と社会福祉
社会保障制度と社会福祉
社会保険制度
社会福祉の歴史と動向
社会福祉の諸制度と施策
福祉行政のしくみと民間活動

肢体不自由 **38%**，内部障害 33%，聴覚・言語障害 9%，視覚障害 7% となっている。年齢別にみると，**70 歳以上の割合が 62%** を占めている。等級別には，1・2 級が 65 歳未満で 57%，65 歳以上で 47% を占め，特に内部障害では 60% を超えている（「令和 4 年生活のしづらさなどに関する調査［全国在宅障害児・者実態調査］」）。

E 知的障害者福祉の施策と関係法

▌ 1. 精神薄弱者から知的障害者へ

　戦後，児童福祉法において精神薄弱児に対する施設入所などの対応が行われていたが，障害児が成長するにつれ 18 歳以上の者への対応が必要になり，1960（昭和 35）年に精神薄弱者福祉法が制定された。1999（平成 11）年には，従来の「精神薄弱」の語が，すべて「知的障害」に置き換えられた。障害福祉サービスの給付や規制については障害者総合支援法に規定されており，現在の知的障害者福祉法は，知的障害者固有の施策を定めるのみとなっている。

▌ 2. 知的障害者の定義と療育手帳

　知的障害者の定義は法律上は存在しておらず，**知的機能の障害が発達期**（おおむね 18 歳まで）**に現れ，日常生活に支障が生じているため，何らかの特別の援助を必要とする状態にあるもの**と理解されている。知的機能において知能指数（IQ）を用い，軽度（IQ70 〜 51），中度（IQ50 〜 36），重度（IQ35 〜 21），最重度（IQ20 以下）と分類することもある。

▶ 療育手帳　身体障害者手帳と同様のものとして，**療育手帳**（自治体により名称が異なる場合がある）がある。法律には規定がないが，都道府県知事により交付されており，日常生活において常時介護を要する重度を A 区分，その他を B 区分としている。有効期限は 2 年である（自治体により基準や区分等は異なる）。身体障害者手帳と異なり，手帳交付が知的障害者の定義にかかわっておらず，障害福祉サービス受給の要件でもないが，障害者の割当雇用，税金の軽減措置，運賃や公共料金の割引などに用いられる。

▌ 3. 知的障害者福祉法固有の施策

　知的障害者福祉法には，障害者総合支援法による障害福祉サービスの利用が著しく困難である場合の市町村による入所措置，知的障害者更生相談所の設置などが定められている。

▌ 4. 知的障害者の実態

　療育手帳を所持する在宅の知的障害者は，全国で **114 万人**であり，男性 62%，女性 36% と推計されており，障害の程度では重度が 37% となっている（「令和 4 年生活のしづらさなどに関する調査［全国在宅障害児・者実態調査］」）。

F 精神障害者福祉の施策と関係法

1. 精神衛生法から精神保健福祉法へ

　1950（昭和25）年制定の精神衛生法では，都道府県の精神病院の設置義務や精神衛生鑑定医制度などが定められていた。1987（昭和62）年に精神保健法となり，人権に配慮した入院医療のための措置入院，医療保護入院，任意入院などの制度の整備のほか，社会復帰施設として精神障害者生活訓練施設と精神障害者授産施設が創設され，その後も地域生活援助事業や精神障害者社会復帰促進センターなどが整備されていった。1995（平成7）年には精神保健及び精神障害者福祉に関する法律（**精神保健福祉法**）となっている。2006（平成18）年の障害者自立支援法（現在の障害者総合支援法）制定以降は，障害福祉サービスは障害者総合支援法で規定されている。

2. 精神障害者の定義と精神障害者保健福祉手帳

▶ **定義**　精神保健福祉法では，精神障害者とは「**統合失調症，精神作用物質による急性中毒又はその依存症，知的障害，精神病質その他の精神疾患を有する者をいう**」として，疾病名で定義されている。知的障害者も含まれるが，知的障害者の福祉は知的障害者福祉法で行われている。

▶ **精神障害者保健福祉手帳**　交付は，市町村を通じて都道府県知事に申請する。医師の診断書がある場合は精神保健福祉センターで判定され，障害年金の年金証書の写しがある場合は判定を必要としない。障害等級は重度の者から1〜3級となっており，有効期限は2年である。手帳の所持は，障害福祉サービスを受けるための要件とはなっていないが，障害者の割当雇用，税金の軽減措置，運賃や公共料金の割引などに用いられる。精神障害者のうち手帳を所持する割合は必ずしも高くない。

3. 精神障害者福祉施策

　医療については保健所，福祉については市町村が行っている。都道府県が設置する**精神保健福祉センター**は，専門的知識や技術をもって相談指導，手帳の交付に関する決定などを行っている。

4. 関連施策

1 ｜ 発達障害者支援法

　発達障害者については，精神障害者に含まれているが，発達障害の明確な定義，理解の促進，支援の確立などを目的に，2016（平成28）年に**発達障害者支援法**が成立し，2017（平

成 29）年から施行された。

▶ **発達障害**　自閉症，アスペルガー症候群その他の広汎性発達障害，学習障害，注意欠陥多動性障害，その他これに類する脳機能の障害であってその症状が通常低年齢において発現するもののうち言語の障害，協調運動の障害などをいう。

▶ **発達障害者支援法**　発達障害の早期発見，早期の発達支援，保育，教育，就労の支援，地域での生活支援，家族への支援などが定められている。また，都道府県が**発達障害者支援センター**を指定し，専門的な支援を行うこととされている。

2 ｜ 心神喪失者等医療観察法

　心神喪失等の状態で重大な他害行為を行った者の医療及び観察等に関する法律（**心神喪失者等医療観察法**）は，心神喪失または心神耗弱の状態（精神障害のために善悪の区別がつかないなど，刑事責任を問えない状態）で，重大な他害行為（殺人，放火，強盗，強制性交等，強制わいせつ，傷害）を行った者に対して，適切な医療を提供し，社会復帰を促進することを目的とした制度である。

　心神喪失または心神耗弱の状態で重大な他害行為を行い，不起訴処分となるか無罪などが確定した人に対して，検察官の申立てにより，裁判官と**精神保健審判員**（必要な学識経験を有する医師）の各1名からなる合議体による審判により，入院による医療の決定等が行われる。その場合は，指定入院医療機関などにおいて専門的な医療の提供が行われるとともに，この入院期間中から，保護観察所に配置されている**社会復帰調整官**により，退院後の生活環境の調整が実施される。退院後は，原則として3年間，地域において，通院医療を受けることとなる。

3 ｜ 依存症対策，高次脳機能障害者への支援

▶ **依存症対策**　アルコール・薬物・ギャンブルなどの**依存症**について，偏見や差別を解消し，依存症者や家族に対する適切な治療・支援につながる行動変容を促すことを目的として，依存症の理解を深めるための普及啓発事業や，相談機関・医療機関への支援が行われている。相談機関としては，保健所，精神保健福祉センター，依存症相談拠点機関，自助グループ・回復支援施設，家族会・家族の自助グループなどへの支援が行われている。2018（平成30）年には，**ギャンブル等依存症対策基本法**が制定・施行され，国と都道府県が計画を策定して対策を進めることとされている。

▶ **高次脳機能障害者への支援**　脳の器質的病変の原因となる事故による受傷や疾病（しっぺい）により，記憶障害，注意障害，遂行（すいこう）機能障害，社会的行動障害などの認知障害があり，日常生活または社会生活に制約があるものをいう。症状が障害に由来するものと認識されないことも多いため，都道府県に支援拠点機関を置くほか，高次脳機能障害者に対する専門的な相談支援，関係機関との地域支援ネットワークの充実，高次脳機能障害支援の啓発と普及を行う事業が進められている。

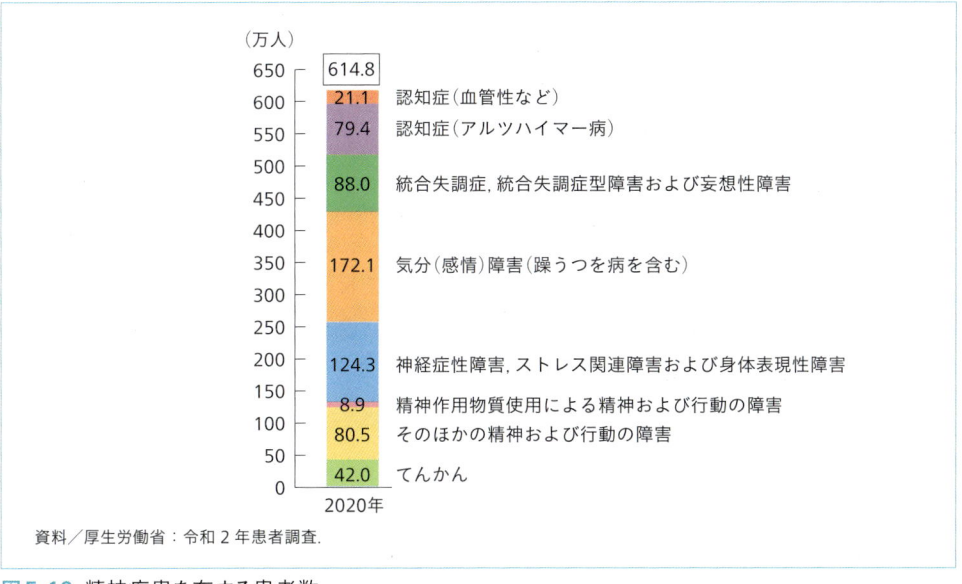

（万人）
650　614.8
600　21.1　認知症（血管性など）
550　79.4　認知症（アルツハイマー病）
500
450　88.0　統合失調症, 統合失調症型障害および妄想性障害
400
350　172.1　気分（感情）障害（躁うつ病を含む）
300
250
200
150　124.3　神経症性障害, ストレス関連障害および身体表現性障害
100　8.9　精神作用物質使用による精神および行動の障害
　　80.5　そのほかの精神および行動の障害
50　42.0　てんかん
0　2020年

資料／厚生労働省：令和2年患者調査.

図 5-10 精神疾患を有する患者数

生活と社会福祉

社会保障制度と社会福祉

社会保険制度と動向

社会福祉の歴史

5 社会福祉の諸制度と施策

福祉行政のしくみと民間活動

4 | 精神保健福祉士資格制度

1998（平成 10）年から精神保健福祉士法が施行され，精神科ソーシャルワーカーの資格制度が行われている。**精神保健福祉士**は，名称独占の資格であり，精神保健福祉士の名称を用いて，専門的知識および技術をもって，医療施設や社会復帰施設を利用している精神障害者の社会復帰に関する相談に応じ，助言，指導，日常生活への適応のために必要な訓練そのほかの援助を行うことを業とする者をいう。2024（令和 6）年 4 月時点で 10 万 8336 人が登録されており，医療機関，社会復帰施設，行政機関などで働いている。

5. 精神障害者の実態

精神疾患による入院・外来治療を受けている患者数は，2020（令和 2）年「患者調査」によれば 615 万人であり，うち入院患者は 28.8 万人となっている。疾患別では気分（感情）障害が 3 割，統合失調症が 1.4 割であるが，高齢化に伴い，認知症の割合が多くなってきている（図 5-10）。

G 障害児福祉制度に関する法と施策

1. 障害児の定義と実態

児童福祉法において**障害児**とは，身体に障害のある児童，知的障害のある児童，精神に障害のある児童（発達障害児を含む）または難病の児童（18 歳未満）とされている。障害者手

帳を取得することもできるが、福祉サービスを受けるために手帳の取得は不要である。

2016（平成28）年の生活のしづらさなどに関する調査などに基づく厚生労働省の推計によると、身体障害児（18歳未満）は7万1000人、知的障害児（18歳未満）は22万1000人、精神障害者（20歳未満）は27万6000人と推計されている。

■ 2. 障害児に関する施策

障害児については、居宅介護、短期入所、計画相談支援など障害者総合支援法に基づく障害福祉サービスを障害者と共通して利用できるほか、障害児特有のサービス（表5-14）は児童福祉法に規定されている。

このほか、**障害児相談支援**は、障害児通所支援の申請に係る給付決定の前に利用計画案を作成し、給付決定後、事業者等と連絡調整などを行うとともに利用計画を作成するものである。

障害児に対する福祉サービスは、児童福祉法に基づくものも障害者総合支援法と同様、契約による利用が原則となっているが、措置によるものも多くみられる。障害児通所支援については市町村が実施主体であるが、施設入所（児童相談所）が実施主体となっている（表5-14）。

表5-14 障害児支援の体系

			サービス内容	利用者数	施設・事業所数
障害児通所系	児童発達支援	センター	地域の障害児の健全な発達において中核的な役割を担う機関として、障害児を日々保護者の下から通わせて、高度の専門的な知識および技術を必要とする児童発達支援を提供し、あわせて指定障害児通所支援その他の援助を行う	189,149	12,507
		センター以外	障害児の家族、相談、専門的な助言その他の必要な援助を行う		
	放課後等デイサービス		日常生活における基本的な動作および知識技能の習得並びに集団生活への適応のための支援、その他必要な支援を行う／授業の終了後または休校日に、児童発達支援センター等の施設に通わせ、生活能力向上のために必要な訓練、社会との交流促進などの支援を行う	344,147	21,212
障害児訪問系	居宅訪問型児童発達支援		重度の障害等により外出が著しく困難な障害児の居宅を訪問して発達支援を行う	373	138
	保育所等訪問支援		保育所、乳児院・児童養護施設等を訪問し、障害児以外の児童との集団生活への適応のための専門的な支援などを行う	21,577	1,903
障害児入所系	福祉型障害児入所施設		施設に入所している障害児に対して、保護、日常生活の指導および知識技能の付与を行う	1,298	184
	医療型障害児入所施設		施設に入所または指定医療機関に入院している障害児に対して、保護、日常生活の指導および知識技能の付与並びに治療を行う	1,748	199

※障害児支援は、個別に利用の要否を判断（支援区分を認定する仕組みとなっていない）。利用者数および施設・事業所数は、令和6年1月サービス提供分（国保連データ）。

資料／こども家庭庁障害児支援課：障害児支援施策；障害児支援部会第6回（R6.7.10）資料2、p.6、一部改変。

3. 関連施策

1 早期発見と療育

　障害児の早期発見・早期療育のため，**妊産婦健康診査，乳児健康診査，1歳半・3歳児健診**が市町村により行われ，必要な指導や療育につなげている。また，保健師などによる訪問指導が個別の対応が必要とされる世帯に実施されている。生後4か月未満の乳児がいるすべての家庭を訪問する**乳児家庭全戸訪問事業**や，要支援と思われる家庭を訪問する**養育支援訪問事業**がある。

　児童相談所や保健所では，専門家による助言指導や療育指導が行われている。また，障害者総合支援法による地域生活支援事業として，市町村による障害者相談支援事業や都道府県による障害児等療育支援事業が行われている。

2 学校教育

　障害児の教育は，1960年代から障害のない子どもと分離して教育を行う特殊教育が行われてきたが，1970年代にノーマライゼーションの理念のもと，統合教育が求められるようになり，1979（昭和54）年に**養護学校の義務教育化**が実現し，すべての障害児が教育を受けられるようになった。その後，2007（平成19）年には**特別支援学校・特別支援学級**が創設され，特別な場で教育を行う「特殊教育」から，一人ひとりのニーズに応じた適切な指導および必要な支援を行う「**特別支援教育**」に発展的に転換し，盲・聾・養護学校から特別支援学校になった。その後も**インクルーシブ教育**への動きが進められ，2013（平成25）年には原則として障害のある子どもは特別支援学校に就学するという原則を改め，子ども一人ひとりの障害の状況など総合的な観点から就学先を決定する制度に転換している。

▶ **特別支援学校**　障害の程度が比較的重い子どもを対象として教育を行う学校である。1学級の標準は6人（重複障害の場合3人）であり，視覚障害，聴覚障害，知的障害，肢体不自由，病弱を対象とし，複数の障害種別を対象とすることができることとしている。

▶ **特別支援学級**　障害のある子どものために，小・中学校に障害の種別ごとに置かれる少人数の学級（8人が標準［公立］）であり，知的障害，肢体不自由，病弱・身体虚弱，弱視，難聴，言語障害，自閉症・情緒障害の学級がある。

3 医療的ケア児

　医学の進歩を背景として，新生児集中治療室（NICU）などに長期入院した後，引き続き人工呼吸器や胃瘻などを使用し，在宅において，痰の吸引などの医療的ケアが日常的に必要な子どもの数が増加している（2万人を超えている）。このような**医療的ケア児**やその家族への支援は，医療，福祉，保健，子育て支援，教育などの多職種連携が必要不可欠である。

　こうしたことから，2016（平成28）年の児童福祉法改正により，地方自治体がその心身

の状況に応じた適切な支援を受けられるよう，保健，医療，福祉その他の各関連分野の支援を行う機関との連絡調整を行うための体制の整備に努めなければならないこととされ，医療的ケア児の総合支援事業が行われている。また，2021（令和3）年には，医療的ケア児及びその家族に対する支援に関する法律（**医療的ケア児支援法**。2021［令和3］年9月施行）の制定により，国・自治体，保育所，学校等による支援の責務が規定され，保育所，学校等における看護師等の配置等の措置を講ずるものとされている。

H 障害者に対する所得保障

　障害年金は障害者の所得保障に重要な役割を果たしている。障害年金の受給者数は251万人（2021［令和3］年）で，障害者の1/5以上が受給している。障害年金には障害基礎年金と障害厚生年金がある。障害年金は社会保険であり，原則として障害になった時点で年金制度に加入している必要がある。ただし，国民年金の加入は20歳からであるから，20歳前に初診日のある障害者については例外的に国民年金への加入を要件とせず，**20歳前障害基礎年金**を受給できる。知的障害者の多くがこの場合に当てはまる。障害基礎年金2級の額は6万8000円/月（2024［令和6］年度）で，より重度な1級はその1.25倍である。また，障害厚生年金の等級には1〜3級があり，2級・3級の額は厚生年金加入期間の平均標準報酬に比例した額であり，1級はその1.25倍となっている。

　20歳以上の重度の障害者には，障害年金とは別に，**特別障害者手当**が支給される。支給額は2024（令和6）年度で2万8840円/月であり，一定以上の所得がある場合は支給制限がある。また，20歳未満の在宅の**重度障害児**に対しては，**障害児福祉手当**が支給され，支給額は2024（令和6）年度で1万5690円/月である。2022（令和4）年度の受給者数は，特別障害者手当が13万2475人，障害児福祉手当が6万2945人である。

　20歳未満の障害児を監護している父または母などに対しては，**特別児童扶養手当**が支給される。支給額は2024（令和6）年度で，1級は5万5350円/月，2級は3万6860円/月であり，一定以上の所得がある場合は支給制限がある。2022（令和4）年度の受給者数は，26万2628人（支給対象障害児数は28万8750人）である。このほかに，独自の障害者手当を支給している地方自治体もある。

I 障害者雇用と就労支援

1. 障害者雇用促進法による割当雇用

　障害者雇用促進法においては，従業員が一定数以上の規模の事業主に対し，**障害者雇用率**に相当する数の障害者の雇用を義務づけている。対象となる障害者は，手帳を所持する障害者（身体障害者・知的障害者・精神障害者）である。法定雇用率は，2024（令和6）年度に

おいて民間企業は2.5％，国・地方自治体・特殊法人などは2.8％，都道府県などの教育委員会は2.7％となっている。法定雇用率未達成の事業主は，不足1人当たり5万円/月の障害者雇用納付金を納付しなければならず，逆に法定雇用率を上回って障害者を雇用する事業主に対しては，1人当たり2万9000円/月の障害者雇用調整金が支給される。

　実態をみると，2023（令和5）年12月現在，民間企業の雇用障害者数は64万2178人，実雇用率は2.33％，法定雇用率達成企業の割合は50.1％であった。また，国の実雇用率は2.92％，都道府県2.96％，市町村2.63％，教育委員会2.34％であった。なお，法定雇用率については，段階的に引き上げられており，民間企業の法定雇用率は，2026［令和8］年度7月には2.7％となる。

2. 職業リハビリテーション

　地域の就労支援機関において，障害者の職業生活における自立を支援するための**職業リハビリテーション**が実施されている。ハローワーク（公共職業安定所）における職業紹介のほか，地域障害者職業センター（都道府県ごと）における職業能力評価，職業訓練，職場適応援助者（ジョブコーチ）による職場適応支援，障害者就業・生活支援センターにおける相談・支援などが行われている。

3. 障害者優先調達推進法

　国や地方自治体などが，障害者を多数雇用している企業，障害者総合支援法に基づく障害福祉サービス事業所・施設，在宅就業障害者などから物品やサービスを優先的に購入することを推進するため，**障害者優先調達推進法**が施行されている。国の各省庁，地方自治体は毎年度，障害者就労施設などからの調達方針を作成し，実績を報告することや，競争参加資格として法定雇用率を満たしていることを要件とするなど，障害者の就業を促進するために必要な措置を講ずることなどが定められている。

障害者の権利擁護と社会参加

1. 障害者の権利擁護

　障害者の権利の擁護_{ようご}のために，2011（平成23）年に**障害者虐待_{ぎゃくたい}防止法**が制定され，2012（平成24）年から施行されている。「障害者虐待_{ぎゃくたい}」とは，①**養護者**による障害者虐待，②**障害者福祉施設従事者**などによる障害者虐待，③使用者による障害者虐待をいい，障害者虐待の類型は，①**身体的虐待**，②**放棄・放置**，③**心理的虐待**，④**性的虐待**，⑤**経済的虐待**の5つとされている。この法律では，国や地方自治体，障害者福祉施設従事者，使用者などに障害者虐待の防止などのための責務を課すとともに，障害者虐待を受けたと思われる障害者を発見した者に対する通報義務を課し，通報を受けた行政機関は，事実確認のほか適切な

表5-15 障害者虐待の件数（令和4年度）

	虐待と判断された数	相談・通報数
障害者福祉施設従事者などによるもの	956 件	4,104 件
養護者によるもの	2,123 件	8,650 件
使用者によるもの	656 人	1,433 人

資料／厚生労働省：令和4年度都道府県・市町村における障害者虐待事例への対応状況等，令和4年度使用者による障害者虐待の状況等．

措置を取るものとしている。障害者虐待の件数を**表5-15**に示す。

　障害者の権利擁護のための制度として，近年注目されているのが**成年後見制度**である。認知症，知的障害，精神障害などにより判断能力が不十分な人の判断能力の不足を補うため，裁判所に選任された成年後見人などが，生活，療養看護および財産の管理に関する事務を行うものである。

2. 障害者の社会参加

1 | バリアフリー新法

　高齢者，障害者等の移動等の円滑化の促進に関する法律は，2006（平成18）年に制定・施行されたもので，交通車両・施設のバリアフリー対策（交通バリアフリー法）と建物のバリアフリー対策（ハートビル法）が統合してつくられたため，「**バリアフリー新法**」とよばれる。旅客施設，車両，道路，駐車場，公園，建築物などの施設設置管理者は，新規に設置・建設，改良などを行う場合には，移動等円滑化基準への適合義務が課せられており，既存の施設については，基準適合の努力義務が課せられている。市町村は，旅客施設を中心とした地区や，高齢者や障害者が生活で利用する施設を含む重点整備地区について基本構想を作成する。

2 | 障害者の活動の推進

　障害者の自主的かつ積極的なスポーツを推進する観点から，全国障害者スポーツ大会やパラリンピックが開催されているほか，障害者の社会参加やリハビリテーションの観点から，地方自治体などが実施する障害者スポーツ大会，各種スポーツレクリエーションの開催などが地域生活支援事業により支援されている。

　また，**障害者による文化芸術活動の推進に関する法律**が2018（平成30）年に制定・施行され，障害者の芸術文化活動の普及支援が進められている。2022（令和4）年には，障害者による情報の取得及び利用並びに意思疎通に係る施策の推進に関する法律（障害者情報アクセシビリティ・コミュニケーション施策推進法）が制定・施行され，基本理念や基本的施策が定められている。

　このほか，障害者手帳の提示により，**鉄道運賃などの割引**が行われている。これは，各鉄道会社などの内規であり，JR各社が日本国有鉄道だった時代からのもので，鉄道，バス，

航空機などの事業者が準拠している。国からの特段の補助はない。

K 障害者福祉の現状と課題

1. 差別禁止と合理的配慮

　2006（平成18）年の障害者権利条約は，障害者の差別禁止のほか，障害者が地域で生活する平等の権利を認めた。条約批准のために障害を理由とする差別の解消の推進に関する法律（障害者差別解消法）の制定など国内法の整備が行われたが，そのなかで，障害者から社会的障壁の除去を必要としている旨の意思の表明があった場合において，その実施に伴う負担が過重でなければ，社会的障壁の除去の実施について**合理的配慮**を行うことが行政機関に義務づけられ，民間事業者についても2021（令和3）年の法改正において努力義務から義務へと改められている（2024（令和6）年4月施行）。職場のほか多くの場面でこのような取り扱いが普及し，定着することが求められる。

2. 地域生活と就労支援

　障害者福祉は，戦後長く施設への入所を中心としてきた。2000年代初めに障害者自立支援制度が創設され，3障害を統合したうえで，地域生活の支援を重点に置いた障害福祉サービスの体系がつくられてきた。地域支援のよりいっそうの推進が課題である。

　特に，障害者がその能力を生かした就労支援については，最大の課題となっており，障害者雇用促進法に基づく一般就労を進めるほか，就労継続支援B型事業所などの福祉的就労をいっそう進めることが課題となっている。

3. 介護保険との年齢分け・統合

　現在，65歳以上の高齢者と加齢に伴う疾病（特定疾病）による障害者の介護サービスは介護保険制度で行われ，そのほかの障害者の介護サービスは障害者総合支援制度で対応されている。年齢によって制度やサービスが異なり，65歳を境にサービスが断絶している。

　年齢で制度を異なるものにすることに理由はなく，諸外国でも例がないことから，障害に対する統合的な介護制度をつくることについての検討が必要である。2000年代初めに社会福祉基礎構造改革で障害者自立支援制度が創設された際は，将来的に介護保険と統合することを念頭に置いていたが，20〜39歳の者に保険料負担を求めることの困難や，原則的な応益負担，ケアマネジメントの利用を求めることが障害者の理解を得られていないことなどから，現在統合の議論は進んでいない。

1 生活と社会福祉
2 社会保障制度と社会福祉
3 社会保険制度と動向
4 社会福祉の歴史
5 社会福祉の諸制度と施策
6 福祉行政のしくみと民間活動

Ⅲ 児童福祉に関する法と施策

Ⓐ 児童福祉制度のあゆみと概要

▌1. 児童福祉法の展開

　戦後の1947（昭和22）年に成立した**児童福祉法**は，すべての児童の健全な成長発達のためにつくられた。1951（昭和26）年には**児童憲章**が制定されている。その後の経済成長のなかで，児童福祉は拡充され，1964（昭和39）年には**母子福祉法**，1965（昭和40）年には**母子保健法**が制定された。1967（昭和42）年には児童福祉法改正により重症心身障害児施設が新設され，1971（昭和46）年には**児童手当法**が制定されている。

　この時代の児童福祉は，要保護児童などの施設入所と，保育に欠ける児童の保育を中心としていた。

▌2. 少子化対策の進展

　少子化に対して大きく注目が集まったのは，1989（平成元）年に合計特殊出生率が大きく落ち込んだ丙午の1966（昭和41）年を下回る1.57となったことが明らかとなった1990（平成2）年のいわゆる**1.57ショック**であった（**図1-2**参照）。これを契機に**少子化対策**が始まり，1994（平成6）年には**エンゼルプラン**（「今後の子育て支援のための施策の基本的方向について」）が策定され，1999（平成11）年度までの緊急保育対策等5か年事業が実施された。

　その後も少子化は進み，本格的な対策が必要とされるようになった。2003（平成15）年には**少子化社会対策基本法**が制定され，保育対策のみならず子育てと仕事の両立などを含めた幅広い分野での政策として，**少子化社会対策大綱**が決定された。また，同年に**次世代育成支援対策推進法**が制定され，国・地方自治体・事業主が行動計画を策定し，仕事と子育ての両立の推進を図ることとなった。その後も少子化対策推進のための各種プランが策定され，少子化対策は国の大きな政策となっている。2022（令和4）年には**こども基本法**が制定された（2023［令和5］年4月施行）。併せて内閣府の外局にこども家庭庁が創設されている。

▌3. 課題への対応

❶保育への対策

　保育対策については，保育に欠ける児童を保護する観点から，行政が措置により保育サービスを提供するしくみが進められてきた。女性の就労の増加により1994（平成6）年以降保育所入所児童数が増え，都市部において**待機児童問題**が深刻になってきた。2001（平成

13）年の待機児童ゼロ作戦など，待機児童解消のための施策が取られてきたが，いまだ大都市部における問題は深刻である。こうしたなか，幼児教育も含めて地域における子育て支援を総合的に進める観点から，**子ども・子育て支援法**が 2012（平成 24）年に制定され，2015（平成 27）年度から施行されている。2019（令和元）年 10 月からは，3 〜 5 歳児は全世帯，0 〜 2 歳児は住民税非課税世帯の**保育料を無償化**した。

❷ 母子家庭への対策

母子家庭対策は，1952（昭和 27）年の母子福祉資金の貸付等に関する法律，1959（昭和 34）年の母子年金制度の創設，および児童扶養手当の創設，1964（昭和 39）年の母子福祉法制定，1981（昭和 56）年の**母子寡婦福祉法**への改正などが行われてきた。その後，離婚の増加，ひとり親家庭の経済的困窮（こんきゅう）などに対応するため，2002（平成 14）年の法改正で就業支援策など総合的な支援を進めるとともに，2013（平成 25）年には**母子家庭の母の就業の支援に関する特別措置法**により就業支援を強化し，2014（平成 26）年には母子寡婦福祉法の法律名が**母子及び父子並びに寡婦福祉法**に改められ，父子家庭も施策の対象とするようになっている。

❸ 児童虐待への対策

児童虐待（ぎゃくたい）件数の増加に対応するため，2000（平成 12）年に児童虐待の防止等に関する法律（**児童虐待防止法**）が施行され，その後も 2004（平成 16）年の児童虐待の定義の見直し，警察への援助要請規定，市町村の役割の拡大，2007（平成 19）年の立入調査の強化，2008（平成 20）年の乳児家庭全戸訪問事業などの法定化，2011（平成 23）年の親権停止制度の創設，2017（平成 29）年の一時保護における司法関与の強化，2019（令和元）年のしつけに際しての体罰禁止，2022（令和 4）年の一時保護における司法審査導入など，たび重なる制度改正によって児童虐待防止のための取り組みが行われてきたが，引き続き大きな課題となっている。

❹ 子どもの貧困への対策

近年，わが国における子どもの貧困の問題が注目されるようになり，2009（平成 21）年に初めて子どもの貧困率が公表され，先進諸国でも高水準にあることが問題とされるようになっている。子どもの成長や養育に大きな影響を及ぼすほか，貧困の世代間連鎖を生み出す要因にもなっていることから，2013（平成 25）年に子どもの貧困対策の推進に関する法律が制定され，子どもの貧困に対する総合的な対策が進められている（2024［令和 6］年にこどもの貧困の解消に向けた対策の推進に関する法律に改められた）。

4. 児童福祉制度の概要

少子化対策として，児童福祉のみならず，雇用，保健医療，教育，生活環境の整備などの全般にわたる施策体系がある。

子育て支援については，保育や地域子育て支援などのサービス，児童手当などの経済的支援，労働環境の整備や育児休業など仕事と子育ての両立支援などが行われている。

生活と社会福祉

社会保障制度と社会福祉

社会保険制度と動向

社会福祉の歴史

5 社会福祉の諸制度と施策

福祉行政のしくみと民間活動

また，保護者のない児童または児童虐待などで保護者に監護させることが不適当であると認められる児童（要保護児童）については，家庭的養護や施設養護などの**社会的養護**が行われる。近年は**児童虐待**への対応が大きな課題となっており，児童虐待防止のための様々な施策が行われている。**非行少年**については，刑事司法との連携のもと，児童福祉の体系のなかで対応される。

さらに，**ひとり親家庭**については，就労支援，貸付や児童扶養手当などによる所得保障，施設や在宅における生活支援などが行われる。

ほかに，DV 防止，障害児対策，母子保健なども含まれる。

B 児童福祉の対象

1. 児童福祉の理念と権利

❶子どもとは

子どもとはどのような存在だろうか。まず，子どもは大人のように完成しておらず，発達途上にある柔軟で変わり得る（可塑的な）存在である。また，子どもは自分の意思を十分に表明できない。さらに，親や周囲の人々との関係のなかで自己を形成する関係的な存在であるといえる。最後に，子どもは社会の未来・希望である。

❷児童福祉の理念

子どもは保護されるべき存在であるが，自分の人格をもち，単に保護されるだけの存在ではない。児童福祉は「**児童の最善の利益**」を理念として行われる一方，児童の「**自己決定の尊重**」も重視されなければならない。

こうした子どもの特徴を踏まえ，子どもを大人と同じく人間として尊重することは，1924 年の国際連盟による「児童の権利に関するジュネーブ宣言」をはじめとして，1959 年の国際連合の「**児童権利宣言**」，1989 年の「**児童の権利に関する条約**」（わが国は 1994［平成 6］年に批准）においてうたわれてきた。わが国においても，1947（昭和 22）年の児童福祉法や 1951（昭和 26）年の児童憲章において同様の理念をうたっており，児童福祉法については 2016（平成 28）年の一部改正で，理念規定の第 1 条において，「児童の権利に関する条約の精神にのつとり」と明文化された。

❸子育て支援・子育ち支援

近年，少子化で経済・雇用や社会保障に大きな不安が生じていることから，少子化対策の必要性がうたわれている。しかし，より重要なことは，子どもの権利の保障とそのための家庭に対する支援であることを忘れてはならないだろう。社会や家族のための「子育て」支援だけではなく，子ども自身のための「子育ち」支援という視点が重要である。

2. 子どもの定義

　上記のような子どもの特徴から，各制度においてはそれぞれの趣旨によって**子どもまたは児童の定義**がなされ，施策が講じられている。大きく分けると，① 20 歳未満とするもの，② 18 歳未満とするもの，③ 18 歳に達する日以後の最初の 3 月 31 日までの間にある者（高校卒業まで）とするもの，がある。

　20 歳未満とするものとしては，少年法の「少年」，母子及び父子並びに寡婦福祉法の「児童」がある。**18 歳未満**とするものには，児童福祉法の「児童」があり，児童福祉関係の多くの制度は 18 歳未満を対象としている。民法の「未成年者」も 2022（令和 4）年度から 18 歳未満に引き下げられた。**高校卒業まで**（18 歳に達する日以後の最初の 3 月 31 日までの間にある者）とするものとしては，子ども・子育て支援法の「子ども」，児童手当法の「児童」，児童扶養手当法の「児童」（ただし 20 歳未満の障害児を含む）がある。

　2022（令和 4）年に制定されたこども基本法では，「「こども」とは，心身の発達の過程にある者をいう」としている。

C 児童福祉法と実施体制

1. 児童福祉法と関連法制の体系

▶ **児童福祉法**　児童福祉に関する基本的な法律であり，児童の適切な養育，生活保障，保護，心身の健全育成・自立に関する制度が総合的に規定されているものである。具体的には，児童福祉の実施機関，療育と小児慢性疾患，障害児福祉，児童福祉施設への入所，要保護児童の保護措置，児童福祉施設の認可などが規定されている。

▶ **児童福祉関連法**　保育所（および認定こども園・幼稚園）への入所については，**子ども・子育て支援法**によって規定されている。児童虐待については，特別法として**児童虐待防止法**がある。ひとり親家庭の支援のためには，**母子及び父子並びに寡婦福祉法**などがある。

　そのほか所得保障の制度として，**児童手当法，児童扶養手当法，特別児童扶養手当等の支給に関する法律**などがある。

2. 児童福祉の実施体制

1 ｜ 都道府県と市町村の業務

　児童福祉行政については，大きく都道府県（児童相談所）が中心になって担うものと，市町村が中心になって担うものがある。

▶ **都道府県（児童相談所）**　要保護児童の措置や児童虐待対策，障害児の入所に関する業務など専門的業務は都道府県（児童相談所）が担っている。

生活と社会福祉

社会保障制度と社会福祉

社会保険制度

社会福祉の歴史と動向

社会福祉の諸制度と施策

福祉行政のしくみと民間活動

▶ **市町村**　保育所や障害児の通所に関する業務，児童手当・児童扶養手当の支給など住民に身近な業務は市町村が担っている。

　母子福祉関係は福祉6法業務として，福祉事務所設置自治体（原則として市部は市，町村部は都道府県）が実施主体である。

2 │ 児童相談所の業務

▶ **設置**　児童福祉に関する専門行政機関で，都道府県，指定都市，一部の中核市・特別区に設置され，子どもに関する各種相談に応じ，診断・判定を行い，子どもや保護者に対する指導，一時保護，児童福祉施設への入所措置などを行っている（図 5-11）。

▶ **相談内容**　養護，障害，非行，育成などの相談があるが（図 5-12），近年は養護のうち虐待（通報受理を含む）に関する相談が極めて多くなっている。

3 │ 費用負担

　児童福祉サービスに要する費用は，都道府県（または児童相談所設置自治体）が支弁するものについては，国が 1/2，都道府県が 1/2 を負担する。市町村が支弁するものについては，国が 1/2，都道府県が 1/4，市町村が 1/4 を負担する。

4 │ 児童福祉施設

　児童福祉施設には，助産施設，乳児院，母子生活支援施設，保育所，幼保連携型認定こども園，児童厚生施設，児童養護施設，障害児入所施設，児童発達支援センター，児童心理治療施設，児童自立支援施設および児童家庭支援センターがある。

D 子育て支援

▌1. 子ども・子育て支援制度

1 │ しくみとねらい

▶ **しくみ**　保育にかかわる制度は，長く保育に欠ける児童に行政が保育サービスを提供するしくみで行われてきた。2015（平成 27）年に施行された**子ども・子育て支援法**は，保育の必要性の認定に基づき，利用者と事業者の契約に基づくサービス提供を一部導入するとともに，教育・保育の総合的提供を行おうとするしくみである（図 5-13）。

▶ **ねらい**　まず，幼児期の教育・保育の総合的な提供がある。「要介護認定」に準じた「保育の必要性の認定」の制度を導入したうえ，保育所・幼稚園・認定こども園の共通給付を設け，**幼保一元化**の考えにより，1 つの制度体系のもとに置こうとした。また，都市部における**待機児童問題**の解消のため，消費税引き上げの財源を用いて，保育の量的拡大・確

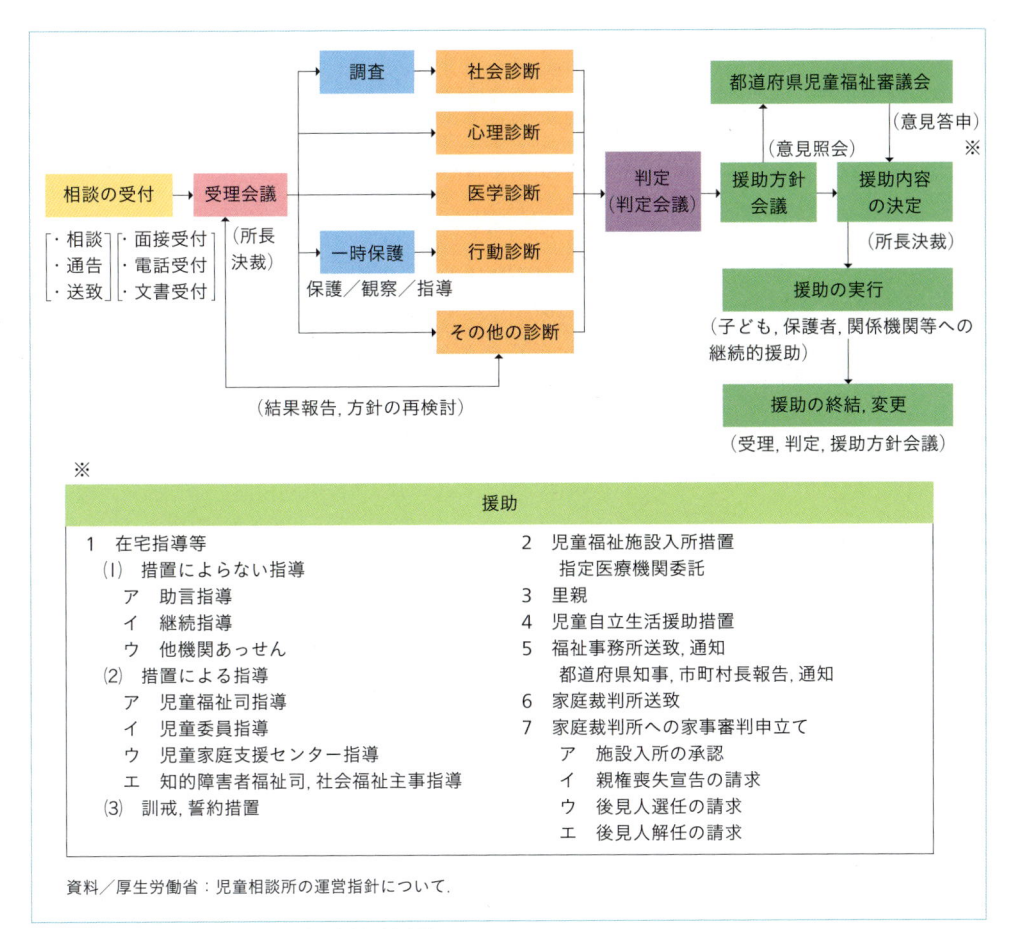

資料／厚生労働省：児童相談所の運営指針について.

図5-11 児童相談所における相談援助活動

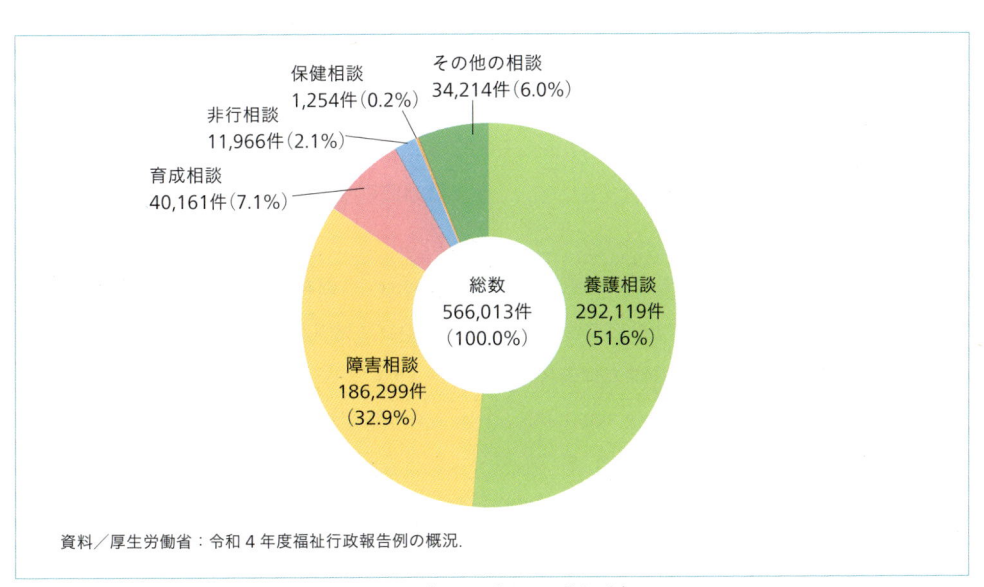

総数
566,013件
(100.0%)

養護相談
292,119件
(51.6%)

障害相談
186,299件
(32.9%)

育成相談
40,161件
(7.1%)

非行相談
11,966件(2.1%)

保健相談
1,254件(0.2%)

その他の相談
34,214件(6.0%)

資料／厚生労働省：令和4年度福祉行政報告例の概況.

図5-12 児童相談所における相談対応件数（2022［令和4］年度）

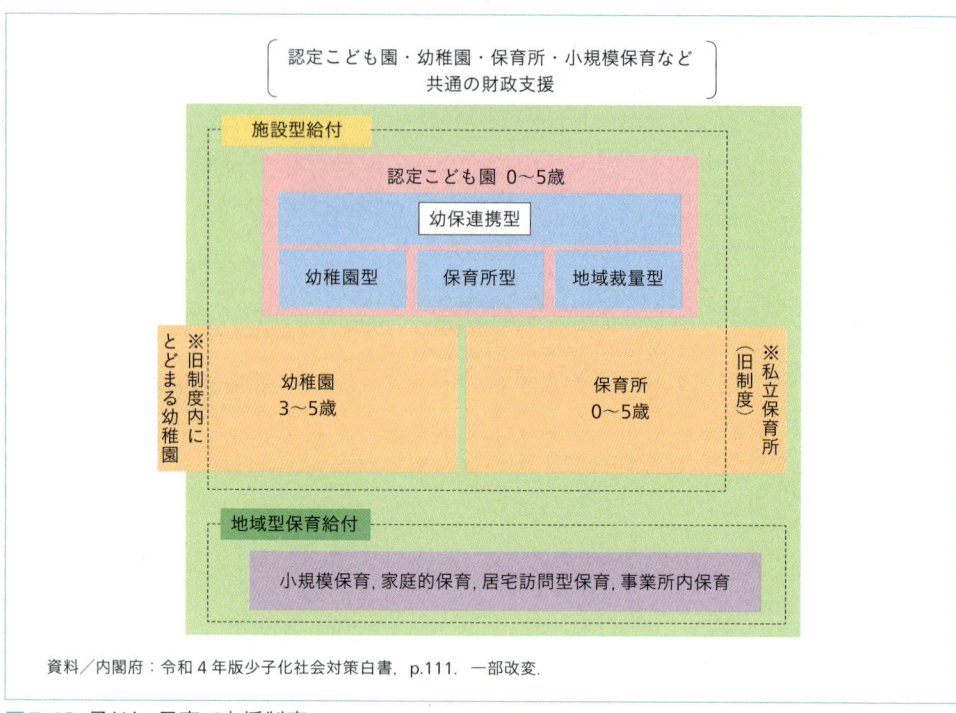

認定こども園・幼稚園・保育所・小規模保育など
共通の財政支援

施設型給付

認定こども園 0〜5歳

幼保連携型

幼稚園型　　　保育所型　　　地域裁量型

※旧制度内にとどまる幼稚園

幼稚園
3〜5歳

保育所
0〜5歳

※私立保育所（旧制度）

地域型保育給付

小規模保育, 家庭的保育, 居宅訪問型保育, 事業所内保育

資料／内閣府：令和4年版少子化社会対策白書, p.111. 一部改変.

図5-13 子ども・子育て支援制度

保を図ることとした。さらに，地域特性や保護者のライフスタイルにより多様な子育てニーズへの対応のため，子育て相談や親子が交流する場，一時預かりの場など，**地域の子ども・子育て支援**のいっそうの充実を図った。

2 ｜ 保育所・幼稚園・認定こども園

❶ 保育サービスの給付

　児童と保護者は，サービスの支給認定を受け，保育サービスを提供する事業者もしくは市町村と契約を結び，サービスを受ける。そのとき，保護者は市町村から子どものための教育・保育給付のうち**施設型給付**を受ける。各施設の概要を表 5-16 に示した。

❷ 保育の必要性の認定

　施設などの利用にあたっては，市町村から利用のための**教育・保育給付認定**を受ける必要がある。児童は，1号（3〜5歳で保育を必要としない，幼稚園または認定こども園），2号（3〜5歳で保育を必要とする，保育所または認定こども園），3号（3歳未満で保育を必要とする，保育所または認定こども園）に分けられる（図 5-14）。2号・3号認定にあたっては，保護者の就労，妊娠・出産，疾病・障害，親族の介護・看護，求職活動，就学，育児休業取得中にすでに保育を利用している子どもがいて継続利用が必要であることなどを考慮し，**保育必要量**（時間）が認定される。

❸ 私立の施設

　私立保育所においては，従来どおり児童福祉法に基づくしくみが用いられることになっ

生活と社会福祉 1

社会福祉 2 社会保障制度と

社会福祉 3 社会保険制度

社会福祉の歴史 4 と動向

社会福祉の 5 諸制度と施策

福祉行政のしく 6 みと民間活動

表5-16 施設型給付の各施設の概要

施設	目的	概要
保育所	・0〜5歳の乳児・幼児の通所保育 ・就労などのため家庭で保育のできない保護者が利用	・夕方までの保育のほか，園により延長保育 ・市町村に認定を申請したうえ，利用希望を申し込む ・市町村は保育の必要性などから優先順位を付ける利用調整を行う。利用先の決定後，市町村との契約によってサービスが行われる
幼稚園	・3〜5歳の幼児に，小学校以降の教育の基礎をつくるための教育を行う	・学校教育法上の学校 ・昼すぎ頃までの教育時間に加え，園により午後や長期休業中の預かり保育などを行っている ・施設に直接申し込みを行い，施設を通じて市町村から認定を受ける。施設と契約することによってサービスが開始される
認定こども園	・教育と保育を一体的に行い，幼稚園と保育所の機能を併せもつ	・認定区分によって異なる。1号認定の場合は幼稚園と同様。2号・3号認定の場合は保育所と原則として同様であるが，契約は認定こども園と行う

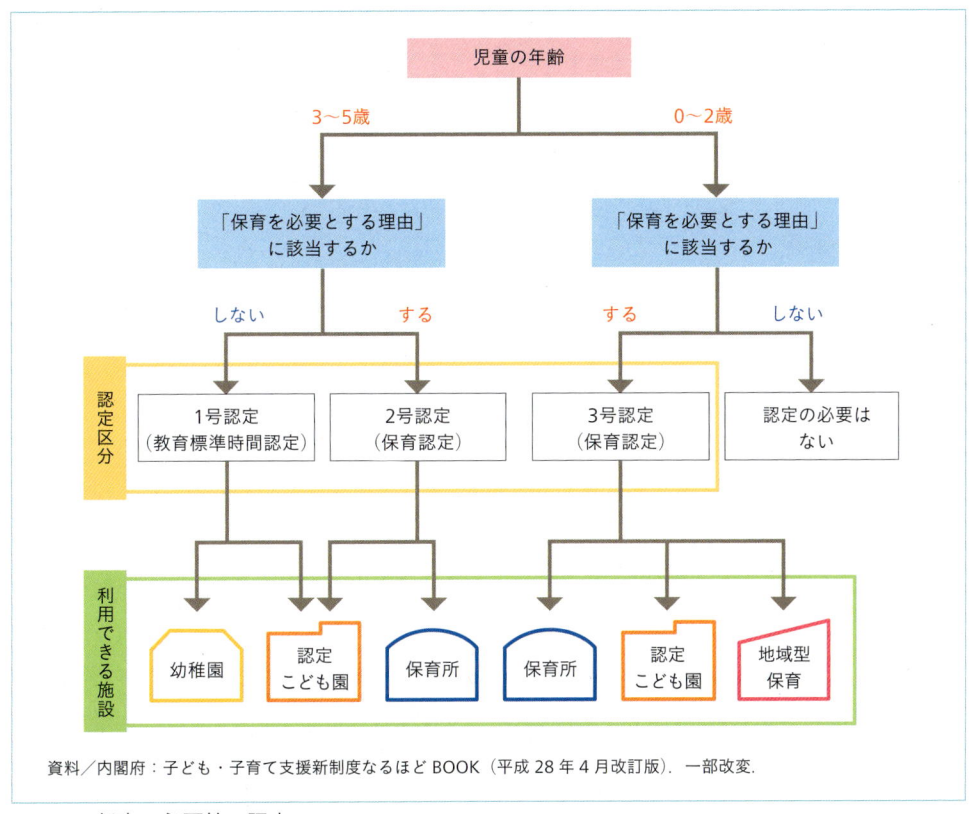

資料／内閣府：子ども・子育て支援新制度なるほどBOOK（平成28年4月改訂版）. 一部改変.

図5-14 保育の必要性の認定

ており，市町村から保育所に委託費が支払われるため，施設等給付を支払うしくみになっていない。また，私立幼稚園においては，新制度に参加しないことを選択でき，実際に参加率は6割強程度（2023［令和5］年度現在）である。子ども・子育て支援制度は，保育所・幼稚園・認定こども園を1つの制度体系のもとに置くことをねらいとしたものであったが，従来のしくみを守ろうとする保育所や幼稚園が多く，制度の一元化は不徹底である。また，公立保育所においても，利用者と事業者の契約になっているわけではなく，利用者と市町

表5-17 地域型保育の概要

サービス	概要
家庭的保育	● 保育ママともよばれる ● 市町村の認定を受けた家庭的保育者が自宅等で 5 人以下の保育を行う
小規模保育	● 少人数（定員 6〜19 人）を対象 ● 家庭的保育に近い雰囲気のもと，きめ細やかな保育を行う
事業所内保育	● 会社が子どもをもつ従業員のために保育サービスを提供する ● 従業員の子どもと地域の子どもを一緒に保育する場合もある
居宅訪問型保育	● 障害・疾患などで個別のケアが必要な場合や，施設がなくなった地域で保育を維持する 　必要がある場合などに，保護者の自宅において 1 対 1 で保育を行う

村の契約になっており，都市部における保育所の不足と相まって，利用者の選択権が十分保障されていないしくみとなっている。

❹ 保育料の無償化

保育料は，認定区分や保護者の所得に応じて（応能負担）市町村ごとに決定することが原則であるが，2019（令和元）年 10 月から幼児教育・保育の無償化措置が取られ，3〜5歳のすべての子どもと，0〜2 歳の住民税非課税世帯の子どもの**保育料が無償化**された。

3 │ 地域型保育

地域型保育は，保育所・幼稚園・認定こども園以外の多様なサービスを 1 つの体系に位置づけたものである。3 歳未満で保育を必要とする児童を対象とし，家庭的保育，小規模保育，事業所内保育，居宅訪問型保育がある（**表 5-17**）。

利用者には市町村から地域型保育給付が支給される。利用手続きは保育所と同様である。

4 │ 地域子ども・子育て支援事業

利用者に対する個別給付制度とは別に，子ども・子育て支援法に基づき市町村が実施する事業である（**表 5-18**）。

このほか，多様な主体が制度に参入することを促進するための調査研究などの事業，低所得の保護者に対し保育所などで用いる日用品，文房具，行事参加などの費用を助成する事業がある。

▌ 2. 仕事と家庭の両立支援

育児・介護期は特に仕事と家庭の両立が困難であることから，**仕事と家庭の両立**（ワーク・ライフ・バランス）を進めるため，少子化対策の一環として多様な施策が進められている。

▶ **育児休業制度**　代表的な制度として**育児休業制度**がある。子が 1 歳に達するまで保育所に入所できないなどの場合は，最長 2 歳に達するまで取得できる。父母共に育児休業を取得する場合は，子が 1 歳 2 か月に達するまでの間の 1 年間取得できる（パパ・ママ育休プラス）。女性の育児休業取得率は 84.1％ と，制度の着実な定着が見られる（2023［令和 5］年度雇用

表5-18 地域子ども・子育て支援事業

	事業名	概要
保育に関する支援	一時預かり事業	家庭での保育が一時的に困難となった乳幼児を，主として昼間に保育所等で一時的に預かる
	延長保育事業	保育認定を受けた子どもについて，保育時間を延長して預かる
	病児保育事業	病児・病後児について，実施施設において看護師・保育士等が一時的に預かる
	放課後児童健全育成事業	保護者が昼間家庭にいない小学生に適切な遊びの場を与える
地域における子育て支援	利用者支援事業	必要な情報提供や相談・助言などを行う
	地域子育て支援拠点事業	保護者と乳幼児が相互の交流を行う場所を開設し，子育てについての相談，情報の提供，助言その他の援助を行う
	ファミリー・サポート・センター事業（子育て援助活動支援事業）	子育て中の保護者を会員として，児童の預かりを希望する者と援助を希望する者との相互援助に関する連絡調整を行う
保健サービスに関する支援	妊婦健康診査	妊婦の健康保持，安心・安全な妊娠・出産のための定期的な健診を行う
	乳児家庭全戸訪問事業	生後4か月までの乳児のいるすべての家庭を訪問し，養育環境の把握や情報提供を行う
	養育支援訪問事業	養育支援が特に必要な家庭に対して居宅を訪問し指導助言などを行う
	子育て短期支援事業	保護者の疾病などにより家庭において養育を行うことが一時的に困難となった児童に対し，児童養護施設などで短期入所等を行う
そのほか	実費徴収補足給付事業	低所得の保護者に対し保育所などで用いる日用品，文房具，行事参加などの費用を助成する
	多様な主体参入促進事業	多様な主体が制度に参入することを促進するための調査研究など

※産後ケア事業が2025（令和7）年4月に追加される。

均等基本調査）。男性の育児休業取得促進のため，子の出生後8週間以内に4週間まで出生時育児休業を育児休業とは別に取得できるなどの柔軟な育児休業制度（産後パパ育休）もつくられ，2022（令和4）年10月から施行されるなどにより，男性の育児休業取得率は30.1％と前年に比べ大幅に上昇している（同調査）。

▶ **事業主による雇用環境の整備**　**次世代育成支援対策推進法**では，企業に，従業員の仕事と子育ての両立を図るための**行動計画**の策定を求めている（101人以上の企業は義務，100人以下は努力義務）。一定の基準を満たす企業を厚生労働大臣が認定する「くるみん認定」のしくみもある。このほか，育児や介護を行う労働者が働き続けやすい雇用環境の整備を行うため，事業主への両立支援等助成金の支給や，働き方改革によるテレワークの推進などが行われている。

▶ **児童手当**　子育て支援のため，中学校卒業までの児童を養育している者に対し，市町村から**児童手当**が支給される。2024（令和6）年10月から拡充され，3歳未満は1万5000円/月，高校修了前は1万円/月（第3子以降は3万円/月）となっている（所得制限は撤廃された）。児童手当は現金で支給され，使途の限定はない。

　今後，児童手当拡充等の財源として，医療保険料とともに広く国民から費用を徴収する「子ども・子育て支援金制度」がはじまる予定となっている（2026［令和8］年度から）。

▶ **健全育成**　**児童の健全育成**のため，地域組織の育成，児童の育成環境の確保などが行われている。地域住民の活動としては，子ども会，親の会，子育てサークルなどの支援があ

る。また，児童館，児童遊園など，児童に健全な遊びの場を与える**児童厚生施設**がある。そのほか，児童文化の普及のために児童福祉文化財の推薦(すいせん)などが行われている。

E 社会的養護

1. 社会的養護（要保護児童）とは

▶ **要保護児童**　保護者のない児童または保護者に監護させることが不適当であると認められる児童を，**要保護児童**という。

▶ **社会的養護**　保護者が死亡した場合や病気の場合，経済的理由で養育困難な場合，保護者が児童を虐待(ぎゃくたい)している場合などがある。こうした理由により家庭で養育されることが困難な児童に対して提供される養育を，**社会的養護**（社会的養育）という。

　社会的養護としては，児童福祉施設への入所や，里親家庭への委託などが代表的であるが，施設養護における養育の小規模化や，特別養子縁組による永続化（パーマネント化）にも力を入れており，養育形態は多様化している。また，できるだけ実家庭に帰すための在宅での支援も重要である。

2. 社会的養護のしくみ

1 通告

　要保護児童を発見したすべての者は，市町村，福祉事務所または児童相談所に**通告**しなければならないとされている。市町村や福祉事務所は，障害や保育にかかわる場合など自ら対応することもあるが，措置(そち)を要するケースなどの多くは**児童相談所**に送致されることになる。社会的養護の流れを図 5-15 に，体系と考え方を図 5-16 に示す。

2 調査，一時保護，判定

　児童相談所に通告または送致された場合は調査を行い，保護者の拒否にあった場合にも必要な場合には**立入調査**を行うことができる。また，必要な場合は**警察に援助**を求めることができる。児童およびその家庭につき，必要な調査ならびに医学的，心理学的，教育学的，社会学的および精神保健上の**判定**を行う。

　この場合，児童の安全確保，または状況を把握するため，児童の**一時保護**を行うことができる。一時保護は児童相談所内の一時保護所で行い，あるいは児童福祉施設などに委託することもある。一時保護は，子どもの安全のために必要な場合には，親権者の意に反して行うこともできる。一時保護の期間は原則として 2 か月以内であるが，必要な場合はそれを超えることもできる。ただし，親権者または未成年後見人(こうけんにん)の意に反する場合においては，2 か月ごとに**家庭裁判所の承認**を得なければならないこととなっている。今後，一時

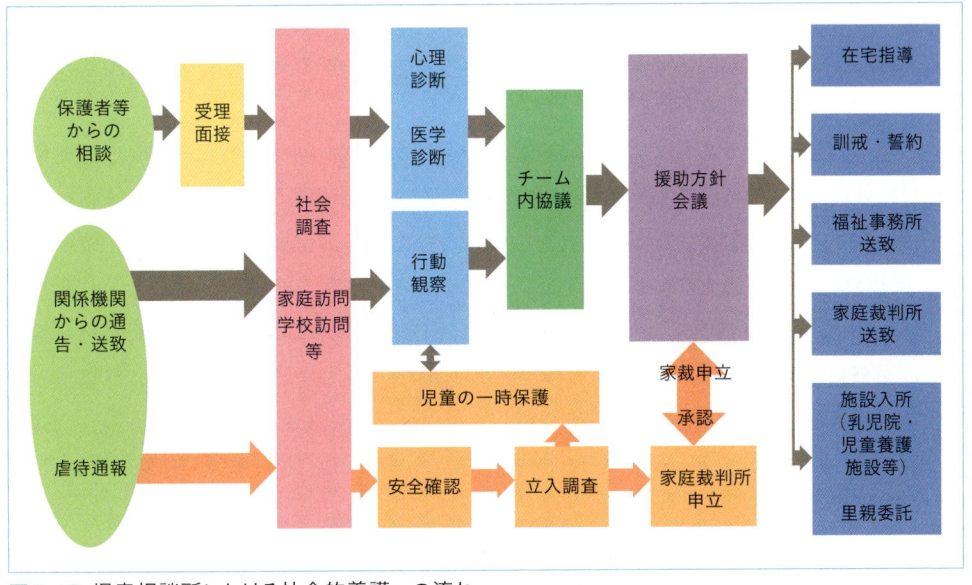

図5-15 児童相談所における社会的養護への流れ

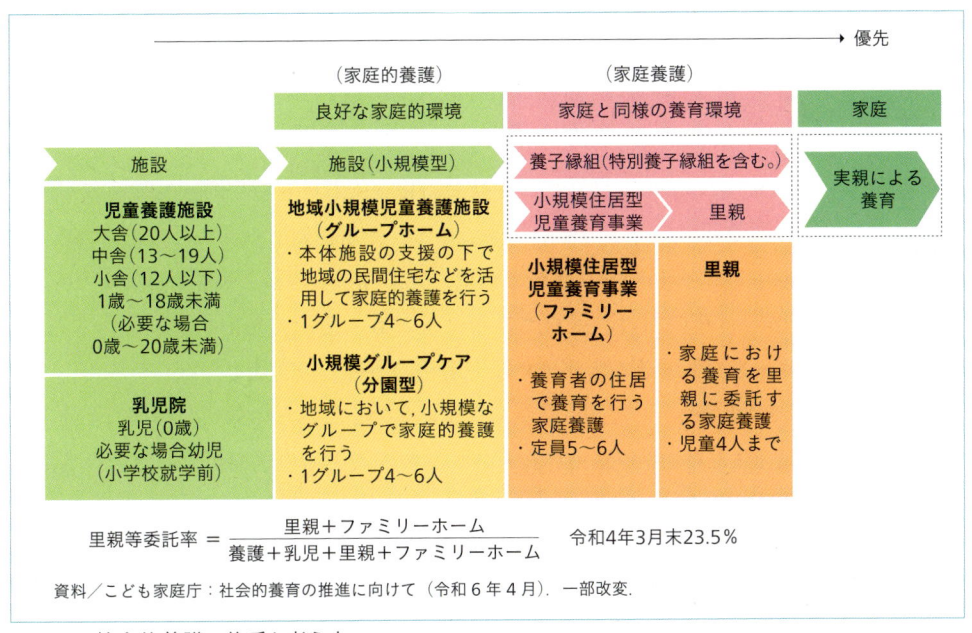

里親等委託率 ＝ $\dfrac{\text{里親＋ファミリーホーム}}{\text{養護＋乳児＋里親＋ファミリーホーム}}$　　令和4年3月末23.5％

資料／こども家庭庁：社会的養育の推進に向けて（令和6年4月）．一部改変．

図5-16 社会的養護の体系と考え方

保護に関する家庭裁判所の承認の範囲はより広くすることが予定されている。

3 ｜ 援助のための措置

　児童相談所においては，児童や保護者への継続的なソーシャルワークやカウンセリングなどの**在宅指導**を行い，親子が共に生活しながら状況が改善できるようにすることが原則である。その際には，市町村や福祉事務所など他機関の協力を得て，障害福祉サービスや

生活と社会福祉　1

社会保障制度と社会福祉　2

社会保険制度　3

社会福祉の歴史と動向　4

社会福祉の諸制度と施策　5

福祉行政のしくみと民間活動　6

保育サービスを利用したり，児童委員や児童家庭支援センターの協力を得たりする。非行少年の場合は，児童または保護者に訓戒を加えたり，または誓約書を提出させたり，家庭裁判所に送致する場合もある。

こうした支援によっても保護者による児童の適切な監護が期待されない場合は，児童を保護者から分離して**児童福祉施設への入所措置**を行うか，**小規模住居型児童養育事業者（ファミリーホーム）**または**里親に委託**する措置を取る。この措置は，児童の親権者または後見人の意に反して行うことはできない。ただし，保護者がその児童を虐待し，著しくその監護を怠り，そのほか保護者に監護させることが著しく当該児童の福祉を害する場合には，**家庭裁判所の承認**を得てこれらの措置を取ることができる（原則 2 年以内）。また，非行少年について，家庭裁判所が施設入所の保護処分をした場合は，入所措置を取らなければならない。

4 | 親権の喪失と停止

親による虐待または悪意の遺棄があるとき，そのほか親による親権の行使が著しく困難または不適当であることにより，子の利益を著しく害するときは，児童相談所長は家庭裁判所に対して，**親権の喪失の審判**の請求をすることができる。また，2 年以内の親権の停止の審判の請求をすることもできる。

3. 関係機関

▶ **児童相談所**　都道府県等により設置される社会的養護における中心的機関であるが，地域における関係機関の連携による対応が必要である。児童相談所のほか，福祉事務所（家庭児童相談室が置かれている），市町村，学校，病院，児童福祉施設などが関係機関となる。

▶ **こども家庭センター**　市町村は，子育て世帯や子どもの包括的な相談支援を行うため，こども家庭センターを設置することができ，児童相談所等との連携を行っている。

▶ **要保護児童対策地域協議会**　上記関係機関の連携のため，これらの機関の参加により市町村における**要保護児童対策地域協議会**が設置され，要保護児童の早期発見，迅速な支援の開始，情報の共有化などを図ることとしている。

4. 施設養護

社会的養護の施設としては，児童養護施設，乳児院，児童自立支援施設，児童心理治療施設など（表 5-19），ほかに児童家庭支援センターがある。

▶ **児童養護施設**　保護者のない児童などを入所させて，これを養護し，併せて退所した者に対する相談その他の自立のための援助を行うことを目的とする。近年は，家庭的な環境のなかできめ細かな養育を提供するため，養育形態の小規模化が図られている。

本体施設の支援のもとで地域の民間住宅などを活用して家庭的養護を行う地域小規模児童養護施設（グループホーム）や，地域において，小規模なグループ（6 ～ 8 人，乳児院は 4 ～ 6 人）で家庭的養護を行う小規模グループケアの整備が進められている。

表5-19 児童福祉施設などの現状

里親	家庭における養育を里親に委託		登録里親数	委託里親数	委託児童数	ファミリーホーム	養育者の住居において家庭養護を行う（定員5～6名）	
			15607 世帯	4844 世帯	6080 人			
	区分（里親は重複登録あり）	養育里親	12934 世帯	3888 世帯	4709 人		ホーム数	446 か所
		専門里親	728 世帯	168 世帯	204 人			
		養子縁組里親	6291 世帯	314 世帯	348 人		委託児童数	1718 人
		親族里親	631 世帯	569 世帯	819 人			

施設	乳児院	児童養護施設	児童心理治療施設	児童自立支援施設	自立援助ホーム
対象児童	乳児（特に必要な場合は，幼児を含む）	保護者のない児童，虐待されている児童その他環境上養護を要する児童（特に必要な場合は，乳児を含む）	家庭環境，学校における交友関係その他の環境上の理由により社会生活への適応が困難となった児童	不良行為をなし，またはなすおそれのある児童および家庭環境その他の環境上の理由により生活指導等を要する児童	義務教育を終了した児童であって，児童養護施設等を退所した児童等
施設数	145 か所	610 か所	53 か所	58 か所	317 か所
定員	3827 人	30140 人	2016 人	3403 人	2032 人
現員	2351 人	23008 人	1343 人	1103 人	1061 人
職員総数	5519 人	21139 人	1512 人	1847 人	1221 人

小規模グループケア	2394 か所
地域小規模児童養護施設	607 か所

※里親数，ＦＨホーム数，委託児童数，乳児院・児童養護施設・児童心理治療施設の施設数・定員・現員は福祉行政報告例（令和4年3月末現在）。
※児童自立支援施設の施設数・定員・現員，自立援助ホームの施設数・定員・現員・職員総数，小規模グループケア，地域小規模児童養護施設のか所数は家庭福祉課調べ（令和5年10月1日現在）。
※職員総数（自立援助ホームを除く）は，社会福祉施設等調査報告（令和4年10月1日現在）。
※児童自立支援施設は，国立2施設を含む。

資料／こども家庭庁：社会的養護の推進に向けて（令和6年4月）．一部改変．

▶ 乳児院　乳児を入院させて，これを養育し，併せて退院した者について相談その他の援助を行うことを目的とする。

▶ 児童自立支援施設　不良行為をなし，またはなすおそれのある児童などを入所させ，または保護者のもとから通わせて，個々の児童の状況に応じて必要な指導を行い，その自立を支援し，併せて退所した者について相談そのほかの援助を行うことを目的とする。

▶ 児童心理治療施設　家庭環境や交友関係などの理由により社会生活への適応が困難となった児童を，短期間入所させ，または保護者のもとから通わせて，社会生活に適応するために必要な心理に関する治療および生活指導を主として行い，併せて退所した者について相談そのほかの援助を行うことを目的とする。

▶ 児童家庭支援センター　児童福祉施設等において，児童相談所と連携しつつ，在宅の児童や家庭に対する相談支援を行うものである。家庭などからの相談に応じた専門的な知識および技術を必要とする相談助言，児童相談所や都道府県の委託による指導，児童相談所，児童福祉施設などとの連絡調整などを行っている。

5. 家庭養護

　児童が心身共に健やかに養育されるためには，より家庭に近い環境での養育の推進を図

ることが必要である。このための家庭と同様の養育環境を用意するものとして，里親，小規模住居型児童養育施設（ファミリーホーム），児童自立生活援助事業（自立援助ホーム）がある（図 5-16 参照）。

▶ **里親**　要保護児童に家庭環境のもとでの養育を提供するものである（最大４人まで）。里親には**親族里親**のほか，社会的養護の担い手としての**養育里親**がある。養育里親は，養育里親研修を義務づけ，里親手当が支給される。養育里親のなかには，被虐待児・非行児・障害児など特に家庭での親密な援助を必要とする児童を支援する**専門里親**があり，2 年以内の期間で委託される。そのほかに，養子縁組により養親となることを希望する**養子縁組里親**がある。

▶ **小規模住居型児童養育施設（ファミリーホーム）**　要保護児童の養育に関し，相当の経験を有する者などの住居において養育を行う家庭養護である。ファミリーホームには，夫婦である 2 人の養育者を置き，児童の定員は 5 〜 6 人である。

▶ **児童自立生活援助事業（自立援助ホーム）**　児童養護施設や児童自立支援施設を退所した者で，義務教育を修了したり，20 歳以上で措置の解除された者に対し，共同生活住居での生活指導や就労支援を行い，退所後も相談その他の援助を行うものをいう。義務教育や高校卒業後も要保護児童の自立に困難が伴うことから，継続的な支援を行うものである。利用の年齢制限は最近弾力化されている。

▶ **特別養子縁組**　子どもにとって永続的に安定した養育環境を提供することが重要であることから，永続的保障としての**特別養子縁組**がある。児童相談所が養子縁組をあっせんするほか，民間あっせん機関による適正なあっせんを進めるため，都道府県知事による許可制度がある。

▌6. 最近の考え方

　児童虐待（ぎゃくたい）の増加，障害のある児童の増加などに伴い，社会的養護の量・質共に拡充が求められている。児童が心身共に健やかに養育されるためには，より家庭に近い環境での養育の推進を図ることが必要であるが，社会的養護を必要とする児童の約 9 割が施設に入所しているのが現状となっている。こうしたことから，家庭養育優先原則に基づき，家庭での養育が困難または適当でない場合は，養育者の家庭に子どもを迎え入れて養育を行う里親やファミリーホーム（**家庭養護**）を優先するとともに，児童養護施設，乳児院などの施設についても，できる限り小規模かつ地域分散化された家庭的な養育環境の形態（**家庭的養護**）に変えていく方向となっている。

1 ▌支援の順序

　①まずは，児童が家庭において健やかに養育されるよう，保護者を支援し，②家庭における養育が適当でない場合，児童が「家庭における養育環境と同様の養育環境」（里親やファミリーホーム）において継続的に養育されるようにし，③上記の措置（そち）が適当でない場合，児

童が「できる限り良好な家庭的環境」（小規模グループケアやグループホーム）で養育されるよう，必要な措置を取ることとしている。

2 | 家庭養育優先の理念の具体化

2017（平成29）年の**新しい社会的養育ビジョン**においては，家庭養育優先の理念などを具体化するため，①市区町村を中心とした支援体制の構築，②児童相談所の機能強化と一時保護の改革，③代替養育における「家庭と同様の養育環境」原則に関して乳幼児から段階を追っての徹底，家庭養育が困難な子どもへの施設養育の小規模化・地域分散化・高機能化，④養子縁組による永続的解決（パーマネンシー保障）の徹底，⑤代替養育や集中的在宅ケアを受けた子どもの自立支援の徹底などをはじめとする改革項目について，目標年限を目指し計画的に進めることとしている。

具体的には，里親委託率を3歳未満と就学前について75％以上・学童期以降は50％以上（2022［令和4］年3月末の里親委託率［全年齢］は23.5％），施設での滞在期間は，乳幼児は数か月以内・学童期以降は1年以内，特別養子縁組成立年間1000人以上（現状の約2倍）などの目標が掲げられている。

Ｆ 児童虐待と対応

1. 児童虐待の実態

児童虐待の相談対応件数は年々増加しているほか，死亡事件など重大な虐待事件が後を絶たない。

1 | 児童虐待の定義

児童虐待防止法によれば，児童虐待とは，①**身体的虐待**（児童の身体に外傷が生じ，または生じるおそれのある暴行を加えること），②**性的虐待**（児童にわいせつな行為をすることまたは児童をしてわいせつな行為をさせること），③**ネグレクト**（児童の心身の正常な発達を妨げるような著しい減食または長時間の放置，保護者以外の同居人による虐待行為の放置，その他の保護者としての監護を著しく怠ること），④**心理的虐待**（児童に対する著しい暴言または著しく拒絶的な対応，児童が同居する家庭における配偶者に対する暴力，その他の児童に著しい心理的外傷を与える言動を行うこと）をいう。

2 | 児童虐待の実態

児童虐待の件数は，年々増加している。この要因には，2004（平成16）年に児童の面前での配偶者への暴力（面前DV）も心理的虐待とされたこと，2013（平成25）年に警察のDVへの介入体制が確立したこと，2015（平成27）年に児童相談所全国共通ダイヤルの3桁化（189）が行われたことなどもあげられる。

生活と社会福祉　1
社会保障制度と社会福祉　2
社会保険制度　3
社会福祉の歴史と動向　4
社会福祉の諸制度と施策　5
福祉行政のしくみと民間活動　6

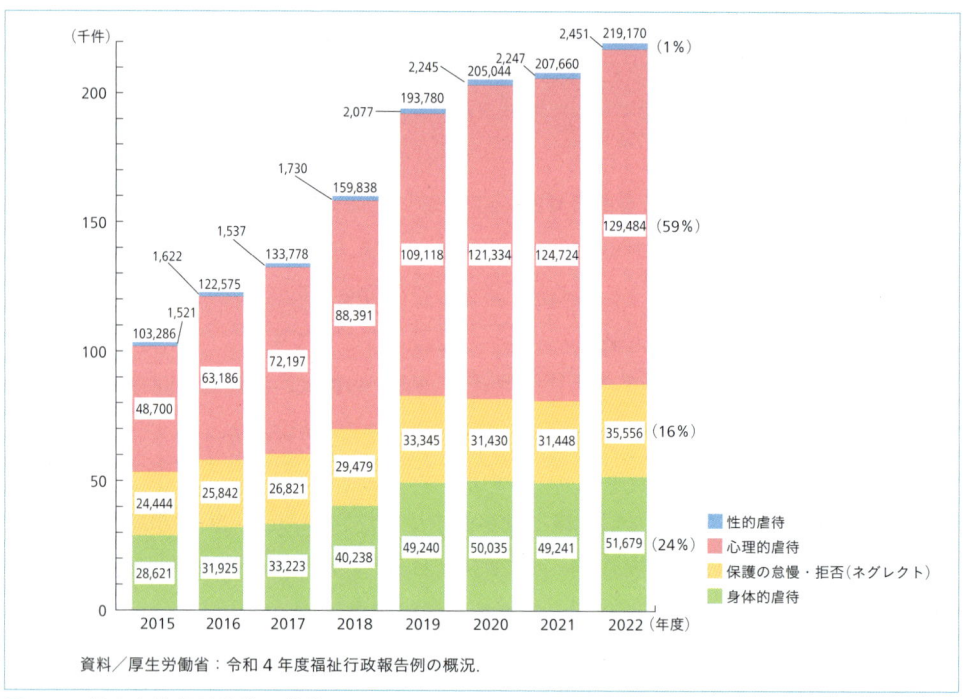

資料／厚生労働省：令和4年度福祉行政報告例の概況.

図 5-17 児童虐待相談件数の推移

　2022（令和4）年度の児童虐待相談対応件数は，21万9170件で，児童虐待防止法制定直前の1999（平成11）年度に比べ，18.8倍になっている。このうち，心理的虐待が最も多く59%，次いで身体的虐待が24%，ネグレクトが16%となっている（図5-17）。相談経路は警察が52%，近隣知人11%，家族親戚8%，学校7%となっている。

　主たる虐待者は，実母が48%，実父が42%と多く，ほかに実父以外の父が5%などとなっている。虐待を受けた児童の年齢構成は，0〜2歳が19%，3〜6歳が25%と，乳幼児が45%を占めている（2021年度）。

　児童虐待相談への対応としては，一時保護が3万264件（16%），施設入所などが5029件（3%）となっている（2019年度）。

■ 2. 児童虐待への対応

1 ｜ 発生予防

　児童虐待への対応としては，虐待の**発生予防**が重要である。親子の孤立を予防し，不安や負担の軽減や援助できる体制づくりが必要とされている。生後4か月未満の子どもがいる全家庭を保健師などが訪問し，子育てに関する情報提供や養育環境の把握を行う乳児家庭全戸訪問事業（こんにちは赤ちゃん事業）や，要支援と思われる家庭を保健師などが訪問して養育相談などを行う養育支援訪問事業が市町村によって行われているほか，こども家庭センターの整備などが行われている。関係機関の連携，関係者の研修，広報などによる啓

発も，予防と早期発見のために重要である。

2 │ 通告と対応（児童虐待防止法）

（1）通報の義務

　要保護児童を発見した場合の**通告**の義務は全国民に課せられているが，児童虐待防止法では特に，学校，児童福祉施設，病院そのほか児童の福祉に業務上関係のある団体および学校の教職員，児童福祉施設の職員，医師，保健師，弁護士そのほか児童の福祉に職務上関係のある者は，児童虐待を発見しやすい立場にあることから，児童虐待の早期発見に努めるとともに，発見したときは速やかに市町村，福祉事務所または児童相談所に通告しなければならないとされている（図6-3 参照）。

（2）通告後の対応

　通告を受け，または送致された児童相談所は，児童との面会そのほかの**安全確認措置**を速やかに講じるとともに，必要に応じ**一時保護**を行うこととなっている（図5-18）。児童相談所運営指針においては，通告受理から48時間以内に安全確認を行うことが望ましいというルールが明文化されている。安全確認または一時保護にあたっては，児童相談所長は，必要があると認めるときは，警察署長に対し援助を求めることができる。

（3）児童虐待のおそれがあるときの対応

　児童虐待が行われているおそれがあるときは，児童の保護者に対し，児童を同伴して出

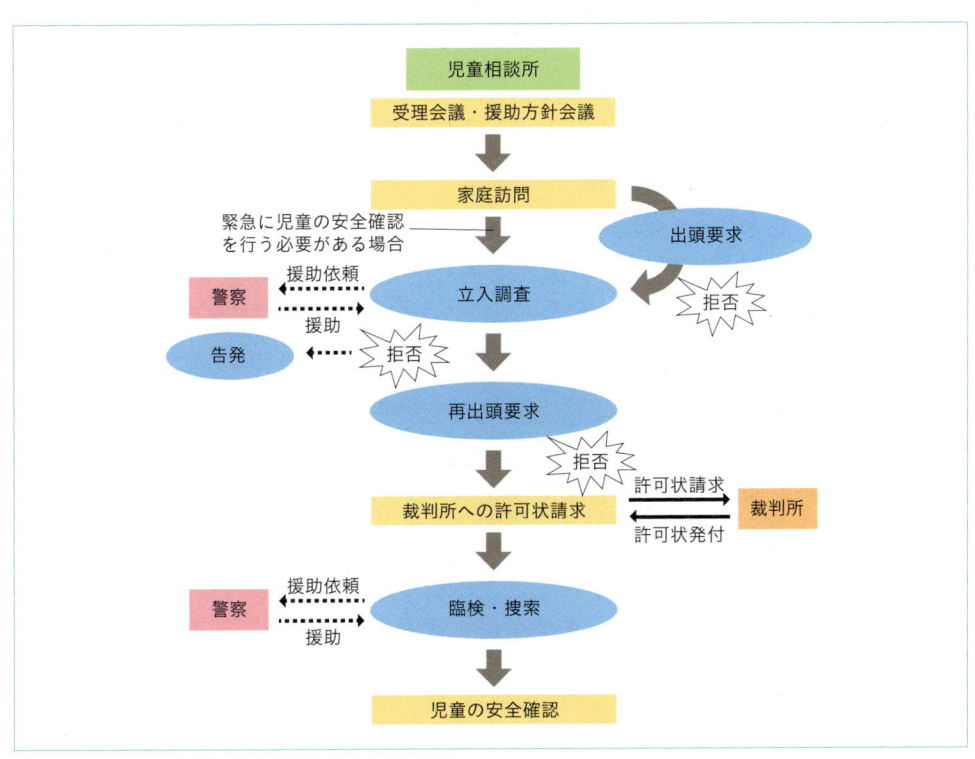

図5-18 児童の安全確認

頭することを求め，必要な調査または質問をすることができる。また，児童の住所または居所に立ち入り，必要な調査または質問をすることができる。**立入調査**を行い，再出頭要求を行っても保護者が応じない場合は，裁判所の許可状を得て，解錠を伴う**臨検・捜索**ができる。このときも，警察署長に対する援助要請をすることができる。

3 ｜ 援助

　児童虐待（ぎゃくたい）の発見がなされた後は，**親子の再統合**への配慮など，児童虐待を受けた児童が良好な家庭的環境で生活するために必要な配慮のもとに**保護者への指導**が行われなければならない。保護者が指導を受けないときは，指導を受けるよう勧告することができる。

　必要な場合には**一時保護や施設への入所措置**が行われ，保護者について児童との面会や通信を制限することができる。また，児童の保護のため特に必要があると認めるときは，原則6か月を超えない期間を定めて，保護者が児童の身辺につきまとい，または付近を徘（はい）徊（かい）してはならないことを命ずることができる。

　親子分離よりも親子関係の再構築が援助の目標である。児童相談所や児童福祉施設における親子分離後の親子関係の再構築が十分行われるよう，関係機関や地域住民が連携し，地域での児童虐待防止のしくみをつくっていくことが重要である。

G 児童自立支援・非行児童への支援

1. 非行児童の実態

　非行児童については，過去には校内暴力，暴走行為，万引きなどの非行の低年齢化や，重大事件の発生が特に心配された時期があったが，近年，少年犯罪・非行は減少しており，この10年で半分以下の件数となっている。

　児童については，未完成で変化し得る存在であることから，健全な育成を期し，改善教育していくため，犯罪ないし非行に対する応報として処罰するのではなく，その児童が将来二度と犯罪ないし非行を行わないように，特別の措置を講じることとしている。そのため，少年法における保護処分や刑事処分についての特別な取り扱いと，児童福祉法における非行行動の改善や親子関係の修復などの福祉的支援が組み合わされて行われる。少年法を中心とした非行少年の処遇を**図 5-19** に示す。

2. 児童福祉法と少年法の関係

　児童福祉法（18歳未満の児童が対象）と少年法（20歳未満の少年が対象）は，密接な関係をもって運用されている。

　刑法では14歳に満たない者の行為は罰しないものとされ，原則として児童福祉法が優先され，健全育成のための福祉的な支援措置がとられる。また，14歳以上20歳未満の少

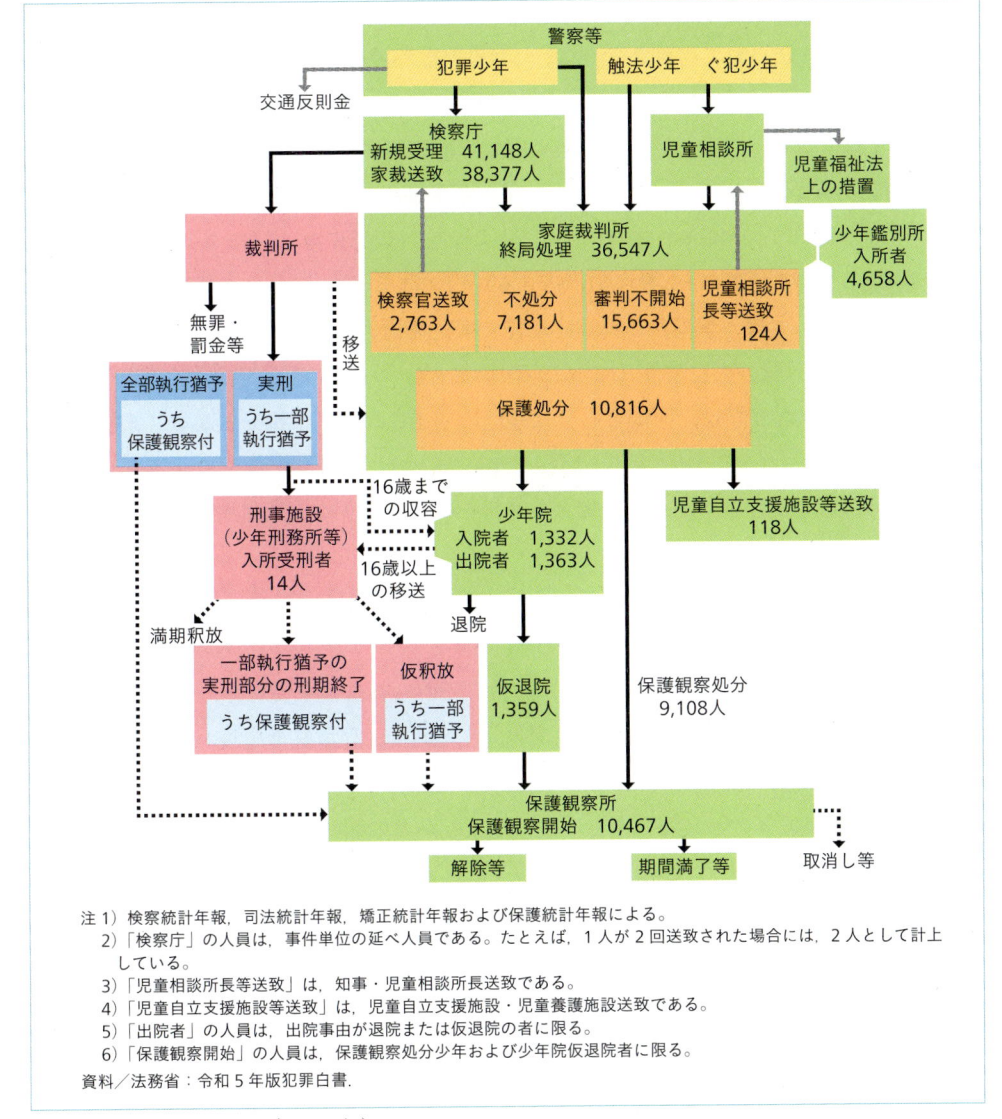

図 5-19 非行少年の処遇（2023 年）

注 1) 検察統計年報，司法統計年報，矯正統計年報および保護統計年報による。
　2)「検察庁」の人員は，事件単位の延べ人員である。たとえば，1 人が 2 回送致された場合には，2 人として計上している。
　3)「児童相談所長等送致」は，知事・児童相談所長送致である。
　4)「児童自立支援施設等送致」は，児童自立支援施設・児童養護施設送致である。
　5)「出院者」の人員は，出院事由が退院または仮退院の者に限る。
　6)「保護観察開始」の人員は，保護観察処分少年および少年院仮退院者に限る。
資料／法務省：令和 5 年版犯罪白書.

年に対しても，通常の刑罰手続きではなく，家庭裁判所の審判など少年法による特別な手続きが取られ，福祉的な措置が盛り込まれている。ただし 18 歳，19 歳については「特定少年」として家庭裁判所から検察官に送致（「逆送」）される対象犯罪が拡大されるなど，処罰をより厳罰化した法改正がなされている（2022［令和 4］年 4 月施行）。

❶児童福祉法上の措置

　児童福祉法において，要保護児童を発見した者は，市町村，福祉事務所または児童相談所に通告しなければならないとされている（罪を犯した満 14 歳以上の児童については，この限りでなく，これを家庭裁判所に通告しなければならない）。その後は，**14 歳未満の児童については児童福祉法による支援が優先**され，児童相談所によって社会的養護のための指導や施設入所な

どの措置が取られる。14歳以上の少年や14歳未満の場合でも殺人など重大な非行の場合は，家庭裁判所に送られて審判を受け，その結果児童福祉法上の措置を受けることがある。

❷少年法上の措置

少年法では，少年の生活の矯正と環境の調整に関する保護処分と少年の刑事事件についての特別な措置が取られることとなっている。**犯罪少年**（14歳以上で罪を犯した少年），**触法少年**（14歳に満たないで刑罰法令に触れる行為をした少年），**虞犯少年**（性格または環境に照らして，将来，罪を犯し，または刑罰法令に触れる行為をするおそれのある少年）に分けて対応が行われる。

犯罪少年については，警察から検察庁を経て家庭裁判所に送られ，審判を受ける。ただし，16歳以上で故意の死亡事件（18～19歳の特定少年については罰則1年以上の懲役等にあたる罪の事件*）を犯したときは，原則として検察庁に逆送され，刑事処分となる（通常の裁判所で裁かれ，刑罰が科される）。触法少年と虞犯少年については，児童相談所に通告され，児童福祉法上の措置を受ける。ただし，重大な非行を犯したときは，家庭裁判所に送られ，審判が開かれることもある。

▌3. 非行少年の処遇手続きと関係機関

▶ **児童相談所** 警察官などからの通告や家庭裁判所からの送致を受けた場合，社会的養護にかかる措置をとる。このなかには，訓戒等，在宅指導，児童養護施設・児童自立支援施設・そのほかの児童福祉施設への入所，里親への委託，その他の福祉的支援が含まれる。

▶ **家庭裁判所** 警察官などからの通告，検察庁などからの送致，児童相談所からの送致などを受けた場合，**審判**を行う（審判不開始の決定を行うこともできる）。その結果，**保護処分**として，①保護観察所の**保護観察**に付すること，②児童自立支援施設または児童養護**施設に送致**すること，③**少年院に送致**すること，ができる。重大な非行で刑事処分を相当とする場合は，**検察庁へ逆送**する。また，非行の程度が軽い場合は，児童相談所への送致や不処分の決定をすることもできる。

なお，家庭裁判所には，**家庭裁判所調査官**が置かれ，少年，保護者または関係人の行状，経歴，素質，環境などについて，医学，心理学，教育学，社会学その他の専門的知識，特に少年鑑別所の鑑別の結果を活用して，調査を行うこととされている。このことにより，少年の特性や少年を取り巻く環境に照らして処分を行い，健全育成を図るものとしている。

▶ **児童自立支援施設** 不良行為をなした児童などを入所させ，生活指導，自立支援，退所後の相談などの援助を行う施設である。入所は，家庭裁判所の審判による保護処分と児童相談所による措置によるものがある（**図5-19**参照）。施設において児童の行動制限が必要な場合は，強制的措置の許可を家庭裁判所に求める必要がある。2022（令和4）年現在，国立2か所，公立54か所，私立2か所の児童自立支援施設がある。

＊ 2021年の少年法改正による（2022［令和4］年4月施行）。

ひとり親支援

1. ひとり親世帯の実態

❶ 世帯数

母子のみにより構成される母子世帯数は約65万世帯，父子のみにより構成される父子世帯数は約7万世帯である（2020［令和2］年国勢調査）。母子以外の同居者がいる世帯を含めた全体の母子世帯数は約120万世帯，父子世帯数は約15万世帯と推計されている（図5-20）。

子どものいる世帯は徐々に減少しているが，ひとり親世帯は1993（平成5）年から2003（平成15）年までの10年間に94万7000世帯から139万9000世帯へと約5割増加した後，ほぼ同水準で推移している。ひとり親世帯の88.9％が母子世帯である（令和3年度全国ひとり親世帯等調査）。また，児童扶養手当受給者数は81万7967人である（令和4年度「福祉行政報告例」）。このうち，母子世帯が92％となっている。

❷ 母子世帯になった理由

母子世帯になった理由は，**離婚**が79.6％と最も多く，次いで未婚の母10.6％，死別5.3％となっている。父子世帯になった理由は，離婚が70.3％と最も多く，次いで死別が21.1％となっている（令和3年度全国ひとり親世帯等調査）。離婚件数は約18万件で，従来増加傾向にあったが，2003（平成15）年からおおむね減少傾向である。そのうち，未成年の子どもがいる離婚件数は全体の52.8％となっている（2022（令和4）年人口動態統計）。

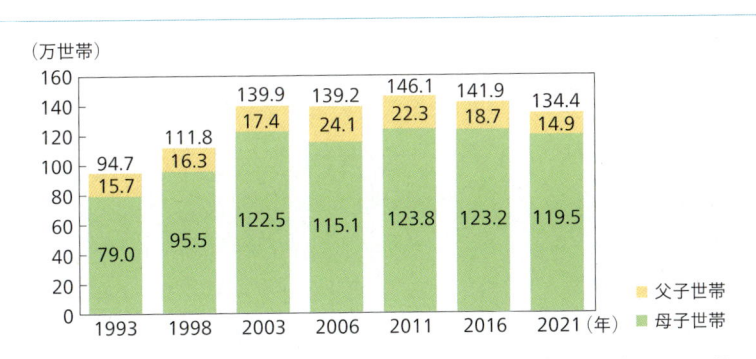

注1）2011年以前は，厚生労働省「全国母子世帯等調査」，2016年，2021年は厚生労働省「全国ひとり親世帯等調査」より作成。
2）各年11月1日現在。
3）母子（父子）世帯は，父（または母）のいない児童（満20歳未満の子どもであって，未婚のもの）がその母（または父）によって養育されている世帯。母子または父子以外の同居者がいる世帯を含む。
4）2011年値は，岩手県，宮城県および福島県を除く。2016年値は，熊本県を除く。
資料／内閣府：男女共同参画白書 令和4年版，令和3年度全国ひとり親世帯等調査（推計値）.

図5-20 ひとり親世帯数の推移

生活と社会福祉

社会保障制度と社会福祉

社会保険制度と動向

社会福祉の歴史

5 社会福祉の諸制度と施策

福祉行政のしくみと民間活動

❸ 母子世帯の就労状況

母子家庭の 86.3％の母が**就労**し，諸外国に比べ就労率は極めて高い。一方で，就労母子家庭のうち，「正規の職員・従業員」が 48.8％，「パート・アルバイト等」は 38.8％と非正規の割合が高い（令和 3 年度「全国ひとり親世帯等調査」）。

❹ 母子世帯の所得

母子世帯の総所得の平均は年間 303 万円で，全世帯比の 60％にとどまる。ひとり親家庭の**貧困率**は 44.5％と，国際的にみても極めて高くなっている（2023（令和 5）年「国民生活基礎調査」，貧困率は 2022［令和 4］年）。生活保護を受給している母子世帯は約 9％を占める。また，**養育費**についてみると，離婚母子家庭で養育費の取り決めをしているのは 46.7％，養育費を現在も受給しているのは 28.1％にすぎない（令和 3 年度「全国ひとり親世帯等調査」）。

▌2. ひとり親支援の基本的なしくみ

母子寡婦対策は戦後の戦争未亡人対策に始まり，1964（昭和 39）年に**母子福祉法**が制定され展開されてきたが，離婚の増加と就労による自立の支援に主眼を置く観点から，2002（平成 14）年に母子家庭対策が見直された。2002（平成 14）年には**母子寡婦福祉法**が改正され，2003（平成 15）年には**母子家庭の母の就業の支援に関する特別措置法**が制定された。その後，父子家庭も法の対象とされ，2014（平成 26）年には**母子及び父子並びに寡婦福祉法**となっている。

現在のひとり親家庭の自立支援策は，国の基本方針と地方自治体の**自立促進計画**に基づいて行われており，①**子育て・生活支援**，②**就業支援**，③**養育費確保支援**，④**経済的支援**の 4 本柱で行われている。

▌3. 子育てと生活支援

子育てと生活支援のためには，まず，**母子・父子自立支援員**による相談支援が行われている。原則として福祉事務所に配置され，生活，就労，資金貸付などの相談に応じている。ほかにも各種の施策がある（表 5-20）。そのほかに，母子及び父子並びに寡婦福祉法による**母子・父子福祉施設**として，母子・父子福祉センターと母子・父子休養ホームがある。

▌4. 就業支援

ひとり親家庭の就業支援としては，マザーズハローワーク（全国 23 か所），マザーズコーナー（183 か所）など，**ハローワーク**（公共職業安定所）による支援がある。

▶ **母子家庭等就業・自立支援事業**　都道府県等の**母子家庭等就業・自立センター**などにおいて，就業相談から就業支援講習会，就業情報の提供などまで一貫した就業支援や，養育費の取り決めなどに関する専門相談などを行うものである。

▶ **母子・父子自立支援プログラム策定事業**　個々の児童扶養手当受給者の状況・ニーズに応じ自立支援計画を策定し，ハローワークなどと連携のうえ，きめ細かな自立・就労支援を

表5-20 ひとり親家庭への支援

事業・施設	概要
ひとり親家庭等日常生活 支援事業	• 生活援助や保育などのサービスが必要な場合に，家庭生活支援員を派遣し，家事や子どもの世話などを行う
ひとり親家庭等生活向上 事業	• 生活に関する悩み相談，家計管理・育児などに関する専門家による講習会の実施，高等学校卒業程度認定試験合格のための学習支援，子どもの学習支援などを行う
母子生活支援施設	• 児童福祉施設で，母子家庭の母および児童を入所させて，保護，生活支援，退職した場合の相談などを行う • 福祉事務所が行う入所契約により行われる • 全国に204か所（2022［令和4］年10月現在） • 配偶者からの暴力を理由とする入所が5割を占める（児童養護施設入所児童等調査の概要）

実施する。

　そのほか，母子家庭自立支援給付金・自立支援教育訓練給付金・高等職業訓練促進給付金・ひとり親家庭高等職業訓練促進資金貸付事業などの制度がある。

5. 養育費確保支援

　養育費は，扶養義務に基づき，離婚後に別居する親が負担するものであるが，取り決めをし，受け取っている世帯が少ない実態となっている。そのため，養育費相談支援センターと都道府県の母子家庭等就業・自立支援センターが，養育費の取り決めに関する情報提供や相談支援，養育費相談の人材育成などを行う。2011（平成23）年の民法改正（2012［平成24］年施行）では，離婚をするときは養育費の分担を協議で定めることとされた。また，2024（令和6）年の民法改正では，養育費を定めることなく協議離婚をした場合に養育費を請求できる法定養育費の制度が創設されている。

6. 経済的支援

1 児童扶養手当

　父母が婚姻を解消した児童，父または母が死亡した児童，父または母が一定程度の障害の状態にある児童などであって，18歳に達する日以後の最初の3月31日までの間にある者（障害児の場合は20歳未満）を監護している者に支給される。ただし，母または父の配偶者に養育されるときは支給されない。また，一定以上の所得がある場合は全部または一部が支給停止される。手当月額（2024［令和6］年4月〜）は児童1人の全部支給の場合は4万5500円で，児童2人以上の場合は加算される。5年を超える場合は1/2が支給停止されるが，就業している場合などは適用除外となるため，一部支給停止になる者は極めて少ない。

　2010（平成22）年から父子家庭へも支給されるようになった。また，2014（平成26）年12月から公的年金との併給ができるようになり，受給者の年金額が手当額を下回る場合は，その差額分の手当が支給される。

　受給者は約82万人（2023［令和5］年3月）である。

2 | 遺族年金

死別によるひとり親家庭に対しては，**遺族年金**の制度がある。公的年金制度に加入中の者が死亡したときに，その者によって生計を維持されていた 18 歳に達する日以後の最初の 3 月 31 日までの間にある子（障害児の場合は 20 歳未満）がいる配偶者または子に遺族基礎年金または遺族厚生年金が支給される。遺族厚生年金の場合，夫が受給するには妻の死亡時に 55 歳以上の年齢制限がある。ほかに保険料の納付期間や所得などに一定の要件がある。

3 | 母子父子寡婦福祉資金貸付

いわゆる母子家庭の母が対象の母子福祉資金，父子家庭の父が対象の父子福祉資金，寡婦（配偶者のない女子で，かつて配偶者のない女子として児童を扶養していたことのあるもの）が対象の寡婦福祉資金があり，都道府県が実施主体となり，ひとり親などに無利子または低利で 3 〜 20 年の貸し付けを行うものである。修学資金，事業開始資金，医療介護資金，生活資金，住宅資金などがあるが，児童の修学資金が貸し付けの約 9 割である。2021（令和 3）年度の貸し付け実績は約 2 万件である。

女性福祉

1. 困難な問題を抱える女性への支援

1956（昭和 31）年に売春防止法が制定され，売春などの禁止規定とともに，性行または環境に照らして売春を行うおそれのある女子を**要保護女子**と規定し，保護更生のため婦人保護事業が行われることとなった。その後，時代が進むにつれて，婦人保護事業においては売春にとどまらない，性的な被害，家庭の状況，地域社会との関係性その他の様々な事情により生活を営むうえで困難な問題を抱える女性の相談と問題への対応が求められるようになってきた。**ドメスティックバイオレンス（DV）防止**がその代表例である。2022（令和 4）年に**困難な問題を抱える女性への支援に関する法律**が公布され，困難な問題を抱える女性支援について売春防止法を脱却し，先駆的女性支援を実践する民間団体との協働といった観点も取り入れた自立支援の仕組みが同法によって行われることになった（2024［令和 6］年 4 月施行）。

▶ **女性相談支援センター**　都道府県が設置しなければならないものとされ，困難な問題を抱える女性に関する各種の問題に関する相談，援助，支援，一時保護を行うものである。また，女性相談支援員は，都道府県知事が移植する非常勤職員であり，困難な問題を抱える女性の発見・相談・援助などを行う。

▶ **女性自立支援施設**　都道府県が設置し，困難な問題を抱える女性が入所するための施設

で，各種支援を行っている。全国に 47 か所設置されている。

2. 配偶者からの暴力の防止及び被害者の保護等に関する法律

女性に対する配偶者の暴力（DV）が深刻な社会問題になってきたことから，2001（平成13）年に**配偶者からの暴力の防止及び被害者の保護等に関する法律**（**DV 防止法**）が成立し，同年に施行された。

DV 防止法では，配偶者からの暴力の防止および被害者保護を扱っているが，暴力とは，**配偶者または元配偶者からの身体に対する暴力**（身体に対する不法な攻撃であって生命または身体に危害を及ぼすもの）またはこれに準ずる心身に有害な影響を及ぼす言動をいう。また，配偶者には事実婚の者も含み，生活の本拠を共にする交際相手の暴力についても準用される。

1 | 裁判所の保護命令

配偶者からの身体に対する暴力または生命などに対する脅迫を受けた被害者が，配偶者から受ける身体に対する暴力により，生命または身体に重大な危害を受けるおそれが大きいときは，裁判所は，被害者の申立てにより，**保護命令**を出すことができる。保護命令には，接近禁止命令（6 か月間），退去命令（2 か月間），電話等禁止命令がある。

2 | 都道府県の役割

都道府県は，婦人相談所などが**配偶者暴力相談支援センター**としての機能を果たすこととなっている。配偶者暴力相談支援センターは，相談・指導・緊急時における安全の確保および一時保護，就業・住宅などについての情報の提供・助言・連絡調整などを行う。

女性相談支援センターと女性自立支援施設は，DV 防止法上も役割を果たすことになっている。実際には，女性相談支援センターが受け付けた来所相談のうち，夫など，子・親・親族，交際相手などからの暴力に関する相談は約 7 割を占めている。また，女性相談支援センターにおける一時保護の理由のうち，全体の 85 ％をこれらの者からの暴力被害が占めている。さらに，女性自立支援施設における在所者の入所理由としては，暴力被害による入所者が全体の 7 割近くを占めている。児童を同伴する場合が多い（2022［令和 4］年度）。

J 児童福祉の最近の制度改正と課題

1. 少子化対策

少子化対策は，低い出生率と人口の減少を背景に，重点的な政策として打ち出されるようになっている。

2011（平成 23）年に合意された社会保障・税一体改革のなかでは，これまでの年金・医療・介護に加え，子育てを消費税の充当先として追加し，消費税率の引き上げ分を充当するこ

生活と社会福祉　1

社会保障制度と社会福祉　2

社会保険制度と動向　3

社会福祉の歴史　4

社会福祉の諸制度と施策　5

福祉行政のしくみと民間活動　6

表5-21 こども大綱（2023年12月）における「こども施策に関する重要事項」

❶ライフステージに縦断的な重要事項
- こども・若者が権利の主体であることの周知徹底
- 多様な遊びや体験，活躍できる機会づくり
- こどもや若者への切れ目のない保健・医療の提供
- こどもの貧困対策
- 障害児支援・医療的ケア児への支援
- 児童虐待防止対策等と社会的養護の推進
- こども・若者の自殺対策，犯罪などからこども・若者を守る取組

❷ライフステージ別の重要事項
- こどもの誕生前から幼児期まで
- ・妊娠前から妊娠期，出産，幼児期までの切れ目ない保健・医療の確保
- ・こどもの誕生前から幼児期までのこどもの成長の保障
- 学童期・思春期
- ・こどもが安心して過ごし学ぶことのできる質の高い公教育の再生等・居場所づくり
- ・小児医療体制，心身の健康等についての情報提供やこころのケアの充実
- ・成年年齢を迎える前に必要となる知識に関する情報提供や教育
- ・いじめ防止
- ・不登校のこどもへの支援
- ・高校中退の予防，高校中退後の支援
- 青年期
- ・高等教育の修学支援，高等教育の充実
- ・就労支援，雇用と経済的基盤の安定
- ・結婚を希望する方への支援，結婚に伴う新生活への支援

❸子育て当事者への支援に関する重要事項
- 子育てや教育に関する経済的負担の軽減
- 地域子育て支援，家庭教育支援
- 共働き・共育ての推進，男性の家事・子育てへの主体的な参画促進・拡大
- ひとり親家庭への支援

ととなった。育児休業や保育の拡充による女性の活用を成長戦略として位置づけ，2019（令和元）年には保育の無償化も行われた。

　一方で，「エンゼルプラン」以来の少子化対策は，産みたい人が産み育てられるための環境整備として，保育対策を中心としていたが，2002（平成14）〜2003（平成15）年頃からの少子化対策は「少子化に歯止めをかける」ことを正面から目的に据え，働き方改革も含めた総合的な対策となっており，少子化対策基本法に基づき少子化社会対策大綱がまとめられた。2022（令和4）年にはこども基本法が制定され，2023（令和5）年4月にはこども家庭庁が設置された。2023（令和5）年12月には，同法に基づくこども大綱（表5-21），また同時に"次元の異なる少子化対策"の実現のためとして「子ども未来戦略」が閣議決定された。総合的な子育て支援策は望ましいことであるが，「子どもが欲しい人への環境整備」を超えた「社会のための少子化対策」をどこまで進めるべきか，ばらまきでない有効な施策は何かについて，検証が必要であると思われる。

2. 保育所問題

　子どもの数が減少するなかで，大都市部における保育所の待機児童問題は依然として深刻である。待機児童の解消のためには，高齢者介護や障害者福祉のように，十分な資金の投入と民間事業者の参入を認め，事業者との契約による利用方式とすることによって，利用者が自由な選択で利用したサービスに対し公的に資金供与されるしくみとすることが必要である。子ども・子育て支援法創設時にはそのような方式を目指したが，私立保育所や幼稚園など多くの例外を設けて従来の措置制度から変わらないものとなってしまっている。

　また，消費税の引き上げによる財源は，一部は保育の拡充に用いられたが，保育の無償化による中高所得者層への保育料助成に多くが用いられている。今後，保育士の処遇改善を含めて十分な資金の投入と，契約利用方式の実現に向けて，さらなる努力が課題であろう。

3. 社会的養育の改革と虐待問題

　虐待による死亡事件が続発するなど，児童虐待に対する社会の関心と児童相談所など福祉関係者への要求は高まり続けている。2019（令和元）年には，児童相談所の体制強化や関係機関間の連携強化，体罰の禁止の明記などを盛り込んだ児童福祉法などの改正が成立している。

　また，虐待などの増加に対応した社会的養護のあり方についても，諸外国に比べて施設養護の割合が著しく高い状況を改め，里親などの家庭養護や小規模施設などの家庭的養護を徹底的に増やしていこうとするビジョンが 2017（平成 29）年に定められている。

　いずれもこれまでの社会的養護のあり方を大きく変えていかなければいけない課題であるが，虐待のほかに障害児の割合の増加なども相まって，現場では多様な対応が必要となっている。一朝一夕にできるものではないので，児童相談所やこども家庭センターの体制整備も含め，現場におけるていねいな対応と合わせた改革が課題となっている。

4. 子どもの貧困とひとり親支援

　わが国の子どもの貧困率は国際的にみても高く，ひとり親世帯の貧困率は 50％に近い高率となっている。子どもの貧困の解消のためには，子どものいる世帯に限らない雇用の回復や就労・自立支援などが必要であるが，とりわけ離婚による生別の母子世帯の養育費保障が重要である。これまでも相談体制の強化などが図られてきているが，先進諸国では行政が強制的に取り立てるしくみなど有効な手法を講じてきており，わが国でも本格的な取り組みが必要である。

生活と社会福祉

社会福祉

社会保障制度と社会福祉

社会保険制度

社会福祉の歴史と動向

5 社会福祉の諸制度と施策

福祉行政のしくみと民間活動

IV　高齢者福祉に関する法と施策

A　高齢者福祉のあゆみと実態

1. 歴史

1　老人福祉法の成立

　戦後すぐにできた福祉3法の中には老人福祉法は含まれず，高齢者福祉は生活保護の生活扶助で行われ，養老施設も位置づけられたが，経済的に困難な高齢者への対応にすぎなかった。その後，経済成長とともに平均寿命も延び，高齢者が増加するなかで，経済的困難を超えた高齢者福祉のため，**老人福祉法**が1963（昭和38）年に制定された。この時，特別養護老人ホームと老人家庭奉仕員派遣制度が位置づけられ，介護問題への対応が始まったが，まだ低所得世帯に利用は限られていた。

2　福祉元年

　その後も高齢化が進むとともに，医療制度も拡充されていったなかで，1973（昭和48）年には老人福祉法の老人医療費支給制度により，**老人医療費無料化**が行われた。この年は**福祉元年**とよばれる。老人医療費の無料化は，高齢者の医療アクセスを飛躍的に改善したが，医療を必ずしも必要としない高齢者が長期入院する**社会的入院**問題を引き起こし，1983（昭和58）年には廃止された。その後，医療から介護へ，施設から在宅への移行がわが国の高齢者福祉の最大の課題となった。

3　老人福祉の拡充

　その後も高齢者介護の必要が高まるにつれて，サービスが拡充されていった。病院における介護は，1983（昭和58）年の特例許可老人病院の制度化（その後1993［平成5］年には療養型病床群，2001［平成13］年には療養病床となる）以降，わが国の介護の特徴となった。一方，特別養護老人ホームも1971（昭和46）年からの社会福祉施設緊急整備五か年計画などで増設された。また，1970年代からは，地方自治体によってショートステイ，デイサービスなどの**在宅サービスの拡充**が行われ，国の補助事業も創設された。

　1986（昭和61）年には老人保健法改正により**老人保健施設**が創設され，1982（昭和57）年のホームヘルパー要綱改正で派遣対象となる世帯の所得要件が撤廃された。1989（平成元）年には**高齢者保健福祉推進十か年戦略**（**ゴールドプラン**）が策定され，ショートステイ・デイサービス・ホームヘルプの在宅3本柱のほか，特別養護老人ホーム・老人保健施設・ケ

アハウスといった施設についても整備の目標値が設定された。1990（平成2）年の**福祉8法の改正**では，施設から在宅へという観点から，在宅サービスを老人福祉法上に位置づけるとともに，市町村への入所措置権限の移譲と老人保健福祉計画の策定義務づけにより，市町村が老人福祉を一元的に提供する体制となった。

人口の高齢化に対し国をあげて取り組むため，1986（昭和61）年には長寿社会対策大綱が閣議決定され，雇用・所得保障，健康・福祉，学習・社会参加，住宅・生活環境の全分野に取り組む体制を整備した。1995（平成7）年には，**高齢社会対策基本法**が制定され，高齢社会対策大綱に沿って総合的な施策を進めていくこととなった。

4 介護保険と地域包括ケアシステム

1997（平成9）年に制定され，2000（平成12）年に施行された**介護保険法**は，高齢者福祉のシステムを抜本的に変え，拡充したものであった。特色は，①介護を社会全体で支える，②利用方式を措置から契約に改め利用者本位にする，③社会保険方式を導入し安定的・公平に財源を確保する，④在宅サービスへの民間事業者の導入を進めるといった点であった。

介護保険制度は，医療とは異なる介護のための制度体系を創設し，治療ではなく生活支援を行うシステムを拡充したものであるが，一方で医療と介護の連携のもとに地域において一体的にサービスを提供する必要性がますます高まってきている。2014（平成26）年の地域における医療及び介護の総合的な確保を推進するための関係法律の整備等に関する法律（**医療介護総合確保推進法**）では，地域包括ケアシステムの整備のため，医療と介護の制度の双方にわたり大きな制度改革が行われている。

▌2. 高齢化の進展

❶高齢化率

わが国の戦後の人口構造をみると，1970（昭和45）年には全人口に占める65歳以上人口の割合（高齢化率）が7%を超えて，国際連合のいう「高齢化社会」を迎え，1994（平成6）年には14%を超えて「高齢社会」となり，2007（平成19）年には21%を超えて「**超高齢社会**」となった。2024（令和6）年2月には29.2%（総務省「人口推計」）と世界で最も高齢化が進んだ国となっている（第1章-Ⅱ-A「人口と家族」参照）。ほかの先進諸国と比べ，高齢化が進むスピードが速く，それだけ短期間で高齢化に対応していかなければならないことが特徴である。

❷平均寿命

高齢化の要因には，**出生率の低下**と**平均寿命の延伸**がある。戦後の1947（昭和22）年には，日本人の平均寿命は50歳程度（男性50.06歳，女性53.96歳）であったが，その後着実に延び続け，2023（令和5）年の平均寿命は，男性が81.09年，女性が87.14年で，わが国は世界有数の長寿国となっている（図5-21）。

生活と社会福祉

社会保障制度と社会福祉

社会保険制度と動向

社会福祉の歴史

5 社会福祉の諸制度と施策

福祉行政のしくみと民間活動

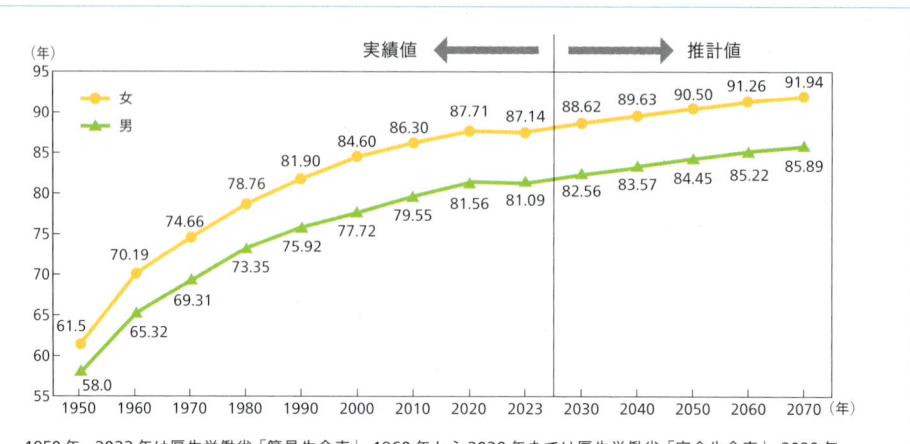

1950 年，2023 年は厚生労働省「簡易生命表」，1960 年から 2020 年までは厚生労働省「完全生命表」，2030 年以降は，国立社会保障・人口問題研究所「日本の将来推計人口（令和 5 年推計）」の死亡中位仮定による推計結果.

注　1970 年以前は沖縄県を除く値である。0 歳の平均余命が「平均寿命」である。

資料／内閣府：令和 6 年版 高齢社会白書，一部改変.

図5-21 平均寿命の推移と将来推計

❸ これからのニーズ

　高齢化社会を論じる意義は，**社会の活力維持**と**医療介護ニーズへの対応の必要性**である。従来は高齢者は生産年齢ではないとされてきたため，高齢化率が高まると経済活動を行う人口割合が減り，社会の活力に影響があるとされていた。また，高齢者になると身体や精神の機能が低下し，特に，現在の高齢化は 75 歳以上の後期高齢者の増加が著しいため，医療介護のニーズが増加し，社会の負担が増加することが懸念（けねん）されている。

3. 高齢者の実態

❶ 健康状態

　高齢者は不健康・不活発で，貧困であるというイメージをもつ場合が今でも多い。しかし，近年の心身の老化現象に関するデータの経年的変化を検討した結果，特に 65 〜 74 歳では心身の健康が保たれており，活発な社会活動が可能な人が大多数を占めていることが明らかになっている。たとえば，日常生活に制限のない期間（健康寿命）は，2019（令和元）年時点で男性が 72.68 年，女性が 75.38 年となっており，それぞれ 2010（平成 22）年の男性 70.42 年，女性 73.62 年と比べて延びている。

❷ 就労状況

　就業率は，65 〜 69 歳 52.0%，70 〜 74 歳 34.0%，75 歳以上 11.4％となっている（2023 年「労働力調査」）。60 歳以上の者の約 2 割が「働けるうちはいつまでも」働きたいと回答しており，「70 歳くらいまで，またはそれ以上」との回答と合計すれば，約 6 割が高齢期にも高い就業意欲をもっている様子がうかがえる（2019 年「高齢者の経済生活に関する調査」）。医療や介護のニーズについては若年世代よりは高いが，多くの者は健康で就労している。

経済的にみても，高齢者世帯（65歳以上の者で構成するかまたはこれに18歳未満の者が加わった世帯）の平均所得年額は304万9000円と非高齢者世帯よりも低く，所得における稼働所得の割合は26.1%である（全世帯平均72.9%）（2023年「国民生活基礎調査」）。一方，高齢者世帯（65歳以上の夫婦のみの無職世帯）の消費支出月額は25万959円，また，2人以上の世帯のうち世帯主が65歳以上の世帯の貯蓄現在高の平均値は2人以上の全世帯の1.3倍（2,504万円）で（2023年「家計調査」），ほかの年齢階級に比べ大きな純貯蓄を有している。

❹今後の課題

こうした生活実態から，**元気な高齢者像**を踏まえ，高齢者特有のニーズに対応しつつ，能力を活用するという考え方が必要である。ただしそれは平均像であり，高齢者の場合，健康状態や経済状態には**格差が大きい**ことに留意し，対応していく必要がある。また，75歳以上で要介護認定または要支援認定を受けている者は32.1%と，後期高齢者になると医療や介護のニーズが高くなることにも十分配慮する必要がある（2021年度「介護保険事業状況報告（年報）」）。

B 老人福祉法

1. 老人福祉法の内容

1963（昭和38）年に制定された当時の**老人福祉法**は，以前は老人福祉についての総合的な法律であったが，老人医療費については1982（昭和57）年の老人保健法に分離し，介護サービスの給付については1997（平成9）年の介護保険法に規定されることになった。そのため，現在の老人福祉法は，理念，入所措置，施設と事業の認可，そのほか老人福祉法独自の規定が残るのみとなっている。

2. 老人福祉の理念

老人福祉法第2条には**基本的理念**として，「老人は，多年にわたり社会の進展に寄与してきた者として，かつ，豊富な知識と経験を有する者として敬愛されるとともに，生きがいを持てる健全で安らかな生活を保障されるものとする。」と規定されている。

また，第3条には，「老人は，老齢に伴つて生ずる心身の変化を自覚して，常に心身の健康を保持し，又は，その知識と経験を活用して，社会的活動に参加するように努めるものとする。」「老人は，その希望と能力とに応じ，適当な仕事に従事する機会その他社会的活動に参加する機会を与えられるものとする。」と規定されている。

ただし，「老人」についての一般的な定義は明記されておらず，入所措置や施設の定義において，「65歳以上の者」などと定義されている。

生活と社会福祉 1
社会保障制度と社会福祉 2
社会保険制度 3
社会福祉の歴史と動向 4
社会福祉の諸制度と施策 5
福祉行政のしくみと民間活動 6

3. 介護保険法上の給付と老人福祉法上の措置

1 介護保険法上の給付

介護保険法においては，居宅および施設における介護サービスについて，社会保険方式により利用するしくみが規定されている（第3章-Ⅲ「介護保険」参照）。具体的には，要介護等認定を受けた原則として65歳以上の被保険者が，訪問介護，訪問看護，通所介護などの居宅サービスや介護老人福祉施設，介護老人保健施設などの施設サービスを**事業者との契約**により利用した場合に，介護給付または予防給付を受けるしくみである。

2 老人福祉法上の措置

一方，**老人福祉法**には，**福祉の措置**として，市町村は，必要に応じて，
① 65歳以上の者がやむを得ない事由により介護保険法上の居宅介護サービスを利用することが著しく困難な場合，居宅介護サービスを提供することができること。
② 65歳以上の者が介護保険法上の介護老人福祉施設に入所することが著しく困難な場合は，特別養護老人ホームに入所させなければならないこと。
③ 65歳以上の者を養護老人ホームに入所させなければならないこと。
が規定されている。これらは，いわゆる**措置方式**による入所などである。介護保険制度創設以前に老人福祉サービスが措置方式で行われていたなごりであり，現在でも必要な場合は措置が取られることを可能にしている規定であるが，実際には使われることは少ない。

4. 老人居宅生活支援事業と老人福祉施設

老人福祉法には，「**老人居宅生活支援事業**」と「**老人福祉施設**」が規定されている（表5-22）。これらは，いずれも介護保険法で規定されているサービスと同じものであるが（ただし老人福祉センターおよび老人介護支援センターは老人福祉法独自のもの），名称が介護保険法とわずかに異なっている。開設には都道府県知事への届出（老人居宅生活支援事業）または認可（老人福祉施設）が必要である。その場合，設備および運営に関する最低基準を満たす必

表5-22 老人居宅生活支援事業と老人福祉施設

老人居宅生活支援事業	・老人居宅介護等事業（訪問介護などをいう） ・老人デイサービス事業 ・老人短期入所事業 ・小規模多機能型居宅介護事業 ・認知症対応型老人共同生活援助事業および複合型サービス福祉事業
老人福祉施設	・老人デイサービスセンター ・老人短期入所施設 ・養護老人ホーム ・特別養護老人ホーム ・軽費老人ホーム ・老人福祉センターおよび老人介護支援センター

要があるが，これは介護保険法上の指定基準と同一の内容であり，事実上一体のものとして運用されている。

▶ **特別養護老人ホーム**　65歳以上の者であって，身体上または精神上著しい障害があるために常時の介護を必要とし，かつ，居宅においてこれを受けることが困難な者が入所し，入浴，排泄，食事などの介護そのほかの日常生活上の世話，機能訓練，健康管理および療養上の世話を行うことを目的とする。介護保険法上は「介護老人福祉施設」という。

▶ **養護老人ホーム**　65歳以上の者であって，環境上の理由および経済的理由により居宅において養護を受けることが困難な者が入所し，自立した日常生活を営み，社会的活動に参加するために必要な指導および訓練そのほかの援助を行うことを目的とする。

▶ **軽費老人ホーム**　無料または低額な料金で，60歳以上の者を入所させ，食事の提供そのほか日常生活上必要な便宜を供与することを目的とする。このうち，身体機能の低下により自立した日常生活を営むことに不安があり，家族による援助を受けることが困難な者が入所するのが**ケアハウス**であり，介護サービスも受けることができる。

▶ **有料老人ホーム**　老人福祉施設ではないが，老人福祉法に規定されているものとして，**有料老人ホーム**がある。高齢者が入居し，入浴，排泄もしくは食事の介護，食事の提供またはそのほかの日常生活上必要な便宜の供与をする。施設の設置主体に規定はなく，株式会社なども経営できるが，設置者は都道府県知事への届出義務がある。介護付（介護が必要になった際には介護保険制度下の特定施設入居者生活介護としてサービスを提供），住宅型（介護が必要になった際には訪問介護などのサービスを提供），健康型（介護が必要になった際は退去）の3つの類型がある。多くの施設では，入居時に一時金が必要になる。

▶ **介護保険法上の特定施設など**　有料老人ホーム，養護老人ホーム，軽費老人ホームは，介護保険法上の**特定施設**として指定を受けることができ，その場合は介護サービスに対し介護給付（居宅介護サービス費）である特定施設入居者生活介護を受けることができる。

　そのほか，老人福祉法に規定する施設ではないが，関連するものとして，介護保険法による介護老人保健施設と高齢者の居住の安定確保に関する法律（高齢者住まい法）によるサービス付き高齢者向け住宅がある。

- **介護老人保健施設**：要介護者であって，主としてその心身の機能の維持回復を図り，居宅における生活を営むことができるようにするための支援が必要である者に対し，看護，医学的管理のもとにおける介護および機能訓練そのほか必要な医療ならびに日常生活上の世話を行うことを目的とする。入所者に対してリハビリテーションなどの医療サービスを提供し，家庭への復帰を目指す施設である。介護保険法上の介護保健施設サービスとして，介護給付（施設介護サービス費）の対象となる。

- **サービス付き高齢者向け住宅**：居住の用に供する専用部分を有するものに高齢者が入居し，状況把握サービス，生活相談サービスそのほか日常生活を営むために必要な福祉サービスを提供する。高齢者向けの賃貸住宅のほか，有料老人ホームであるものもある。介護が必要になった際には，訪問介護などの居宅サービスを入居したまま利用できる。

5. そのほか老人福祉法独自の規定

1 | 老人の日および老人週間

　老人福祉法において，国民の間に広く老人の福祉についての関心と理解を深めるとともに，老人に対し自らの生活の向上に努める意欲を促すため，**老人の日**および**老人週間**を設けることとしている。老人の日は9月15日とし，老人週間は9月15日から21日までとされている。国や地方自治体において，老人の団体その他の者によってその趣旨にふさわしい行事が実施されるよう奨励しなければならない。

　なお，同趣旨のものとして，国民の祝日に関する法律によって，「多年にわたり社会につくしてきた老人を敬愛し，長寿を祝う」ものとして，9月の第3月曜日に定められた**敬老の日**がある。

2 | 老人福祉計画

　市町村は，老人居宅生活支援事業および老人福祉施設による事業の供給体制の確保に関する計画として，**市町村老人福祉計画**を定めなければならない。市町村老人福祉計画においては，当該市町村の区域において確保すべき老人福祉事業の量の目標を定めるものとされており，そのほか，量の確保のための方策について定めるよう努めるものとされている。

　市町村老人福祉計画は，介護保険法上の市町村**介護保険事業計画**と一体のものとして作成されなければならないこととされており，3年に1回策定される。また，社会福祉法上の地域福祉計画と調和が保たれたものでなければならないとされている。

　都道府県は，各市町村を通じた広域的な見地から，老人福祉事業の供給体制の確保に関する計画として，都道府県老人福祉計画を定めるものとされている。

C 高齢者福祉実施体制

1. 地域包括ケアシステム

　団塊の世代が75歳以上となる2025（令和7）年を目途に，重度な要介護状態となっても住み慣れた地域で自分らしい暮らしを人生の最後まで続けることができるよう，医療・介護・予防・住まい・生活支援が包括的に確保される体制の構築が進められている。これを**地域包括ケアシステム**といい（図5-22），「ニーズに応じた住宅が提供されることを基本とした上で，生活上の安全・安心・健康を確保するために，医療や介護のみならず，福祉サービスを含めた様々な生活支援サービスが日常生活の場（日常生活圏域）で適切に提供できるような地域での体制」と定義されている。**日常生活圏域**とは，おおむね30分以内に必要なサービスが提供される範囲（具体的には中学校区）を単位として想定されている。

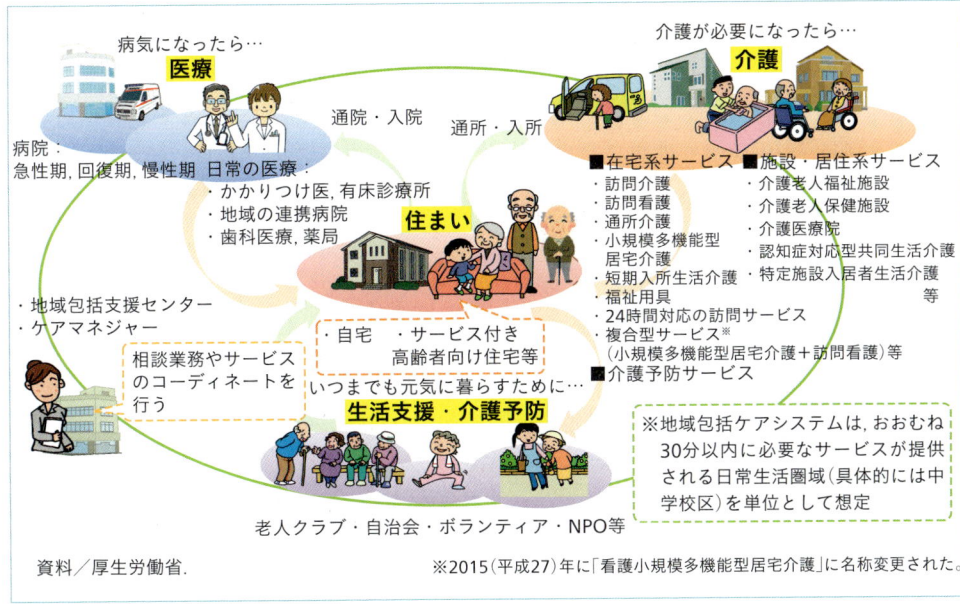

資料／厚生労働省.　　　　　　　　　　　　　　　※2015（平成27）年に「看護小規模多機能型居宅介護」に名称変更された。

図 5-22 地域包括ケアシステムの姿

表 5-23 地域包括ケアシステムのポイント

医療と介護の連携	● 医療において急性期病院，回復期病院，地域の病院が連携し，入院から回復期，退院までスムーズに行われるようにし，早期の社会復帰ができるようにする ● 退院後は住まいにおいて，在宅医療，居宅介護，生活支援・介護予防が連携して提供できるようにする ● 病院や施設は，地域包括ケアシステムのなかの 1 つの要素（拠点）として位置づけられる
高齢者の住まいの確保	● 住宅改造なども含めた自宅のほか，老人福祉施設などケア付き高齢者住宅も住まいとして確保する
介護予防・生活支援の重視	● ボランティア，NPO，民間企業，協同組合などの多様な主体が生活支援や介護予防のためのサービスを提供する
自助・共助・互助・公助の分担	● 市場によるサービス（自助），介護保険や医療保険によるサービス（共助），ボランティアや地域住民による自主的なサービス（互助），自治体などが提供するサービス（公助）が適切に分担し，組み合わされる
地域ごとの「ご当地ケア」	● 地域の自主性や主体性に基づき，地域の特性に応じてつくりあげていく

　地域包括ケアシステムのポイントを**表 5-23** に示した。

▶ **地域包括支援センター**　地域包括ケアシステムにおける地域の拠点として，日常生活圏域ごとに**地域包括支援センター**が設置されている。市町村により設置され（事業者への委託もできる），総合的な相談，虐待防止などの権利擁護，ケアプランや利用状況の検証などの包括的・継続的ケアマネジメントなどのほか，要支援者に対する介護予防支援（介護予防ケアプランの作成）を行っている。

▌ 2. 介護人材問題

　介護人材の確保は，高齢者福祉の実施のため，重要な課題となっている。2022（令和 4）年現在 215 万人が従事しているが，第 9 期介護保険事業計画（2024-2026 年度）に基づく

必要数の推計によると，2026（令和8）年度末には240万人（＋25万人），2040（令和22）年度には272万人（＋57万人）の介護人材を確保する必要があるとされている。

▶ **福祉人材確保指針**　2007（平成19）年に社会福祉法に基づき策定された福祉人材確保指針では，労働環境の改善の推進，キャリアアップのしくみの構築，福祉・介護サービスの周知・理解，潜在的有資格者などの参入の促進，多様な人材の参入・参画の促進などが掲げられ，進められている。

▶ **介護報酬**　介護報酬においては，介護事業所で働く介護職員の処遇改善のため，介護職員処遇改善加算，介護職員等ベースアップ等支援加算などが設けられている。

▶ **外国人介護士の受け入れ**　在留資格「介護」，介護福祉士資格の取得を目指す東南アジアの人の受け入れ，技能実習制度，特定技能制度などの整備が図られてきている。

▌ 3. 認知症対策

　2025（令和7）年には認知症の人の数は約700万人，65歳以上高齢者の約5人に1人が認知症になると見込まれている。このように，認知症はだれもがなり得るものであり，家族や周囲の人が認知症になることなどを含め，多くの人にとって身近なものとなっている。こうしたなか，認知症の人が認知症とともにより良く生きていくことができるよう，認知症の人の意思が尊重され，できる限り住み慣れた地域の良い環境で，自分らしく暮らし続けることができることが必要である。

1 ▎ 認知症の施策

　国の政策として，2015（平成27）年に，**認知症施策推進総合戦略**（**新オレンジプラン**）が策定され，また，2019（令和元）年には，**認知症施策推進大綱**がまとめられている。2023（令和5）年6月には，認知症施策を総合的，計画的に推進し共生社会を実現するため**認知症基本法**が制定され，2024（令和6）年1月1日に施行された。

　地域において認知症の人の見守り体制をつくっていくために，認知症に対する正しい知識と理解をもち，地域で認知症の人やその家族に対してできる範囲で手助けする**認知症サポーター**が養成されている。また，認知症の人やその家族が地域の人や専門家と相互に情報を共有し，互いを理解し合う場である**認知症カフェ**が多様な主体により運営されている。

2 ▎ 認知症の専門家による支援

　専門家による支援としては，医療・介護の専門職が家族の相談などにより認知症が疑われる人や認知症の人およびその家族を訪問し，必要な医療や介護の導入・調整や，家族支援などの初期支援を行う**認知症初期集中支援チーム**が市町村に設置されている。また，地域の医療提供体制の中核として認知症の医療・ケアを行うため，二次医療圏ごとに**認知症疾患医療センター**が整備されている。さらに，若年性認知症施策として，若年性認知症コールセンター，若年性認知症支援コーディネーターの配置なども進められている。

図の内容：

地域住民の参加

生活支援・介護予防サービス
○ニーズに合った多様なサービス種別
○住民主体，NPO，民間企業等多様な主体によるサービス提供

- 地域サロンの開催
- 見守り，安否確認
- 外出支援
- 買い物，調理，掃除などの家事支援
- 介護者支援　等

生活支援の担い手としての社会参加

高齢者の社会参加
○現役時代の能力を活かした活動
○興味関心がある活動
○新たにチャレンジする活動

- 一般就労，起業
- 趣味活動
- 健康づくり活動，地域活動
- 介護，福祉以外のボランティア活動　等

バックアップ

市町村の介護予防・日常生活支援総合事業による支援

資料／厚生労働省：介護予防・日常生活支援総合事業の基本的な考え方，一部改変.

図5-23 生活支援・介護予防サービスと高齢者の社会参加のイメージ

4. 介護予防・生きがい対策

　高齢者の介護予防と生活支援のために，ボランティア，NPO，民間企業，協同組合などの多様な主体が生活支援サービスを提供することが必要である。高齢者が社会参加し，社会的役割をもつことが生きがいや介護予防につながる（**図5-23**）。

▶ **介護予防・日常生活支援総合事業**　介護予防に資する住民主体の通いの場の展開や，一般介護予防事業が，介護保険法における**介護予防・日常生活支援総合事業**として行われている。2017（平成29）年からは，介護保険の予防給付のうち訪問介護・通所介護が総合事業に移行し，基本的にNPOやボランティアなど地域の多様な主体が自主的に実施するしくみとなっている。

▶ **老人健康保持事業**　老人福祉法には，高齢者の心身の健康の保持に資するための教養講座，レクリエーションそのほか広く高齢者が自主的かつ積極的に参加することができる事業として，**老人健康保持事業**を地方自治体が実施するように努めなければならないとされている。

　また，地域を基盤とする高齢者自身の自主的な活動組織である**老人クラブ**の活性化も図られている。

D 高齢者福祉の施策と関係法

1. 高齢者虐待防止法

　高齢者虐待の防止，高齢者の養護者に対する支援等に関する法律（**高齢者虐待防止法**）は，2005（平成17）年に成立し，2006（平成18）年に施行された。この法律では，高齢者（65歳以上）に対する**養護者**（家族，親族など）と**養介護施設従事者など**（老人福祉施設や居宅サービス事業の従

表5-24 高齢者虐待の定義

身体的虐待	高齢者の身体に外傷が生じ，または生じるおそれのある暴行を加えること
ネグレクト	高齢者を衰弱させるような著しい減食または長時間の放置，そのほかの高齢者を養護すべき職務上の義務を著しく怠ること
心理的虐待	高齢者に対する著しい暴言または著しく拒絶的な対応，そのほかの高齢者に著しい心理的外傷を与える言動を行うこと
性的虐待	高齢者にわいせつな行為をすること，または高齢者をしてわいせつな行為をさせること
経済的虐待	高齢者の財産を不当に処分すること，そのほか当該高齢者から不当に財産上の利益を得ること

表5-25 高齢者虐待の件数（2022［令和4］年度）

	市町村が虐待と判断	相談・通報
養介護施設従事者等によるもの	856件	2,795件
養護者によるもの	16,669件	38,291件

資料／厚生労働省：令和4年度「高齢者虐待の防止，高齢者の養護者に対する支援等に関する法律」に基づく対応状況等に関する調査結果.

事者）による虐待を取り扱っている。この法律に基づく虐待とは，**表5-24** のものをいう。また，高齢者虐待の件数を**表5-25** に示す。

1 | 通報の義務

　高齢者虐待防止法によれば，養護者または要介護施設従事者による高齢者虐待を受けたと思われる高齢者を発見した者で，高齢者の生命または身体に重大な危険が生じている場合は，速やかに市町村に通報しなければならない（義務）。また，養介護施設従事者などがその業務に従事している養介護施設または事業において従事者による高齢者虐待を受けたと思われる高齢者を発見した場合は，速やかに，これを市町村に**通報**しなければならない（義務）。そのほか，養護者による高齢者虐待を受けたと思われる高齢者を発見した者は，速やかにこれを市町村に通報するよう努めなければならない（努力義務）。特に，養介護施設，病院，保健所その他高齢者の福祉に業務上関係のある団体および養介護施設従事者など，医師，保健師，弁護士，そのほか高齢者の福祉に職務上関係のある者は，高齢者虐待を発見しやすい立場にあることを自覚し，高齢者虐待の早期発見に努めなければならない。

2 | 市町村の役割

　通報を受けた市町村は，速やかに，**安全の確認**そのほか事実の確認のための措置を講ずるとともに，地域包括支援センターなど関係機関と対応について協議を行い，必要に応じて特別養護老人ホームなどへの入所措置や成年後見の審判請求を行う。養介護施設従事者などによる虐待の場合は，通報を受けた市町村は都道府県に報告し，必要に応じ老人福祉法または介護保険法の規定による施設への監督権限を適切に行使するものとされている。この際，立入調査や警察署長への援助要請をすることができる。

2. 成年後見と日常生活自立支援事業

▶ **成年後見制度**　認知症，知的障害，精神障害などにより判断能力が不十分な人の権利擁護のための制度として，近年注目されているのが**成年後見制度**である。これらの人の判断能力の不足を補うため，裁判所に選任された成年後見人などが，生活，療養看護および財産の管理に関する事務を行うものである。これらの人は，不動産や預貯金などの財産を管理したり，身の回りの世話のために介護などのサービスや施設への入所に関する契約を結んだり，遺産分割の協議をしたりする必要があっても，自分で行うことが難しい場合がある。また，不利益な契約であってもよく判断ができずに契約を結んでしまい，悪徳商法の被害に遭うおそれもある。このような判断能力の不十分な人を保護し，支援するのが成年後見制度である。利用者としては，認知症高齢者が最も多い（62.6%［2023年「成年後見関係事件の概況」]）。

▶ **法定後見制度**　民法に定められた法定後見制度には，判断能力の程度など本人の事情に応じて，**後見・保佐・補助**の3種類がある（表5-26）。後見人などは，本人の利益を考えながら，本人を代理して契約などの法律行為をしたり，本人または成年後見人が本人がした不利益な法律行為を後から取り消すことができる。ただし，手術や延命措置などの医療行為に関しては，後見人などが本人を代理して同意する権限はないとされている。後見人などは，申立権者による審判の開始の申立に基づき，裁判所が後見開始の**審判**を行って選任する。成年後見人には，家族が選任されるほか，弁護士や司法書士，社会福祉士といった専門職が選任されることが多い。社会福祉協議会などの法人後見も認められている。

- **成年後見制度利用支援事業**：成年後見の利用を進めるため，市町村が低所得者の申立費用や成年後見人などへの報酬の補助を行う（介護保険法上の地域支援事業の一つ）。
- **成年後見制度の利用の促進に関する法律**（**成年後見制度利用促進法**）：2016（平成28）年に制定・施行され，国や地方自治体が利用促進のための計画を策定することとしている。

表5-26　法定後見制度の概要

	後見	保佐	補助
対象となる人	判断能力が欠けているのが通常の状態の人	判断能力が著しく不十分な人	判断能力が不十分な人
申立てをすることができる人	本人，配偶者，四親等内の親族，検察官，市町村長など		
成年後見人等（成年後見人・保佐人・補助人）**の同意が必要な行為**		民法13条1項所定の行為*	申立ての範囲内で家庭裁判所が審判で定める「特定の法律行為」（民法13条1項所定の行為の一部）
取消が可能な行為	日常生活に関する行為以外の行為	民法13条1項所定の行為*	申立ての範囲内で家庭裁判所が審判で定める「特定の法律行為」
成年後見人等に与えられる代理権の範囲	財産に関するすべての法律行為	申立ての範囲内で家庭裁判所が審判で定める「特定の法律行為」	申立ての範囲内で家庭裁判所が審判で定める「特定の法律行為」

＊民法13条1項では，借金，訴訟行為，相続の承認・放棄，新築・改築・増築などの行為があげられている。

▶ **任意後見制度** 本人が十分な判断能力のあるうちに，将来判断能力が不十分な状態になった場合に備えて，あらかじめ自らが選んだ任意後見人に，自分の生活，療養看護や財産管理に関する事務について代理権を与える契約を結んでおくものである。

▶ **日常生活自立支援事業** 成年後見制度とは異なるものとして，判断能力が不十分な人との契約に基づき，福祉サービスの利用援助などを行うもので，都道府県社会福祉協議会が実施している。援助の内容としては，福祉サービスの利用援助，日常生活上の消費契約および住民票の届出などの行政手続に関する援助，預金の払い戻し，預金の解約，預金の預け入れの手続きなど利用者の日常生活費の管理などがある。

▎ 3. 高齢者住まい法

2001（平成 13）年に制定された**高齢者の居住の安定確保に関する法律**（**高齢者住まい法**）は，高齢者が住みやすい民間賃貸住宅の確保を進めるため，高齢者向け賃貸住宅の登録制度，終身建物賃貸借権（死ぬまで住み続けられ，死亡時点で終了するもの），国の基本方針と都道府県による高齢者居住安定確保計画の策定などを定めたものである。

2011（平成 23）年の改正で，従来の各種高齢者向け賃貸住宅の登録制度が改正され，新たに**サービス付き高齢者向け住宅**の登録制度となった。登録基準としては，一定以上の専用部分の面積があり，バリアフリー基準を満たすこと，安否確認と生活相談サービスを有すること，敷金・家賃・サービス対価以外の金銭を徴収しないことなどが定められている。

サービス付き高齢者向け住宅の数は着実に増加しており，2023（令和 5）年 8 月末現在で 7941 棟，28 万 7773 戸となっている。経営主体は株式会社が 6 割，介護系事業者が 7 割を占める。状況把握と生活相談サービスのほか，96.2％が食事サービスを提供し，49.6％が介護サービスを提供している（2022 年 8 月末時点，一般社団法人高齢者住宅協会調査）。

▎ 4. 高齢者雇用

❶雇用の促進

高齢者の多くは健康で就労を希望していること，高齢者を保護される者でなく社会に参加する者にしていくために，年齢にかかわらず，意欲と能力に応じていつまでも働き続けられるしくみをつくっていく必要がある。1971（昭和 46）年制定の高年齢者雇用安定法では，高年齢者（55 歳以上）の雇用の促進を図っているが，多くの施策は 65 歳までの継続雇用にかかるものにとどまっていて，65 歳以上についてはいっそうの努力が必要である。

❷事業主の義務など

高年齢者等の雇用の安定等に関する法律（**高年齢者雇用安定法**）では，65 歳までの雇用機会の確保のため，定年年齢は 60 歳以上でなければならないとしている。また，事業主は 65 歳までの**継続雇用制度**（定年の引き上げ，継続雇用制度の導入，定年の廃止のいずれか）を実施する必要がある。2021（令和 3）年度からは，70 歳までの何らかの就業確保措置が事業主の努力義務となった。

表5-27 高齢社会対策の基本理念

> ❶ 国民が生涯にわたって就業その他の多様な社会的活動に参加する機会が確保される公正で活力ある社会
> ❷ 国民が生涯にわたって社会を構成する重要な一員として尊重され，地域社会が自立と連帯の精神に立脚して形成される社会
> ❸ 国民が生涯にわたって健やかで充実した生活を営むことができる豊かな社会

❸ 事業主への助成

経済的誘導として，60歳到達時点に比べて賃金が75%未満に低下した状態で働き続ける60〜65歳未満の一定の雇用保険の被保険者に対して支給される**高年齢雇用継続給付**の制度や，60歳あるいは65歳以上の高齢者を雇用した場合の事業主に対する助成金の制度がある。

❹ シルバー人材センター

ほかに，高年齢者が働くことを通じて生きがいを得るとともに，地域社会の活性化に貢献する組織として，**シルバー人材センター**がある。シルバー人材センターは，市町村単位に置かれており，おおむね60歳以上の高年齢者に，そのライフスタイルに合わせた臨時的かつ短期的そのほかの軽易な業務を提供するものである。シルバー人材センターは，地域の家庭や企業，公共団体などから請負または委任契約により仕事（受託事業）を受注し，会員として登録した高年齢者が仕事をし，報酬（配分金）を受け取るしくみである。

5. 高齢社会対策

人口の高齢化に対応し，高齢社会対策の基本理念を明らかにしてその方向を示し，国をはじめ社会全体として高齢社会対策を総合的に推進していくため，**高齢社会対策基本法**が1995（平成7）年に制定されている。高齢社会対策の基本理念として，表5-27に示すような社会を構築するものとしている。

また，国全体で行うべき施策として，「就業・所得」「健康・福祉」「学習・社会参加」「生活環境」「調査研究等の推進」の6つを掲げている。その具体的内容については，高齢社会対策大綱（直近のものは2018［平成30］年）で定められている。

Ⓔ 老人福祉の現状と課題

1. 医療と介護の連携

医療と介護の制度は別個のものとしてつくられてきたが，高齢者の医療は急性期・回復期・慢性期とステージに応じて提供され，早期に社会復帰を目指すとともに，住み慣れた地域で自分らしい暮らしを人生の最後まで続けることができるよう地域における医療・介護サービスが提供される必要がある。これは，地域包括ケアシステムが目指すものである。

そのためには，医療と介護を別々に考えることなく，総合的に考える必要がある。医療

や介護のサービスを一連のプロセスのなかで考えて地域において整備を進めるとともに、多職種が連携してサービスを提供できるようにすることが重要である。

2. 地域における総合的支援

地域において総合的な支援を提供するためには、公的主体や民間事業者のみでなく、地域住民も含め多様な主体の連携と協働が求められる。とりわけ、最近の介護保険法の改正では、介護予防・生活支援総合事業において、見守りなどの地域住民の自主的なサービスが行われることが期待されている。

また、医療と介護の連携のほかに、見守りや権利擁護も含めた地域における関係者の総合的なネットワークを構築することが求められている。

3. 高齢者の社会参加

高齢者の多くは社会に参加し続けることを希望しており、個人の尊厳のためにも社会に参加することを支援することが重要であるとともに、超高齢社会において、高齢者を保護される側ではなく、社会を支える側にしていくことは、高齢化による現役世代の負担増を軽減し、国民経済・社会を持続可能にしていくためにも必要なことである。

そのためには、まず高齢者雇用の推進を図る必要がある。わが国の高齢者の就業率は国際的にみても高く、特に60歳代前半は73.0％と高いが、65〜69歳は50.8％に下がり（2022［令和4］年労働力調査）、70歳以上になると急激に低下する。現在、65歳までの継続雇用については、事業主の義務となっており、2021（令和3）年からは、継続雇用や業務委託等雇用以外の措置の導入を講ずることが企業の努力義務とされたが、65歳以降の雇用の促進策が急がれる。

また、雇用のみならず、個々の高齢者の能力と希望に応じて、ボランティアや地域での活動などに参加できるしくみが求められる。特に、高齢者の介護予防が求められているが、社会参加・社会的役割をもつことが生きがいや介護予防につながる。

高齢者は不活発で不健康であるという古い高齢者像にとらわれることなく、地域で生き生きと活動できる高齢者像を描き、その支援のためのしくみを構築していくことが重要であろう。

国家試験問題

> **1** 高齢者の虐待防止、高齢者の養護者に対する支援等に関する法律（高齢者虐待防止法）で、措置された高齢者が入所する社会福祉施設はどれか。 （109回 PM35）
>
> 1. 有料老人ホーム
> 2. 特別養護老人ホーム
> 3. 高齢者生活福祉センター
> 4. サービス付き高齢者向け住宅
>
> ▶ 答えは巻末

第 6 章

福祉行政のしくみと
民間活動

この章では

- 行政組織・社会福祉の実施体制，社会福祉の財政について学ぶ。
- 社会福祉にかかわる機関と権能について学ぶ。
- 福祉の専門職，民生委員・児童委員，社会福祉協議会について学ぶ。
- 社会福祉における民間活動について学ぶ。

I 福祉行政の実施体制

Ⓐ 行政組織・社会福祉の実施体制

　国の行政組織は，内閣の統括（とうかつ）の下に，任務とこれを達成するため必要な明確な範囲の所掌（しょう）事務をもつ行政機関の全体によって系統的に構成されており，国の福祉行政については，厚生労働省が中心的な役割を担っている。

　厚生労働省は，国民生活の保障と向上を図り，経済の発展に寄与するため，社会福祉，社会保障と公衆衛生の向上と増進，労働条件その他の労働者の働く環境の整備と職業の確保を図ることを任務として設置された。

　同省は，上記の任務を達成するため，社会福祉に関する事業の発達，改善と調整に関すること，生活困窮（こんきゅう）者そのほか保護を要する者に対する必要な保護に関すること，障害者の福祉の増進に関すること，老人の福祉の増進に関すること，地域における保健と社会福祉の向上と増進に関すること，介護保険事業に関することなどを所掌事務としている。

　厚生労働省の内部部局として，大臣官房，10局，人材開発統括官と政策統括官（2人）が置かれており，このうち福祉行政に特に関係が深いのは，社会・援護局と老健局である。

　また，厚生労働大臣の諮問に応じて，社会保障に関する重要事項を調査審議することなどの事務をつかさどるための合議制の機関として，社会保障審議会が設置されている。

　さらに施設等機関として，国立障害者リハビリテーションセンターが置かれている。

　他方，2023（令和5）年4月に内閣府の外局としてこども家庭庁が設置され，こどもとこどものある家庭の福祉の増進，保健の向上などこどもの健やかな成長，こどものある家庭における子育てに対する支援などの事務を行うことを任務としている＊。

　同庁は，上記の任務を達成するため，子ども・子育て支援給付，認定こども園に関する制度，こどもの保育と養護，母子家庭と父子家庭や寡婦（かふ）の福祉の増進そのほかこども，こどものある家庭と妊産婦などの福祉の増進に関することなどを所掌事務としている。また，内閣総理大臣などの諮問に応じて，こどもが自立した個人としてひとしく健やかに成長することのできる社会の実現に向けた基本的な政策に関する重要事項を調査審議することなどの事務をつかさどるための合議制の機関として，こども家庭審議会が設置されている。

1. 地方自治体とその事務

　社会福祉制度の多くは，住民に対する福祉サービスの提供を伴うものである。このため，社会福祉制度の実施にあたっては，住民に身近な地方自治体が大きな役割を担（にな）うことが求

＊ なお，こども家庭庁設置法においては「こども」を「心身の発達の過程にある者」と定義し，「子ども」でなく「こども」が使われている。

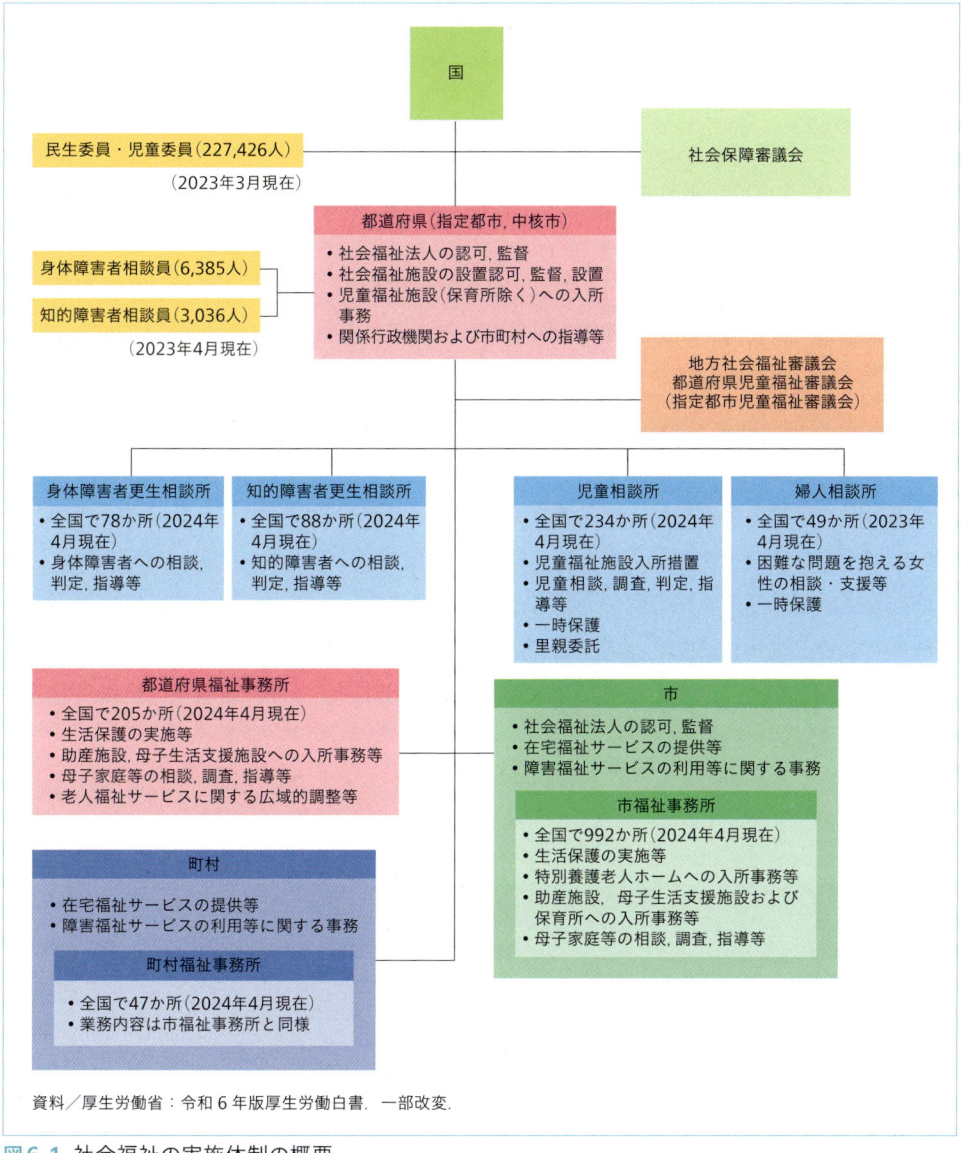

図6-1 社会福祉の実施体制の概要

国

民生委員・児童委員（227,426人）
（2023年3月現在）

社会保障審議会

身体障害者相談員（6,385人）

知的障害者相談員（3,036人）
（2023年4月現在）

都道府県（指定都市，中核市）
• 社会福祉法人の認可，監督
• 社会福祉施設の設置認可，監督，設置
• 児童福祉施設（保育所除く）への入所事務
• 関係行政機関および市町村への指導等

地方社会福祉審議会
都道府県児童福祉審議会
（指定都市児童福祉審議会）

身体障害者更生相談所
• 全国で78か所（2024年4月現在）
• 身体障害者への相談，判定，指導等

知的障害者更生相談所
• 全国で88か所（2024年4月現在）
• 知的障害者への相談，判定，指導等

児童相談所
• 全国で234か所（2024年4月現在）
• 児童福祉施設入所措置
• 児童相談，調査，判定，指導等
• 一時保護
• 里親委託

婦人相談所
• 全国で49か所（2023年4月現在）
• 困難な問題を抱える女性の相談・支援等
• 一時保護

都道府県福祉事務所
• 全国で205か所（2024年4月現在）
• 生活保護の実施等
• 助産施設，母子生活支援施設への入所事務等
• 母子家庭等の相談，調査，指導等
• 老人福祉サービスに関する広域的調整等

市
• 社会福祉法人の認可，監督
• 在宅福祉サービスの提供等
• 障害福祉サービスの利用等に関する事務

市福祉事務所
• 全国で992か所（2024年4月現在）
• 生活保護の実施等
• 特別養護老人ホームへの入所事務等
• 助産施設，母子生活支援施設および保育所への入所事務等
• 母子家庭等の相談，調査，指導等

町村
• 在宅福祉サービスの提供等
• 障害福祉サービスの利用等に関する事務

町村福祉事務所
• 全国で47か所（2024年4月現在）
• 業務内容は市福祉事務所と同様

資料／厚生労働省：令和6年版厚生労働白書．一部改変．

生活と社会福祉

社会保障制度と社会福祉

社会保険制度と動向

社会福祉の歴史

社会福祉の諸制度と施策

6 福祉行政のしくみと民間活動

められる（図6-1）。

　わが国の地方行政は，国と，市町村を包括する広域の地方自治体である**都道府県**，基礎的な地方自治体である**市町村**の役割分担によって構築される。

1 福祉行政の担い手

　第4章でみたように，かつての社会福祉行政では，福祉事務所を中核的な機関として位置づけていたことから，町村部では，主たる行政の担い手は都道府県となっていた。しかしながら，現在では，老人福祉行政や障害福祉行政をはじめとして多くの事務が市町村に委ねられており，なお都道府県が担っているのは，主として広域にわたる調整を要する事

務や専門性を要する事務に限られている。さらに，それらの事務の一部は，指定都市*や中核市*では，さらなる権限の委譲が進められている。

2 │ 自治事務と法定受託事務

▶ **自治事務**　社会福祉行政に関する事務の多くは，地方自治法に定める自治事務*として実施される。

▶ **法定受託事務**　国が本来果たすべき役割にかかるもので，法令により都道府県知事，市町村長に実施が義務づけられる**法定受託事務**とされているのは，生活保護費の支給，児童扶養手当の支給や社会福祉法人の認可などに限られる。

■ 2. 都道府県，市町村の組織体制

　都道府県の福祉主管部局は，民生部や福祉部という組織名が多かったが，近年では，保健・医療・福祉の連携を推進するため，保健福祉部（福祉保健部）や健康福祉部という組織が増加している。都道府県管内を分割して支分部局を設け，そこに町村部を担当する福祉事務所を設置しているところが多い。また，本節－D「社会福祉にかかわる機関と権能」で取り上げるように，児童相談所，身体障害者更生相談所，知的障害者更生相談所などの専門的機関も設置されている。

　市町村では，行政組織としての福祉担当部局に，そのまま福祉事務所を位置づけているところも少なくない。

Ⓑ 社会福祉の財政

■ 1. 都道府県，市町村の財源

　第4章－Ⅱ-A「戦後社会福祉の大きな流れと到達点」でみたように，かつての社会福祉行政では主として，現金給付を中心とする生活保護制度と，措置制度による福祉サービスの提供によって，住民のニーズに対応してきた。そしてこれらの制度運営に要する費用は，措置制度では利用者による費用負担も一部あったが，大部分を公費により賄ってきた。

1 │ 特定財源と一般財源

　社会福祉に要する行政費用は，都道府県，市町村の民生費として支出される（図6-2）。

＊ **指定都市**：政令で指定する人口50万人以上の市。児童福祉に関する事務，生活保護に関する事務，介護保険に関する事務など都道府県が処理することとされている事務の全部または一部で政令で定めるものを処理する。
＊ **中核市**：政令で指定する人口20万人以上の市。指定都市が処理することのできる事務のうち，都道府県が一体的に処理すべきとされた事務以外のものを処理する。
＊ **自治事務**：地方自治体の処理する事務のうち，法定受託事務を除いたもの。地方自治体が自主的判断で企画・制度化し随時実施するもの（随意事務）と，法令の定めに従って実施しなければならないものがある。

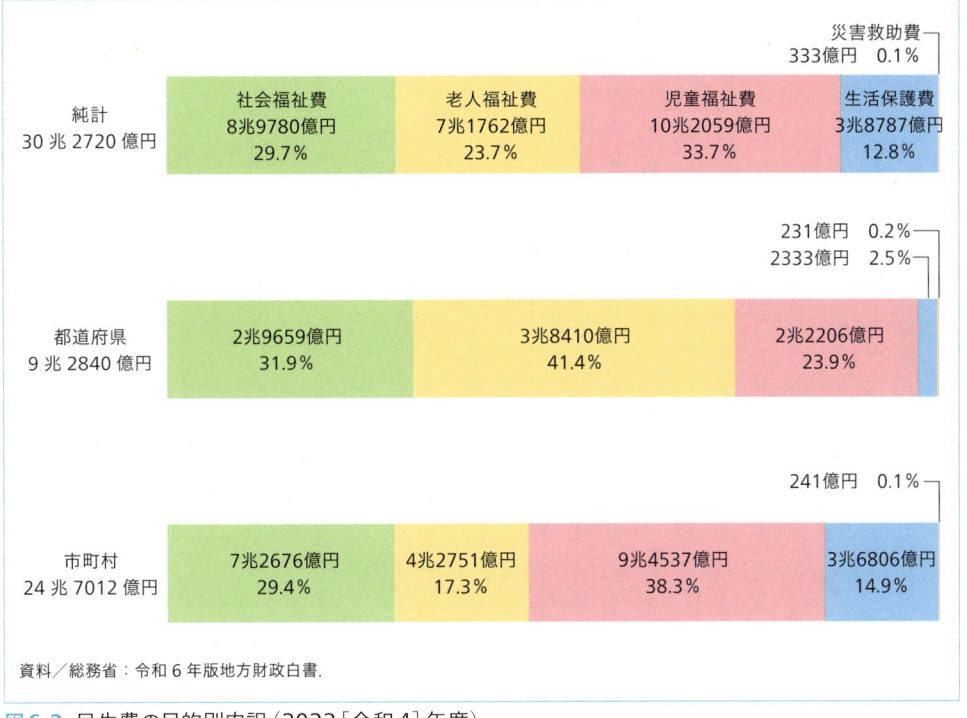

図6-2 民生費の目的別内訳（2022［令和4］年度）

資料／総務省：令和6年版地方財政白書.

都道府県，市町村の財源である地方自治体の歳入は，一般に，使い道があらかじめ決められている**特定財源**と，どのような歳出にも用いることができる**一般財源**に区分される。

▶ **特定財源**　生活保護費負担金のように，法律上，国が負担をすることが定められている**国庫負担金**や，特定の事業等の実施を支援するために交付される**国庫補助金**は，特定財源とされる。

▶ **一般財源**　住民税や固定資産税といった地方自治体が課税権に基づいて徴収する**地方税**と，国税5税*の一定割合を，財源が不足する地方自治体に傾斜配分して，その財政能力の格差を是正し，標準的な行政水準の維持を図ろうとする**地方交付税**が含まれる。

2 ｜ 介護保険制度の財源調達

措置制度に伴う問題点の解消を図るため，介護保険制度では，財源調達に関して社会保険方式を採用することとした。介護給付費負担金など公費も引き続きその財源の一部であるが，被保険者からの**保険料**収入も新たな財源として位置づけられることとなった。

介護保険制度では，上記のような財政方式の採用と併せて，歳入と歳出を区分経理できるよう，特別会計を設けることとした。

---

* **国税5税**：地方交付税の原資に充てられるのは，所得税（33.1％），法人税（33.1％），酒税（50％），消費税（19.5％），地方法人税（全額）である。

2. 民間からの財源

社会福祉に要する費用の財源としては，民間からのものも活用される。

「国民のたすけあい」の精神を基調とした地域社会の自主的活動によって，民間社会福祉事業を推進するための財源を国民自らの手により造成しようとする**共同募金運動**は，その代表的なものである。共同募金運動を行う共同募金会*は都道府県ごとに設置されている。

2023（令和5）年度の共同募金の総額は160.7億円であり，社会参加・まちづくり支援や日常生活支援，社会福祉施設支援などに助成されている。

C 社会福祉計画

1. 社会福祉分野における計画化の進展

近年，社会福祉行政にかかわる分野では，地方自治体に計画の策定を求めている制度が数多くみられる。一般に，行政による計画の策定は，行政活動の効率性，整合性を確保することを目的として行われる。社会福祉分野における計画の策定は，3年（または5年）を一期とすることが法律で定められているものが多く，定期的に策定していくことが予定されている。

1 社会福祉計画の目的

社会福祉分野で行政計画という手法が多用されているのは，地域の社会福祉の課題などに関して関係者の認識の共有化を図るとともに，その地域におけるサービス供給量の見込みを示すことを通じて，福祉サービスの供給拠点の計画的な配置を進めようとすることによる。また，介護保険事業計画のように，第1号被保険者の介護保険料の算定を導くといった財政的な要請に直接応えようとするものもある。

2 主な社会福祉計画の種類

老人福祉法では，市町村と都道府県にそれぞれ老人福祉計画の策定を求め，介護保険法では，市町村に市町村介護保険事業計画，都道府県に都道府県介護保険事業支援計画の策定を求めるとともに，障害者総合支援法，児童福祉法でも，市町村と都道府県にそれぞれ障害福祉計画，障害児福祉計画の策定を求めている。さらに，次世代育成支援対策推進法では，市町村と都道府県に行動計画の策定を求めているほか，子ども・子育て支援法は，市町村に子ども・子育て支援事業計画を，都道府県に子ども・子育て支援事業支援計画の

＊ 共同募金会：社会福祉法に基づき認可される社会福祉法人である。

策定を求めている*。

2. 地域福祉計画

社会福祉法はその第4条で，①地域福祉の推進は，地域住民が相互に人格と個性を尊重し合いながら，参加し，共生する地域社会の実現を目指して行われなければならないこと，②地域住民などが相互に協力して，福祉サービスを必要とする地域住民が地域社会の構成員として日常生活を営み，社会，経済，文化などの活動に参加される機会が確保されるよう，地域福祉の推進に努めること，③地域住民などが，支援を必要とする住民や世帯が抱える多様で複合的な地域生活課題を把握し，支援関係機関と連携して解決を図ることを規定している。

地域福祉計画は，こうした地域福祉の推進の理念に基づき，市町村で，高齢者の福祉，障害者の福祉，児童の福祉などに関し，共通して取り組むべきことなどについて定めるものである。市町村は，市町村地域福祉計画を策定するよう努めるほか，あらかじめ地域住民などの意見を反映させ，内容も公表するよう努めることとされている。

なお，市町村老人福祉計画や，市町村障害福祉計画，市町村子ども・子育て支援計画などは，市町村地域福祉計画と調和が保たれたものとすることが求められている。

また都道府県は，各市町村を通ずる広域的な見地から都道府県地域福祉支援計画を策定するよう努めることとされている。

3. 介護保険事業計画と老人福祉計画

介護保険法に基づき，市町村は，基本指針に即して3年を1期とする**市町村介護保険事業計画**を定めることとされている。この計画では，各年度の日常生活圏域ごとの介護給付等対象サービスの種類ごとの量の見込み，地域支援事業の量の見込み，介護予防と介護給付の適正化への取り組みとそれらの目標などを定めなければならない。

市町村の介護保険料は，同計画で定める介護給付等対象サービスの量の見込みなどをもとに算定される。

なお，市町村介護保険事業計画は，市町村老人福祉計画と一体のものとして作成されなければならない。

また，都道府県が基本指針に即して定める**都道府県介護保険事業支援計画**では，都道府県が定める区域ごとの入所系サービスの種類ごとの必要入所定員数その他の介護サービス量の見込み，市町村の介護予防等への取り組みの支援などを定める。

4. 障害福祉計画と障害者計画

障害者総合支援法に基づき，市町村は，基本指針に即して**市町村障害福祉計画**を定める

＊関連する計画と一体のものとして作成することができるとされている計画もある。

生活と社会福祉

社会保障制度と社会福祉

社会保険制度と動向

社会福祉の歴史

社会福祉の諸制度と施策

6 福祉行政のしくみと民間活動

こととされている。この計画では，障害福祉サービス，相談支援と地域生活支援事業の提供体制の確保にかかる目標，各年度の指定障害福祉サービス，指定地域相談支援，指定計画相談支援の種類ごとの必要量の見込み，地域生活支援事業の種類ごとの実施について定めなければならない。

　また，都道府県が基本指針に即して定める**都道府県障害福祉計画**では，都道府県が定める区域ごとの各年度の指定障害福祉サービス，指定地域相談支援または指定計画相談支援の種類ごとの必要な量の見込みなどについて定めなければならない。

　他方，障害者基本法に基づき，市町村，都道府県は，その市町村，都道府県における障害者の状況などを踏まえ，それらの者のための施策に関する基本的な計画である**市町村障害者計画**，**都道府県障害者計画**を策定しなければならない。

5. 子ども・子育て支援事業計画と行動計画

　子ども・子育て支援法に基づき，市町村は，基本指針に即して5年を1期とする**市町村子ども・子育て支援事業計画**を定めることとされている。この計画では，教育・保育提供区域ごとの各年度の特定教育・保育施設にかかる必要利用定員総数などの教育・保育の量の見込み，各年度の地域子ども・子育て支援事業の量の見込み，教育・保育の一体的提供と推進に関する体制の確保の内容などについて定めるものとされている。

　また，都道府県が基本指針に即して定める**都道府県子ども・子育て支援事業支援計画**では，特定教育・保育や特定地域型保育を行う者，地域子ども・子育て支援事業に従事する者の確保と資質の向上のために講ずる措置などについて定めるものとされている。

　他方，次世代育成支援対策推進法に基づき，市町村，都道府県は，行動計画策定指針に即して5年を1期とする**市町村行動計画**，**都道府県行動計画**を策定することができる。この計画では，次世代育成支援対策の実施により達成しようとする目標や次世代育成支援対策の内容と実施時期を定めるものとされている。

D 社会福祉にかかわる機関と権能

1. 社会福祉法

　多様な福祉ニーズに対応するため，社会福祉のそれぞれの分野ごとに制度が構築されており，その根拠となる法律も数多くある。

　それらの法律の中で，福祉事務所，社会福祉法人，社会福祉事業など「社会福祉を目的とする事業の全分野における共通的基本事項」を定め，ほかの法律と相まって，「福祉サービスの利用者の利益の保護」と「地域福祉の推進」を図るとともに，「社会福祉事業の公明かつ適正な実施の確保」と「社会福祉を目的とする事業の健全な発達」を図り，社会福祉の増進に資することを目的としているのが，**社会福祉法**である。

2. 社会福祉事業

社会福祉法では，社会福祉にかかわる一定の事業を**社会福祉事業**として，事業経営の準則や事業開始にあたっての手続きなどを定めている。

社会福祉事業は，第一種社会福祉事業と第二種社会福祉事業に大別される。

1 | 第一種社会福祉事業

第一種社会福祉事業には，児童福祉法に定める乳児院，母子生活支援施設，児童養護施設，障害児入所施設や，老人福祉法に定める特別養護老人ホーム，障害者総合支援法に定める障害者支援施設など，主として入所施設を経営する事業が列挙されている（表6-1）。

2 | 第二種社会福祉事業

第二種社会福祉事業には，児童福祉法に定める障害児通所支援事業，放課後児童健全育成事業や助産施設，保育所などを経営する事業，老人福祉法に定める老人居宅介護等事業，小規模多機能型居宅介護事業，認知症対応型老人共同生活援助事業や老人デイサービスセンター，老人短期入所施設などを経営する事業，障害者総合支援法に定める障害福祉サービス事業といった通所事業や在宅福祉事業に加え，各福祉法に定める相談支援事業や更生相談に応ずる事業などの相談事業，福祉サービス利用援助事業などが列挙されている（表6-2）。

3 | 社会福祉事業の許可と届け出

第一種社会福祉事業は，国，地方自治体，社会福祉法人が経営することが原則とされており，それ以外の者が社会福祉施設を設置して第一種社会福祉事業を経営するには，都道府県知事の許可が必要となるが，第二種社会福祉事業では，社会福祉法上そのような制限はない。

また，第一種社会福祉事業では，社会福祉法人であっても施設を設置して同事業を経営

表6-1 第一種社会福祉事業

- 生活保護法に規定する救護施設，更生施設
- 生計困難者を無料または低額な料金で入所させて生活の扶助を行う施設
- 生計困難者に対して助葬を行う事業
- 児童福祉法に規定する乳児院，母子生活支援施設，児童養護施設，障害児入所施設，児童心理治療施設，児童自立支援施設
- 老人福祉法に規定する養護老人ホーム，特別養護老人ホーム，軽費老人ホーム
- 障害者総合支援法に規定する障害者支援施設
- 売春防止法に規定する婦人保護施設
- 授産施設
- 生計困難者に無利子または低利で資金を融通する事業
- 共同募金を行う事業

資料／厚生労働省：令和6年版厚生労働白書.

1 生活と社会福祉
2 社会保障制度と社会福祉
3 社会保険制度
4 社会福祉の歴史と動向
5 社会福祉の諸制度と施策
6 福祉行政のしくみと民間活動

表6-2 第二種社会福祉事業

- 生計困難者に対して日常生活必需品・金銭を与える事業
- 生計困難者生活相談事業
- 生活困窮者自立支援法に規定する認定生活困窮者就労訓練事業
- 児童福祉法に規定する障害児通所支援事業，障害児相談支援事業，児童自立生活援助事業，放課後児童健全育成事業，子育て短期支援事業，乳児家庭全戸訪問事業，養育支援訪問事業，地域子育て支援拠点事業，一時預かり事業，小規模住居型児童養育事業，小規模保育事業，病児保育事業，子育て援助活動支援事業
- 児童福祉法に規定する助産施設，保育所，児童厚生施設，児童家庭支援センター
- 児童福祉増進相談事業（利用者支援事業など）
- 就学前の子どもに関する教育，保育等の総合的な提供の推進に関する法律に規定する幼保連携型認定こども園
- 母子及び父子並びに寡婦福祉法に規定する母子家庭日常生活支援事業，父子家庭日常生活支援事業，寡婦日常生活支援事業
- 母子及び父子並びに寡婦福祉法に規定する母子・父子福祉施設
- 老人福祉法に規定する老人居宅介護等事業，老人デイサービス事業，老人短期入所事業，小規模多機能型居宅介護事業，認知症対応型老人共同生活援助事業，複合型サービス福祉事業
- 老人福祉法に規定する老人デイサービスセンター（日帰り介護施設），老人短期入所施設，老人福祉センター，老人介護支援センター
- 障害者総合支援法に規定する障害福祉サービス事業，一般相談支援事業，特定相談支援事業，移動支援事業，地域活動支援センター，福祉ホーム
- 身体障害者福祉法に規定する身体障害者生活訓練等事業，手話通訳事業または介助犬訓練事業もしくは聴導犬訓練事業
- 身体障害者福祉法に規定する身体障害者福祉センター，補装具製作施設，盲導犬訓練施設，視聴覚障害者情報提供施設
- 身体障害者更生相談事業
- 知的障害者更生相談事業
- 生計困難者に無料または低額な料金で簡易住宅を貸し付け，または宿泊所等を利用させる事業
- 生計困難者に無料または低額な料金で診療を行う事業
- 生計困難者に無料または低額な費用で介護老人保健施設，介護医療院を利用させる事業
- 隣保事業
- 福祉サービス利用援助事業
- 各社会福祉事業に関する連絡
- 各社会福祉事業に関する助成

資料／厚生労働省：令和6年版厚生労働白書.

しようとするときは，事業の開始前に都道府県知事への届け出が必要となるが，第二種社会福祉事業では，事業開始後1月以内の都道府県知事への届け出で足りる。

▎3. 社会福祉法人

「社会福祉事業を行うこと」を目的として，社会福祉法の定めるところにより設立された法人であり，2023（令和5）年3月31日現在で2万1113法人ある＊（令和6年版厚生労働白書，厚生労働省）。

　社会福祉事業の公共性から，社会福祉事業を行うに必要な資産を備えていることをはじめとして，設立運営に関する規制が定められており，都道府県知事などによる監督を受ける。

　2022（令和4）年10月1日現在で，老人福祉施設の経営主体の77.4%，障害者支援施設等の経営主体の67.5%，児童福祉施設等の経営主体の43.6%が社会福祉法人によるもの

＊ うち都道府県知事等所管の法人が2万1021法人である。

となっている（令和4年社会福祉施設等調査，厚生労働省）。

2020（令和2）年の社会福祉法の改正により，社会福祉事業に取り組む社会福祉法人やNPO法人等を社員として，相互の業務連携を推進する社会福祉連携推進法人制度が創設された。

4. 福祉事務所

前述のとおり，**福祉事務所**は社会福祉行政の第一線機関である。都道府県と市（特別区を含む）に設置しなければならないが，町村では任意設置となっている*。

▶ 設置数　2024（令和6）年4月1日現在の福祉事務所数は1244であるが，そのうち都道府県が設置したものが205，市が設置したものが992，町村が設置したものが47となっている。

▶ 事務　市町村に設置された福祉事務所では，生活保護法，児童福祉法，身体障害者福祉法，知的障害者福祉法，老人福祉法，母子及び父子並びに寡婦福祉法という，いわゆる福祉6法に定める援護，育成または更生の措置に関する事務を担っている。これに対して都道府県に設置された福祉事務所では，生活保護法，児童福祉法，母子及び父子並びに寡婦福祉法に定める援護または育成の措置に関する事務を担う。

▶ 職員等の配置　福祉事務所には所長のほか，援護などを要する者に面接しその資産，環境などを調査し，保護の必要性を判断し，生活指導などを行う所員（現業を行う所員），現業事務の指導監督を行う所員，事務を行う職員が配置されている。

5. 児童相談所

児童相談所（図6-3）は，市町村と適切な協働・連携・役割分担を図りつつ，子どもに関する家庭などからの相談に応じ，子どもが有する問題または子どもの真のニーズ，子どもの置かれた環境の状況などを的確にとらえ，個々の子どもや家庭に適切な援助を行い，もって子どもの福祉を図るとともに，その権利を擁護することを主たる目的とする行政機関である（児童相談所運営指針）。

▶ 設置数　児童相談所は，都道府県，指定都市と児童相談所設置市に設置されることとされており，2024（令和6）年4月1日現在で，全国に234か所が設置されている。

▶ 相談等　児童相談所では，児童に関する各種の相談に応じ，専門的な知見に基づき調査，診断，判定を行い，児童や保護者などに対して必要な指導や児童福祉施設への入所などの措置を行うほか，必要に応じて児童の一時保護を行う。

▶ 児童虐待防止対策　近年，児童虐待が増加するなど，子どもや家庭をめぐる問題が複雑・多様化しており，問題が深刻化する前の早期発見・早期対応を図るとともに，地域におけるきめ細かな援助が求められている。こうしたなか，児童相談所の役割に関しても，累次

---

* 福祉事務所を設置しない町村区域は，都道府県が設置する福祉事務所が所管する。

生活と社会福祉　1

社会保障制度と社会福祉　2

社会保険制度　3

社会福祉の歴史と動向　4

社会福祉の諸制度と施策　5

福祉行政のしくみと民間活動　6

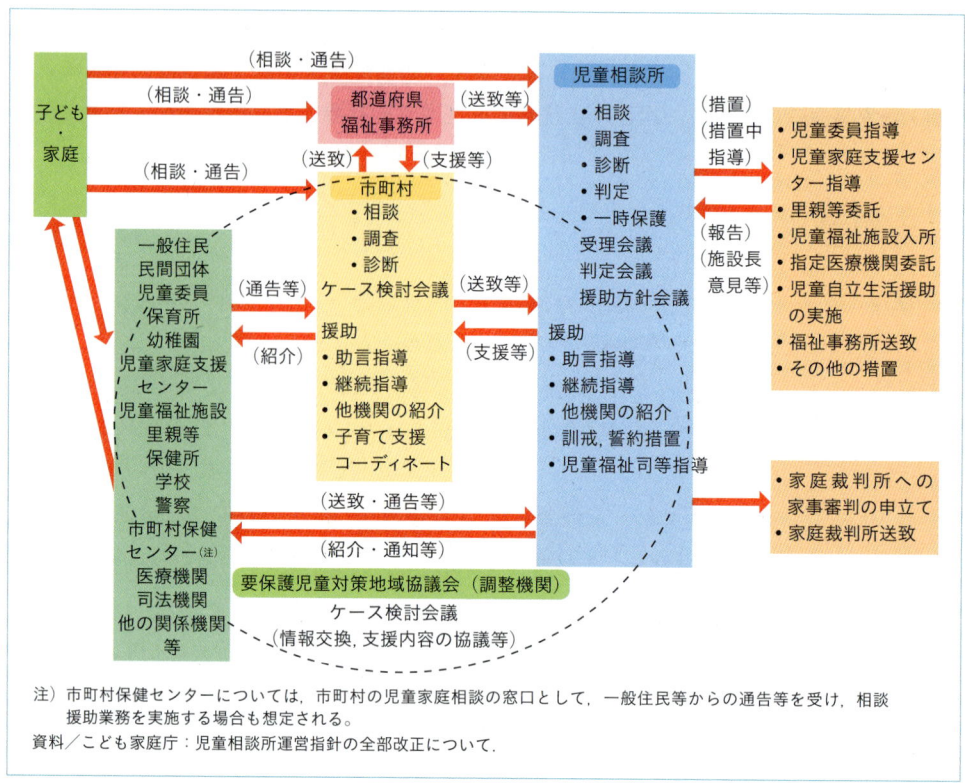

注) 市町村保健センターについては，市町村の児童家庭相談の窓口として，一般住民等からの通告等を受け，相談援助業務を実施する場合も想定される。
資料／こども家庭庁：児童相談所運営指針の全部改正について．

図6-3 市町村・児童相談所における相談援助活動系統図

の法改正により見直しが行われ，児童虐待防止対策のいっそうの充実・強化が進められている*。

▶ **職員等の配置**　児童相談所には，児童福祉司，相談員といったソーシャルワーカーのほか，児童心理司，医師（精神科医，小児科医）その他の専門職員が配置される。さらに，法律に関する専門的な知識経験を必要とするものを適切かつ円滑に行うことの重要性に鑑（かんが）み，弁護士の配置またはこれに準ずる措置を行うこととされている。

▌6. 更生相談所

障害福祉の分野における専門的な行政機関としては，各障害福祉法で定める更生相談所があげられる。

▶ **身体障害者更生相談所**　身体障害者の専門的判定，補装具（ほそうぐ）の処方と適合判定，障害者支援施設への入所にかかる市町村間の連絡調整，市町村に対する情報の提供，技術的援助や助言などを行う機関である。

都道府県，指定都市に設置することとされており，2024（令和6）年4月現在で，全国に78か所設置されている。身体障害者更生相談所には，身体障害者福祉司を置かなけれ

---

*　2004（平成16）年の児童虐待防止法等の改正により，市町村も虐待の通告先となり，児童相談所との二層構造で対応するしくみとなっている。

表6-3 社会福祉施設分類別施設数, 定員数

分類		施設数（か所）	利用者定員（人）
総数		154,355	5,073,375
❶経営主体分類　公営		15,272	856,978
私営		139,084	4,216,398
❷年齢別分類　成人施設		107,358	1,920,018
児童施設		46,997	3,153,357

資料／厚生労働省：令和6年版厚生労働白書.

ばならない。

▶ **知的障害者更生相談所**　18歳以上の知的障害者の専門的判定，障害者支援施設への入所にかかる市町村間の連絡調整，市町村に対する情報の提供，技術的援助や助言などを行う機関である。

　知的障害者更生相談所も，都道府県，指定都市に設置することとされており，2024（令和6）年4月現在で，全国に88か所設置されている。知的障害者更生相談所には，知的障害者福祉司を置かなければならない。

7. 社会福祉施設

　高齢者，児童，障害者，生活困窮者など社会生活を営むうえで，様々なサービスを必要としている者を援護，育成し，または更生のための各種の治療訓練などを行い，これらの要援護者の福祉増進を図ることを目的とする施設が**社会福祉施設**である。

▶ **施設の種類**　対象者に応じて，老人福祉施設，障害者支援施設，保護施設，婦人保護施設，児童福祉施設などに大別される*。経営主体分類，年齢別分類の施設数，定員数を**表6-3**に示す。

▶ **整備にかかる費用**　社会福祉施設整備のための費用は，国や地方自治体による補助金のほか，特別地方債や独立行政法人福祉医療機構からの融資や公営競技の益金の一部など，公費と民間の補助金制度，自己負担部分についての貸付金制度などによって賄われている。

　社会福祉施設の建物の整備に要する国庫補助に伴う費用負担関係は，原則として，国：都道府県（指定都市，中核市を含む）：社会福祉法人など＝2：1：1の割合となっている。

Ⓔ 福祉の専門職

1. 制度的な位置づけ

　地域住民のニーズに的確に応えた福祉行政を実施していくためには，社会福祉に関する専門的な知見を踏まえた対応が不可欠である。このため，本節－D「社会福祉にかかわる

＊　施設の設置根拠も，対象者に応じて，老人福祉法，身体障害者福祉法，児童福祉法などそれぞれの分野の福祉法に分かれている。

「機関と権能」でみた社会福祉にかかわる機関では，社会福祉主事，児童福祉司，身体障害者福祉司，知的障害者福祉司など任用される者に要求される資格（任用資格）を各福祉法で定め，専門的人材の資質の確保を図っている。

このような公的機関に勤務する職員に限らず，民間の施設などに勤務する者も対象とした，社会福祉全般にかかわる制度として，社会福祉士と介護福祉士が社会福祉士及び介護福祉士法により資格化されている。

両資格とも，原則的には資格保持者以外の業務遂行を禁止する業務独占ではなく，資格保持者以外の名称使用が禁止される名称独占の資格として位置づけられている。ただし，介護福祉士では，近年の法改正によって喀痰吸引などが業務に追加されており，それらの業務については，保健師助産師看護師法に定める業務独占の例外という位置づけとなっている（本項-4「介護福祉士」参照）。

▍2. 社会福祉士

社会福祉士とは，社会福祉士の名称を用いて，専門的知識と技術をもって，身体上，精神上の障害があること，または環境上の理由により日常生活を営むのに支障がある者の福祉に関する相談に応じ，助言，指導，福祉サービスを提供する者または医師などの保健医療サービスを提供する者などの関係者との連絡，調整などの援助を行うことを業とする者をいう。

社会福祉士となるには，大学で厚生労働大臣の指定する社会福祉に関する科目を修めて卒業することなどにより受験できる社会福祉士国家試験に合格し，登録を受けなければならない。

2024（令和6）年4月末日現在で，30万4998人が社会福祉士として登録されている。

▍3. 精神保健福祉士

精神保健福祉士とは，精神保健福祉士の名称を用いて，精神障害者の保健と福祉に関する専門的知識と技術をもって，医療施設で精神障害の医療を受け，または精神障害者の社会復帰促進を図ることを目的とする施設を利用している者の地域相談支援の利用に関する相談などに応じ，助言，指導，日常生活への適応のために必要な訓練などの援助を行うことを業とする者をいう。

精神保健福祉士となるには，大学で厚生労働大臣の指定する精神障害者の保健と福祉に関する科目を修めて卒業することなどにより受験できる精神保健福祉士国家試験に合格し，登録を受けなければならない。

2024（令和6）年4月末日現在で，10万8336人が精神保健福祉士として登録されている。

▍4. 介護福祉士

介護福祉士とは，介護福祉士の名称を用いて，専門的知識と技術をもって，身体上また

は精神上の障害があることにより日常生活を営むのに支障がある者につき，心身の状況に応じた介護を行い，その者や介護者に対して介護に関する指導を行うことを業とする者をいう。

介護福祉士となるためには，3年以上介護などの業務に従事し，かつ都道府県知事の指定する実務者研修を修了することなどにより受験できる介護福祉士国家試験に合格し，登録を受けなければならない。

2024（令和6）年4月末日現在で，199万2815人が介護福祉士として登録されている。

2011（平成23）年に成立した「介護サービスの基盤強化のための介護保険法等の一部を改正する法律」により，社会福祉士及び介護福祉士法の一部改正が行われ，①介護福祉士は，喀痰吸引その他の身体上または精神上の障害があることにより日常生活を営むのに支障がある者が，日常生活を営むのに必要な行為であって，医師の指示のもとに行われるもの（厚生労働省令で，喀痰吸引［口腔内・鼻腔内・気管カニューレ内部］と経管栄養［胃ろう・腸ろう・経鼻経管栄養］を規定）を行うことを業とすること，②介護福祉士は，保健師助産師看護師法の規定にかかわらず，診療の補助として喀痰吸引などを行うことを業とすることができるものとすることとされた。

Ⅱ 民間活動

1. 社会福祉における民間活動

社会福祉では，行政機関による直接関与以外の方策で，住民のニーズに応えている取り組みも少なくない。行政機関の職員のみならず，様々な人材がそれぞれの特性を活かして相互に協力連携を図っていくことが，地域福祉の推進には重要である。ここでは，そうした民間活動のなかから民生委員・児童委員，社会福祉協議会，ボランティア活動の概要を説明する。

2. 民生委員・児童委員

1 民生委員

社会奉仕の精神をもって，常に住民の立場に立って相談に応じ，必要な援助を行うことで，社会福祉の増進に努めるものとされている。民生委員には，給与が支給されない。

2023（令和5）年3月31日現在で，22万7426人が委嘱されている。

2 児童委員・主任児童委員

民生委員は，児童福祉法が定める**児童委員**を兼ねることとされており，地域の児童，妊

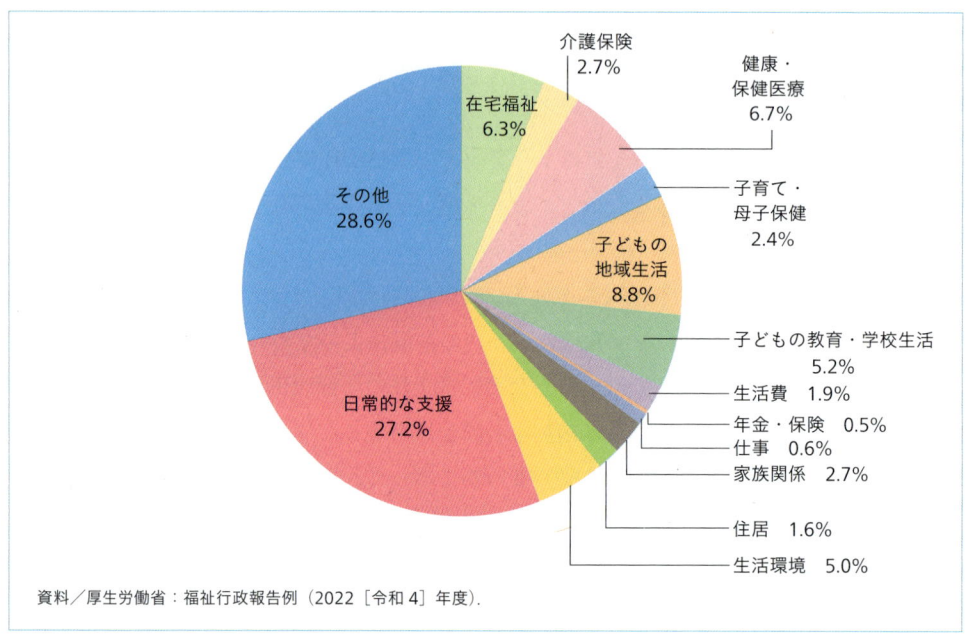

図6-4　民生委員・児童委員による内容別相談・支援件数の割合

産婦，母子家庭などの生活や取り巻く環境の状況を日頃から適切に把握するとともに，支援が必要な児童などを発見した場合には，相談に応じ，利用できる制度やサービスなどを助言し，問題の解決に努めることとされている。

　児童委員活動への期待の高まりを受けて，児童福祉に関する事項を専門的に担当させるため，2001（平成13）年に主任児童委員の制度が児童福祉法に規定された。主任児童委員は，児童委員のなかから指名を受け，児童の福祉に関する機関と区域を担当する児童委員との連絡調整を行うとともに，区域を担当する児童委員の活動に対する援助と協力を行う。

3 ｜ 民生委員・児童委員の活動状況

　民生委員・児童委員の実際の活動状況であるが，2022（令和4）年度の民生委員・児童委員による相談支援件数の総数は491万3501件で，「日常的な支援」と「その他」を除くと，「子どもの地域生活」に関するものが8.8%，「健康・保健医療」に関するものが6.7%，「在宅福祉」に関するものが6.3%と比較的高い割合となっている（図6-4）。

3. 社会福祉協議会

　市町村社会福祉協議会，地区社会福祉協議会は，地域福祉の推進を図ることを目的とする団体であって，その区域内における社会福祉を目的とする事業，社会福祉に関する活動を行う者が参加する。

　市町村社会福祉協議会，地区社会福祉協議会は，社会福祉を目的とする事業の企画と実施，社会福祉に関する活動への住民の参加のための援助，社会福祉を目的とする事業に関

表6-4 市区町村社会福祉協議会の主な事業例2021（令和3）年度実績

（数字は各事業を実施している市区町村社協の割合：%）

計画		地域福祉活動計画の策定	79.7
相談		総合相談（対象を限定しないあらゆる相談）事業	82.5
貸付		法外援護資金貸付・給付	30.6
小地域活動		地域福祉推進基礎組織	49.1
		小地域ネットワーク活動	60.5
		ふれあい・いきいきサロンの設置	89.5
住民参加・ボランティア		ボランティアセンター機能	90.1
		福祉教育事業の推進のための指定事業	70.7
在宅福祉サービス	介護保険事業	訪問介護事業	60.9
		通所介護事業	35.0
		訪問入浴介護事業	12.3
	自立支援給付	居宅介護（ホームヘルプ）事業	50.9
		重度訪問介護（ホームヘルプサービス）事業	39.9
		行動援護事業	9.7
福祉サービス利用援助		日常生活自立支援事業	86.8
成年後見		法人後見事業	35.8
当事者（家族）の会の組織化・運営援助		身体障害児者（家族）の会	38.9
		知的障害児者（家族）の会	28.1
		精神障害児者（家族）の会	12.1
		認知症高齢者の会	14.3
		ひとり暮らし高齢者の会	7.9
		ひとり親家庭の会	14.9
		ひきこもり（家族）の会	7.3
団体事務		共同募金支会または分会	91.0
		老人クラブ連合会	52.8
子ども・子育て家庭支援		ファミリーサポート事業	15.7
		放課後児童クラブ（放課後児童健全育成事業）	11.8
		こども会・こどもクラブの組織化・運営支援	4.6
		児童館・児童センターの運営	8.2
その他		買い物支援サービス	21.1
		電話による声かけ活動	17.6
		食事サービス	48.9
		移動サービス	36.7

資料／厚生労働省：令和6年版厚生労働白書.

する調査，普及，宣伝，連絡，調整や助成などの事業を行う。2022（令和4）年4月1日現在の市区町村社会福祉協議会の数は1817か所であり，2021（令和3）年度に実施した事業例は，表6-4 のとおりである。

また，**都道府県社会福祉協議会**は，都道府県の区域内において地域福祉の推進を図ることを目的とする団体であって，市町村社会福祉協議会も参加する。

都道府県社会福祉協議会は，社会福祉を目的とする事業の企画と実施であって，広域的な見地から行うべきもの，社会福祉を目的とする事業の従事者の養成と研修，社会福祉を目的とする事業の経営に関する指導と助言などを行う。

▎4. ボランティア活動

社会福祉にかかわるボランティア活動に取り組んでいる者は，増加傾向にある。2023（令

1 生活と社会福祉
2 社会保障制度と社会福祉
3 社会保険制度
4 社会福祉の歴史と動向
5 社会福祉の諸制度と施策
6 福祉行政のしくみと民間活動

和5）年4月現在で，都道府県・指定都市社会福祉協議会と市区町村社会福祉協議会のボランティアセンター*に登録または把握している人数は約613万人，18万9387グループに達している（全国社会福祉協議会調べ）。

　ボランティア活動を行っているグループのなかには，特定非営利活動促進法に基づき，保健・医療・福祉の増進などの「特定非営利活動」を行う非営利の団体である，特定非営利活動法人として法人格を取得しているものもある。

国家試験問題

1 社会福祉法に基づき社会福祉協議会が推進するのはどれか。 （111回AM31）

1. がん対策
2. 男女共同参画
3. 就労の支援活動
4. ボランティア活動

2 社会福祉に関係する職種とその業務についての組合せで正しいのはどれか。 （103回PM38）

1. 精神保健福祉士————精神障害者保健福祉手帳の発行
2. 介護支援専門員————居宅サービス計画の作成
3. 介護福祉士————生活保護の認定
4. 社会福祉士————要介護度の認定

▶ 答えは巻末

＊ ボランティアセンター：ボランティア活動や市民活動に関する相談や情報提供，活動先の紹介を行う場として，社会福祉協議会により設置されている。

1章 [1] 解答 **3**

× **1**：災害医療対策の重点項目である。

× **2**：日本の医療制度の特徴の一つである。

× **4**：障害者も健常者も地域社会のなかで共に同様の暮らしを営める社会が望ましいという考え方により，脱施設化を目指している。

1章 [2] 解答 **1**

× **2**：極度の貧困と飢餓の撲滅など，開発分野における国際社会共通の目標。2015 年の達成期限までに一定の成果をあげ，後継の SDGs に引き継がれている。

× **3**：WHO と UNICEF のアルマ・アタ宣言で発表された 5 原則からなる「すべての人々に健康を」という目標を達成するための理念。

× **4**：開発途上地域の開発を主な目的とする政府および政府関係機関による国際協力活動。

1章 [3] 解答 **1**

× **2**：情報提供は，情報的サポートである。

× **3**：外出の付き添いは，道具的サポートである。

× **4**：経済的支援は，社会的関係・対人的関係の支援ではないため，ソーシャルサポートではない。

1章 [4] 解答 **3**

インフォーマルサポートは国や地方自治体による公的なサービスではなく，近隣住民や地域社会，ボランティアなどが行う非公式なサービスをいう。居宅サービス計画の作成，居宅療養管理指導，民生委員による相談支援はいずれも公的なサービスである。

2章 [1] 解答 **2**

× **1**：国民の平等性は憲法第 14 条に定められている。日本国民は法の下に平等である。

× **3**：教育を受ける権利は，憲法第 26 条に定められている。

× **4**：国及び公共団体の賠償責任は，憲法第 17 条に定められている。

2章 [2] 解答 **1**

× **2**：ノーマライゼーションは社会福祉の基本理念である。

× **3**：「地方分権推進法」に基づき，行政実務のほとんどが地方自治体によって担われている。全国一律ではなく，自治体により違いがある。

× **4**：保険料が最も多い。

3章 [1] 解答 **3**

× **1**：国民健康保険は地域保険である。

× **2**：国民健康保険の保険者は市町村および都道府県，広域連合，国民保険組合である。

× **4**：加入者の所得などを基に算出される。資産が考慮されることもある。

3章 [2] 解答 **1**

× **2**：栄養の改善のほか国民の健康の増進を図るための措置を講じて，国民保健の向上を図ることを目的としている。

× **3**：福祉サービス利用者の利益の保護，地域における社会福祉の推進，社会福祉事業の公明で適正な実施の確保，社会福祉を目的とする事業の健全な発達を図り，社会福祉の増進に資することを目的としている。

× **4**：地域保健対策の総合的な推進により，地域住民の健康の保持・増進に寄与することを目的としている。

× **5**：老人に対し，心身の健康の保持，生活の安定のために必要な措置を講じて，老人の福祉を図ることを目的としている。

3章 [3] 解答 **3**

× **1，4**：公的年金制度は，20 歳以上の人は原則すべての人が加入する。

× **2**：生活保護制度では，年金や児童扶養手当等の収入が最低生活費に満たない場合に，最低生活費から収入を差し引いた差額が保護費とし

て支給される。

×5：現役世代が納めた保険料をそのときの高齢者の年金給付に当てる賦課方式で運営されている。

3章 ☐4 **解答1**

×2：同一事業主のもと，「1週間の所定労働時間20時間以上，31日以上」の雇用に保険の加入義務がある。

×3：保険者は政府（国）である。

×4：被保険者の労働者と雇用事業主が負担する。

3章 ☐5 **解答1, 5**

×2：雇用保険法第10条。

×3：労働基準法第33条。

×4：労働安全衛生法第66条。

4章 ☐1 **解答1**

社会福祉基礎構造改革によって，従来の措置方式から原則として契約方式となり，利用者が自らサービスを選択して，契約することとなった。

5章 ☐1 **解答2**

×1：主に民間の企業によって運営されており，入居の対象はホームによって異なる。社会福祉施設では多い。

×3：介護支援機能，居住機能，交流機能を総合的に提供するもので，原則として60歳以上の一人暮らし，夫婦のみの世帯または家族による援助を受けることが困難な人に住居を提供する。社会福祉施設では多い。

×4：主に民間事業者が運営するバリアフリー対応の賃貸住宅で，主に自立あるいは要支援・要介護高齢者が入居する。社会福祉施設では多い。

6章 ☐1 **解答4**

×1：がん対策基本法に基づいて地方自治体は地域の特性に応じた施策を策定し，実施する。

×2：男女共同参画基本法に基づいて地方自治体は男女共同参画社会の形成促進に関し，区域の特性に応じた施策を策定し，実施する。

×3：ハローワーク，地域障害者職業センターなどが支援を行っている。

6章 ☐2 **解答2**

×1：精神保健福祉士は，精神障害者の社会復帰に関する相談，助言，指導と日常生活への適応のための援助を行う。精神障害者保健福祉手帳は，都道府県知事または指定都市の市長が交付を行う。その判定業務は，精神保健福祉センターが行う。

×3：生活保護の決定は，都道府県知事，市長および福祉事務所を管理する町村長が行う。社会福祉主事は，都道府県知事または市町村長の事務の執行を補助する。

×4：要介護度の認定は，介護保険の保険者である市町村が認定審査会の審査および判定の結果に基づき行う。

索引

欧文

DPC … 73
DV防止法 … 191
ICF … 145
ILO … 30
LGBT理解増進法 … 22
M字型カーブ … 18
OECD … 42
SDGs … 6
Sustainable Development Goals … 6

和文

あ

新しい社会的養育ビジョン … 181
安全確認措置 … 183

い

医学モデル … 144
育児介護休業法 … 18, 20
育児休業給付 … 21
育児休業制度 … 174
育成医療 … 151
石井十次 … 113
石井亮一 … 113
遺族基礎年金 … 99
遺族基礎年金の支給額 … 99
遺族基礎年金の対象者 … 99
遺族厚生年金の支給額 … 103
遺族厚生年金の対象者 … 102
遺族年金 … 190
遺族（補償）一時金 … 107
遺族（補償）年金 … 107
一時生活支援事業 … 138
一時保護 … 176, 183, 184
1歳半・3歳児健診 … 161
1.57ショック … 118, 166
一般会計 … 38
一般介護予防事業 … 85
一般財源 … 213
医療 … 37

医療介護総合確保推進法 … 120, 195
医療型障害児入所施設 … 160
医療機関 … 67
医療計画 … 69
医療サービス対象者 … 69
医療サービスの提供主体 … 66
医療専門職 … 67
医療提供施設 … 68
医療的ケア児 … 161
医療的ケア児及びその家族に対する支援に関する法律 … 162
医療扶助 … 131, 141
医療保険 … 36, 46, 54
医療保険給付の分類 … 56
医療保険の給付範囲 … 56
医療保険の分立 … 54
医療保護施設 … 133
インクルーシブ教育 … 161
インフォーマルサービス … 24

う

上乗せ給付 … 85

え

叙尊 … 112
エンゼルプラン … 118, 166
エンパワメント … 5

お

オイルショック … 50
応益負担 … 119
応益割 … 62
応能負担が原則 … 150
応能割 … 62
大原孫三郎 … 113
恩給 … 93

か

介護医療院 … 68
介護休業給付 … 21
介護給付 … 83, 147
介護サービス … 78
介護サービスの内容 … 83
介護サービスの利用の手続き … 81
介護支援専門員 … 83
介護人材の確保 … 201
介護認定審査会 … 80
介護福祉士 … 222

介護扶助 … 131
介護報酬 … 90, 202
介護報酬の改定 … 90
介護報酬の算定 … 90
介護保険 … 36, 46
介護保険事業計画 … 91, 215
介護保険事業支援計画 … 91
介護保険審査会 … 91
介護保険制度 … 51, 165
介護保険制度創設の経緯 … 75
介護保険制度創設の目的 … 77
介護保険制度における地域密着型サービス … 84
介護保険制度の仕組み … 78
介護保険の基本理念 … 77
介護保険の公費負担 … 89
介護保険の被保険者 … 79
介護保険の保険者 … 79
介護保険の保険料 … 89
介護保険の利用者負担 … 85
介護保険法 … 119, 195, 198
介護（補償）給付 … 107
介護予防・生活支援サービス事業 … 85
介護予防・日常生活支援総合事業 … 85, 87, 203
介護老人保健施設 … 68
賀川豊彦 … 113
確定給付企業年金 … 95
確定拠出年金 … 95
家計改善支援事業 … 138
過疎化 … 14
家族形態の変化 … 10
家族の定義 … 10
片山潜 … 113
合算対象期間 … 98
家庭裁判所 … 186
家庭裁判所の承認 … 176
家庭的養護 … 178, 180
家庭養護 … 179, 180
寡婦年金 … 100
看護師の配置 … 73
看護小規模多機能型居宅介護 … 84
完全参加と平等 … 142

き

機会費用 … 13
企業年金 … 95

基準および程度の原則…129
基礎年金制度…94
機能別給付費…41
基本手当の所定給付日数…106
虐待の発生予防…182
ギャンブル等依存症対策基本法…158
休業(補償)給付…107
救護施設…133
救護法…113
求職者給付…105
求職者支援制度…121
求職者支援法…138
救貧…32, 121
教育扶助…131
教育・保育給付認定…172
協会けんぽ…55
行基…112
共済組合…55, 93
強制加入…36
行政措置…118
強制適用事業所…58, 100
敬田院…112
共同募金…115
共同募金運動…214
共同募金会…214
業務上災害…108
業務上災害に対する給付…108
拠出金…53, 64
居宅介護支援事業者…87
居宅サービスにおける区分支給限度基準額…84
居宅訪問型児童発達支援…160
緊急保育対策等5か年事業…118
金銭給付…85
勤労控除…136

苦情処理…91
国の福祉行政…210
虞犯少年…186
繰り上げ支給…98
繰り下げ支給…98
グループダイナミクス…23
グループホーム…84
グループワーク…23, 26
クルト・レヴィン…23
軍事救護法…113
訓練等給付…147

ケアハウス…199
ケアプランの作成…82
ケアマネジメント…83
ケアマネジメントの流れ…82
計画相談支援…150
経済協力開発機構…42
継続雇用制度…206
継続サービス利用支援…151
軽費老人ホーム…199
契約方式…119, 123
ケースワーカー…133
ケースワーク…26, 135
現業員…133
現金給付…57, 60
健康保険…52, 54
健康保険組合…54
健康保険の適用…58
健康保険の費用負担…60
健康保険法…49
現物給付…57, 60, 85
権利擁護…124

小石川養生所…112
公営住宅…139
高額医療費負担金…63
高額介護サービス費…86
高額療養費…58
高額療養費の自己負担限度額…59
後期高齢者医療広域連合…54, 66
後期高齢者医療制度…51, 54, 63, 66
後期高齢者支援金…66
公共職業安定所…104
合計特殊出生率…9
高次脳機能障害者への支援…158
公私分離の原則…114
公衆衛生…37
公衆衛生的医療…72
更生医療…151
更生施設…133
更生相談所…220
厚生年金…100
厚生年金基金…95
厚生年金保険…49
厚生年金保険法…49, 94
厚生労働省…210

公的年金…95
公的扶助…36
行動計画…216
高年齢雇用継続給付…207
高年齢者雇用安定法…206
高年齢者等の雇用の安定等に関する法律…206
公費…60
公費医療制度…72
高齢化率…8, 195
高齢者医療確保法…63
高齢者医療制度…63
高齢社会対策基本法…195, 207
高齢者虐待の定義…204
高齢者虐待の防止，高齢者の養護者に対する支援等に関する法律…203
高齢者虐待防止法…203
高齢者雇用…206
高齢者，障害者等の移動等の円滑化の促進に関する法律…164
高齢者住まい法…206
高齢者世帯数…11
高齢者の医療の確保に関する法律…63
高齢者の居住の安定確保に関する法律…199, 206
高齢者保健福祉推進十か年戦略…118, 194
コーピング…24
ゴールドプラン…118, 194
国際障害者年…4, 118, 142
国際生活機能分類…145
国際労働機関…30
国税5税…213
国民医療費…70
国民医療費の推移…70
国民皆年金体制…94
国民皆保険・皆年金…50
国民皆保険・皆年金体制…115
国民皆保険体制…53
国民健康保険…52, 55, 61, 62
国民健康保険の給付…61
国民健康保険の財政…62
国民健康保険の費用負担…62
国民健康保険法…115
国民年金の被保険者…97
国民年金法…50, 115
国民の共同連帯の理念…77

国民負担率…39
国民負担率の国際比較…40
国民保険…47
国連・障害者の10年…4, 118, 142
50歳時の未婚割合…13
50歳時未婚率…12
個人年金…95
子育ち支援…168
子育て支援…167, 168
国家責任の原理…129
国庫負担…109
国庫負担金…213
国庫補助金…213
こども家庭センター…178
こども家庭庁…120, 166
こども家庭庁設置法…210
こども基本法…120, 166
子ども・子育て支援金制度…175
子ども・子育て支援事業計画…216
子ども・子育て支援制度…170
子ども・子育て支援法…167, 169, 170
子どもの学習・生活支援事業…138
子どもの定義…169
子どもの貧困対策推進法…121, 139
子供の貧困対策に関する大綱…139
子どもの貧困対策の推進に関する法律…121, 139, 167
子どもの貧困率…139, 193
子どもまたは児童の定義…169
こども未来戦略…120
五人組制度…112
個別援助技術…26
個別支援計画…153
コミュニティグループ…23
コミュニティワーク…26
雇用形態別の雇用者数…15
雇用保険…36, 47, 104, 138
雇用保険制度の概要…105
雇用保険の目的…104
雇用保険法…104
婚姻件数…12
婚姻率…12
混合診療の禁止…56
困難な問題を抱える女性への支援に関する法律…190
こんにちは赤ちゃん事業…182

さ

サービス付き高齢者向け住宅…199, 206
サービス等利用計画案…150
サービス利用支援…151
在職老齢年金…101
在宅指導…177
在宅福祉サービス…123
最低限度の生活の保障…128
最低生活費…128
最低生活保障の原理…129
査察指導員…133
里親…178, 180
産業別就業者の割合…14
産後ケア事業…175
産後パパ育休…175

し

ジェネラリストソーシャルワーク…26
支援総合事業…85, 87
ジェンダー・ギャップ指数…18
支援費制度…119, 143
四箇院…112
支給決定…150
自己決定の尊重…168
仕事と家庭の両立…174
仕事と生活の調和…120
次世代育成支援対策推進法…18, 120, 166, 175, 216
施設型給付…172
慈善活動…112
持続可能な開発目標…6
自治事務…212
七分積金制度…112
市町村介護保険事業計画…200, 215
市町村行動計画…216
市町村子ども・子育て支援事業計画…216
市町村社会福祉協議会…224
市町村障害者計画…216
市町村障害福祉計画…215
市町村の地域生活支援事業…151
市町村老人福祉計画…200, 215
実体概念としての社会福祉…2
指定居宅介護支援事業者…82
指定難病の医療費助成…72
私的年金…95

児童委員…178, 223
児童家庭支援センター…178, 179
児童虐待…167, 181, 182
児童虐待の定義…181
児童虐待防止法…167, 169, 181
児童憲章…166
児童権利宣言…168
児童厚生施設…176
児童自立支援施設…179, 186
児童心理治療施設…179
児童相談所…160, 169, 176, 177, 185, 219
児童相談所における社会的養護への流れ…177
児童相談所における相談援助活動…171
児童相談所における相談対応件数…171
児童相談所の業務…170
児童手当…175
児童手当法…116, 166, 169
児童の健全育成…175
児童の権利に関する条約…168
児童の最善の利益…168
児童発達支援…160
児童福祉行政…169
児童福祉施設…170, 221
児童福祉法…114, 160, 166, 169, 184
児童扶養手当…189
児童扶養手当法…116, 169
児童養護施設…178
渋沢栄一…113
死亡一時金…100
社会活動法…26
社会事業法…113
社会手当…37
社会的入院…76, 194
社会的排除…5
社会的包摂…5, 125
社会的養護…168, 176, 185, 193
社会的養護の体系…177
社会福祉運営管理法…26
社会福祉援助技術…25
社会福祉基礎構造改革…118, 122, 143
社会福祉協議会…115, 224
社会福祉計画…26, 214
社会福祉サービス…37

社会福祉士…27, 222
社会福祉事業…216
社会福祉事業法…114
社会福祉施設…221
社会福祉施設緊急整備5か年計画
　…116
社会福祉施設整備…221
社会福祉主事…133
社会福祉調査法…26
社会福祉の普遍化…122
社会福祉法…119, 216
社会福祉法人…115, 218
社会福祉連携推進法人制度…219
社会復帰調整官…158
社会保険…36, 46
社会保険・税番号制度…43
社会保険方式…77, 96, 213
社会保障給付費…40
社会保障構造改革…42
社会保障・税一体改革…43
社会保障制度に関する勧告…31,
　114
社会保障制度の概要…33
社会保障の給付と負担…40
社会保障の構成…36
社会保障費…38
社会保障法…30
社会モデル…143, 145
社会問題…2
住居確保給付金…138
終身年金…95
住宅扶助…131
集団援助技術…26
集団凝集性…23
集団心理…23
集団力動…23
重度障害児…162
住民参加型福祉サービス…117
就労訓練事業…138
就労支援事業…136
就労準備支援事業…138
就労自立給付金…136
就労選択支援…149
宿所提供施設…133
授産施設…133
恤救規則…31, 112
出産育児一時金…58
出産扶助…131
出生時育児休業…175

出生数…9
主任児童委員…223
障害基礎年金…98
障害基礎年金の支給額…99
障害基礎年金の対象者…98
障害厚生年金の支給額…102
障害厚生年金の対象者…101
障害児…159, 160
障害支援区分の認定…147
障害児支援の体系…160
障害児相談支援…160
障害児通所系…160
障害児入所系…160
障害児福祉手当…162
障害児訪問系…160
障害者基本法…118, 121, 143
障害者基本法における障害者の定
　義…144
障害者虐待防止法…144, 163
障害者計画…215
障害者雇用促進法…121, 143,
　144, 162
障害者雇用率…162
障害者差別解消法…121, 144
障害者支援施設…221
障害者施策の基本原則…144
障害者情報アクセシビリティ・コミュ
　ニケーション施策推進法…164
障害者自立支援法…121
障害者総合支援制度…165
障害者総合支援法…121, 143,
　144, 146, 147, 156
障害者総合支援法のしくみ…148
障害者総合支援法の受給決定手続
　き…148
障害者対策に関する長期計画…
　142
障害者手帳…146
障害者による情報の取得及び利用
　並びに意思疎通に係る施策の推
　進に関する法律…164
障害者による文化芸術活動の推進
　に関する法律…164
障害者の介護サービス…165
障害者の権利宣言…142
障害者の権利に関する条約…121,
　143
障害者の雇用…147
障害者の定義…146

障害者の日常生活及び社会生活を
　総合的に支援するための法律…
　121, 143, 144, 147, 156
障害者プラン…142
障害者優先調達推進法…163
障害手当金…102
障害等級…98
障害年金…162
障害の概念…145
障害福祉計画…153, 215
障害福祉サービス…147, 153, 177
障害福祉サービス等報酬…153
障害福祉サービスの提供…153
障害(補償)一時金…107
障害(補償)年金…107
障害を理由とする差別の解消の推
　進に関する法律…121, 165
償還払い…82
償還払い方式…85
小規模住居型児童養育事業者…
　178
小規模住居型児童養育施設…180
小規模多機能型居宅介護…84
少子化社会対策基本法…120, 166
少子化社会対策大綱…166, 192
少子化対策…120, 167, 191
少子高齢化への対応…124
情緒的サポート…24
聖徳太子…112
少年法…186
傷病手当金…60
傷病(補償)年金…107
情報公開…35
情報的サポート…24
職業リハビリテーション…163
触法少年…186
女性活躍推進法…18
女性自立支援施設…190
女性相談支援センター…190
女性の職業生活における活躍の推
　進に関する法律…18
所得の再分配…34, 47
自律支援…33
自立支援…5, 33, 124
自立支援医療…147, 151
自立支援医療の自己負担…152
自立支援給付…147, 149
自立支援プログラム…135
自立相談支援事業…138

自立の助長…128
シルバーサービス…117
シルバー人材センター…207
新オレンジプラン…202
人権の拡大…35
親権の喪失の審判…178
人口…38
人口減少社会…7
人口構造…7
審査委員会…75
審査請求…91, 135
心身障害者対策基本法…116, 142
心神喪失等医療観察法…158
心神喪失等の状態で重大な他害行為を行った者の医療及び観察等に関する法律…158
申請保護の原則…129, 134
身体障害者更生相談所…220
身体障害者手帳の交付…154
身体障害者の定義…154
身体障害者福祉司…220
身体障害者福祉法…114, 142, 144, 146, 154
身体障害者補助犬法…155
身体的虐待…163, 181, 204
診断群分類…73
心理的虐待…163, 181, 204
診療所…68
診療報酬…72
診療報酬請求明細書…74
診療報酬制度…72
診療報酬の改定…73

す

水準均衡方式…132
水平的再分配機能…48
スティグマ…3, 47, 48
ストレス要因…24
ストレッサー…24

せ

生活困窮者自立支援事業…138
生活困窮者自立支援制度…137
生活困窮者自立支援法…121, 137, 139, 141
生活困窮者対策…120
生活福祉資金貸付制度…139
生活扶助…130
生活扶助基準額…131

生活保護基準額…131
生活保護基準の見直し…132
生活保護受給者…140
生活保護受給者等就労自立促進事業…136
生活保護制度…48, 128
生活保護費…135
生活保護法…141
生活保護法制…114
生活保護法の成立…128
生活問題…2
生業扶助…131
生殖家族…10
精神疾患…159
精神障害者…157
精神障害者保健福祉手帳…157
精神通院医療…151
精神薄弱者福祉法…115, 142
精神保健審判員…158
精神保健福祉士…159, 222
精神保健福祉センター…157
精神保健福祉法…142, 144, 146, 157
精神保健法…118, 142
性的虐待…163, 181, 204
成年後見制度…164, 205
成年後見制度利用支援事業…205
成年後見制度利用促進法…205
性別役割分業…17
税方式…36, 96
世界の高齢化率…10
世帯合算…58
世代間の公平…43
世帯単位の原則…130
絶対的貧困…16
セツルメント…113
施薬院…112
セルフネグレクト…24
船員保険…55
前期高齢者医療制度…63, 65
1950年勧告…53, 114
全国健康保険協会…55
全世代対応型の社会保障制度…43

そ

総医療費の国際比較…71
相互扶助…34
葬祭扶助…131

葬祭料(葬祭給付)…107
総人口の推移…7
相対的貧困…16
相対的貧困率…16
相談援助…135
相談支援…147
ソーシャルアクション…26
ソーシャルアドミニストレーション…26
ソーシャルイクスクルージョン…5
ソーシャルインクルージョン…5, 125
ソーシャル・サポート・ネットワーク…24
ソーシャルプランニング…26
ソーシャルワーカー…25
ソーシャルワーク…25
ソーシャルワークのプロセス…26
ソーシャルワークリサーチ…26
措置委託制度…115
措置制度から契約制度への転換…143
措置による入所…114
措置方式…122, 198

た

第1号被保険者の保険料…90
第一種社会福祉事業…217
待機児童問題…166, 170, 193
対処…24
退職者医療制度…64
第2号被保険者の保険料…90
第二種社会福祉事業…217
ダイバーシティ…22
代理受領方式…85
多職種連携…27
多数該当…58
脱退一時金…100
ダブルケア…21
団塊の世代…8
短時間労働者の適用…59
男女共同参画社会基本法…18
男女雇用機会均等法…18

ち

地域移行支援…150
地域医療構想…69
地域医療支援病院…69
地域援助技術…26
地域格差…14

地域型保育 … 174
地域共生社会 … 125
地域子ども・子育て支援事業 … 174
地域支援事業 … 87
地域集団 … 23
地域生活支援事業 … 147, 151
地域相談支援 … 150
地域定着支援 … 150
地域における医療及び介護の総合的な確保を推進するための関係法律の整備等に関する法律 … 120
地域福祉計画 … 215
地域包括ケア計画 … 91
地域包括ケアシステム … 92, 120, 124, 125, 200
地域包括支援センター … 88, 119, 201
地域包括支援センターの業務 … 88
地域保健 … 37
地域保険 … 56
地域密着型介護老人福祉施設入所者生活介護 … 84
地域密着型サービス … 83, 119
地域密着型通所介護 … 84
地域密着型特定施設入居者生活介護 … 84
知的障害 … 157
知的障害者 … 115, 156
知的障害者更生相談所 … 221
知的障害者福祉法 … 144, 146, 156
地方交付税 … 213
地方自治体 … 210
地方税 … 213
中央社会保険医療協議会 … 72
中高齢寡婦加算 … 103
抽象的権利説 … 31
長期高額疾病 … 58
重源 … 112
超高齢社会 … 8
治療研究的医療 … 72

つ

通勤災害 … 108
通勤災害に対する給付 … 108
通告の義務 … 183
通報の義務 … 183, 204
積立方式 … 97

て

定位家族 … 10
定期巡回・随時対応型訪問介護看護 … 84
出来高払い方式 … 73

と

道具的サポート … 24
特定機能病院 … 69
特定財源 … 212
特定施設 … 199
特定疾病 … 80
特定障害者特別給付 … 150
特定少年 … 186
特定入所者介護サービス費 … 86
特別給付 … 85
特別高額医療費共同事業 … 63
特別支援学級 … 161
特別支援学校 … 161
特別支援教育 … 161
特別児童扶養手当 … 162
特別児童扶養手当等の支給に関する法律 … 169
特別障害者手当 … 162
特別徴収 … 90
特別養護老人ホーム … 198
都市化 … 14
都道府県行動計画 … 216
都道府県社会福祉協議会 … 139, 206, 225
都道府県障害者計画 … 216
都道府県の地域生活支援事業 … 151
留岡幸助 … 113
ドメスティックバイオレンス(DV)防止 … 190
共働き等世帯数 … 19

な

ナショナルミニマム … 32, 47
7対1看護 … 74
難病の患者に対する医療等に関する法律 … 72

に

二次医療圏 … 69
二重指定制 … 67
日常生活自立支援事業 … 205

日本国憲法 … 31
日本司法支援センター … 140
入院時食事療養費 … 57
入院時生活療養費 … 57
乳児院 … 179
乳児家庭全戸訪問事業 … 161, 175, 182
乳児健康診査 … 161
ニルス・エリク・バンク=ミケルセン … 4
任意継続被保険者制度 … 58
任意後見制度 … 206
任意事業 … 88
任意適用事業所 … 58, 100
妊産婦健康診査 … 161
忍性 … 112
人足寄場 … 112
認知症サポーター … 202
認知症施策推進総合戦略 … 202
認知症疾患医療センター … 202
認知症初期集中支援チーム … 202
認知症対応型共同生活介護 … 84
認知症対応型通所介護 … 84
認定こども園 … 172, 173
認定調査 … 148

ね

ネグレクト … 181, 204
年金制度 … 103
年金制度の概要 … 96
年金保険 … 36, 47, 49, 93

の

ノーマライゼーション … 4, 33, 142
野口幽香 … 113

は

配偶者加給年金額 … 102
配偶者からの暴力の防止及び被害者の保護等に関する法律 … 191
配偶者暴力相談支援センター … 191
売春防止法 … 190
バイステックの7原則 … 26
20歳前障害基礎年金 … 162
発達障害 … 158
発達障害者支援センター … 158
発達障害者支援法 … 146, 157, 158
パパ・ママ育休プラス … 21, 174

バリアフリー新法 … 164
ハローワーク … 104, 138, 188
晩婚化 … 12
犯罪少年 … 186
ハンディキャップ … 37

ひ

非行児童 … 184
非正規労働者 … 15
必要即応の原則 … 130
悲田院 … 112
ひとり親家庭 … 168
ひとり親世帯 … 187
ひとり親世帯の貧困率 … 193
被保護者就労支援事業 … 136
被保護者就労準備支援事業 … 136
病院 … 68
評価的サポート … 24
被用者保険 … 47, 55
標準報酬 … 60
標準報酬月額 … 60, 103
病床の機能分類 … 70
ビルト・イン・スタビライザー機能 … 35
貧困 … 16
貧困・格差問題 … 125

ふ

ファミリーホーム … 178, 180
フォーマルサービス … 24
付加給付 … 57
付加年金 … 100
賦課方式 … 97
複合型サービス … 84
福祉型障害児入所施設 … 160
福祉元年 … 53, 94, 117, 194
福祉3法 … 114
福祉事務所 … 132, 176, 185, 219
福祉人材確保指針 … 202
福祉的医療 … 72
福祉6法 … 116
婦人相談所 … 191
婦人保護事業 … 190
婦人保護施設 … 221
不正受給 … 141
物価スライド制 … 94
不服申立て … 91, 135
部門別給付費 … 41

へ

平均標準報酬月額 … 101
ベバリッジ報告書 … 30
ベンクト・ニィリエ … 4

ほ

保育サービス … 170, 172, 174
保育サービスの給付 … 172
保育所 … 173
保育所等訪問支援 … 160
保育の必要性の認定 … 172
保育必要量 … 172
保育料の無償化 … 174
放課後等デイサービス … 160
包括的支援事業 … 87
包括払い方式 … 73
報酬比例 … 101
法定給付 … 57
法定後見制度 … 205
法定受託事務 … 212
法テラス … 140
防貧 … 32
方面委員 … 113
訪問看護 … 60
ホームレス自立支援法 … 139
ホームレス対策 … 139
保険医 … 67
保険医療機関 … 67
保険医療機関及び保険医療療養担当規則 … 67
保険外併用療養費 … 56
保険給付 … 67
保険給付の請求 … 74
保健師 … 37
保険事故 … 46
保険者 … 63
保険者支援制度 … 63
保険成立の法則と原則 … 46
保険料軽減制度 … 63
保険料納付済期間 … 98
保険料の徴収 … 90
保険料免除期間 … 98
保険料率 … 60, 90
保護施設 … 133, 221
保護の決定 … 134
保護の種類と内容 … 130
保護の停止 … 134
保護の廃止 … 134

保護命令 … 191
母子及び父子並びに寡婦福祉法 … 116, 167, 169, 188
母子家庭 … 116
母子家庭等就業・自立支援事業 … 188
母子家庭等就業・自立センター … 188
母子福祉法 … 166
母子父子寡婦福祉資金貸付 … 190
母子・父子自立支援員 … 188
母子・父子自立支援プログラム策定事業 … 188
母子・父子福祉施設 … 188
母子保健法 … 166
補償的医療 … 72
補装具 … 147, 151
補足給付 … 150
補足性の原理 … 129
ホテルコスト … 87
ボランティア活動 … 225
ボランティアセンター … 226

ま

マイナンバー制度 … 43
マクロ経済スライド … 43, 94

み

ミーンズテスト … 37
未婚化 … 12
民間活動 … 223
民間保険 … 46
民生委員 … 115, 223
民生費 … 212

む

無差別平等の原理 … 129

め

メリット制 … 109

も

目的概念としての社会福祉 … 2

や

夜間対応型訪問介護 … 84
ヤングケアラー … 21

ゆ

有料老人ホーム…199

よ

養育支援訪問事業…161, 175
養育費…189
養介護施設従事者…203
要介護状態…79
要介護・要支援認定…80
養護者…163, 203
養護老人ホーム…198
幼稚園…172, 173
幼保一元化…170
要保護児童…168, 176
要保護児童対策地域協議会…178
要保護女子…190
養老律令…112
横出し給付…85
予防給付…84

ら

ライフコース…17
ライフサイクル…16
ライフステージ…16

り

リスクの分散…47
リスク分散機能…34
療育手帳…156
利用者支援のしくみ…120
利用者負担割合…86
癩病院…112
療養担当規則…67
療養の給付…57, 60
療養（補償）給付…108

れ

レセプト…74

ろ

労災保険…36, 106
労災保険制度の概要…107
労災保険の給付…108
老人医療制度…76
老人医療費の無料化…50, 116, 194
老人居宅生活支援事業…198
老人クラブ…203

老人健康保持事業…203
老人週間…200
老人の日…200
老人福祉計画…200, 215
老人福祉施設…198, 221
老人福祉制度…76
老人福祉法…116, 194, 197
老人保健施設…117, 194
老人保健制度…51, 64
老人保健法…53, 117
労働基準監督署…108
労働基準法…53, 106
労働者災害補償保険…47
労働者災害補償保険法…53, 107
労働者派遣法…15
労働者保険…47
労働福祉事業…108
労働力人口比率…18
老齢基礎年金…97
老齢厚生年金…101
老齢厚生年金の支給額…101
老老介護…21

わ

ワーク・ライフ・バランス…22, 120, 174

新体系看護学全書

健康支援と社会保障制度❸

社会福祉

2002年11月29日	第 1 版第1刷発行	定価（本体2,000円＋税）
2006年 2 月20日	第 2 版第1刷発行	
2009年 1 月15日	第 3 版第1刷発行	
2010年11月30日	第 4 版第1刷発行	
2012年11月30日	第 5 版第1刷発行	
2013年11月28日	第 6 版第1刷発行	
2014年11月27日	第 7 版第1刷発行	
2015年11月30日	第 8 版第1刷発行	
2016年12月 7 日	第 9 版第1刷発行	
2017年11月30日	第10版第1刷発行	
2018年11月30日	第11版第1刷発行	
2019年11月29日	第12版第1刷発行	
2020年11月30日	第13版第1刷発行	
2021年12月 6 日	第14版第1刷発行	
2022年11月30日	第15版第1刷発行	
2023年11月30日	第16版第1刷発行	
2024年11月29日	第17版第1刷発行	

編　集	西村　淳 ©	〈検印省略〉
発行者	亀井　淳	
発行所	株式会社 メヂカルフレンド社	

https://www.medical-friend.jp
〒102-0073　東京都千代田区九段北3丁目2番4号　麹町郵便局私書箱48号
電話　（03）3264-6611　振替　00100-0-114708

Printed in Japan　落丁・乱丁本はお取り替えいたします
ブックデザイン｜松田行正（株式会社マツダオフィス）
印刷｜大盛印刷（株）　製本｜（有）井上製本所
ISBN 978-4-8392-3415-7　C3347　　　　　　　　　　000608-009

新体系看護学全書

専門基礎分野

人体の構造と機能❶ 解剖生理学

人体の構造と機能❷ 栄養生化学

人体の構造と機能❸ 形態機能学

疾病の成り立ちと回復の促進❶ 病理学

疾病の成り立ちと回復の促進❷ 感染制御学・微生物学

疾病の成り立ちと回復の促進❸ 薬理学

疾病の成り立ちと回復の促進❹ 疾病と治療1 呼吸器

疾病の成り立ちと回復の促進❺ 疾病と治療2 循環器

疾病の成り立ちと回復の促進❻ 疾病と治療3 消化器

疾病の成り立ちと回復の促進❼ 疾病と治療4 脳・神経

疾病の成り立ちと回復の促進❽ 疾病と治療5 血液・造血器

疾病の成り立ちと回復の促進❾ 疾病と治療6
内分泌／栄養・代謝

疾病の成り立ちと回復の促進❿ 疾病と治療7
感染症／アレルギー・免疫／膠原病

疾病の成り立ちと回復の促進⓫ 疾病と治療8 運動器

疾病の成り立ちと回復の促進⓬ 疾病と治療9
腎・泌尿器／女性生殖器

疾病の成り立ちと回復の促進⓭ 疾病と治療10
皮膚／眼／耳鼻咽喉／歯・口腔

健康支援と社会保障制度❶ 医療学総論

健康支援と社会保障制度❷ 公衆衛生学

健康支援と社会保障制度❸ 社会福祉

健康支援と社会保障制度❹ 関係法規

専門分野

基礎看護学❶ 看護学概論

基礎看護学❷ 基礎看護技術Ⅰ

基礎看護学❸ 基礎看護技術Ⅱ

基礎看護学❹ 臨床看護総論

地域・在宅看護論 地域・在宅看護論

成人看護学❶ 成人看護学概論／成人保健

成人看護学❷ 呼吸器

成人看護学❸ 循環器

成人看護学❹ 血液・造血器

成人看護学❺ 消化器

成人看護学❻ 脳・神経

成人看護学❼ 腎・泌尿器

成人看護学❽ 内分泌／栄養・代謝

成人看護学❾ 感染症／アレルギー・免疫／膠原病

成人看護学❿ 女性生殖器

成人看護学⓫ 運動器

成人看護学⓬ 皮膚／眼

成人看護学⓭ 耳鼻咽喉／歯・口腔

経過別成人看護学❶ 急性期看護：クリティカルケア

経過別成人看護学❷ 周術期看護

経過別成人看護学❸ 慢性期看護

経過別成人看護学❹ 終末期看護：エンド・オブ・ライフ・ケア

老年看護学❶ 老年看護学概論／老年保健

老年看護学❷ 健康障害をもつ高齢者の看護

小児看護学❶ 小児看護学概論／小児保健

小児看護学❷ 健康障害をもつ小児の看護

母性看護学❶
母性看護学概論／ウィメンズヘルスと看護

母性看護学❷
マタニティサイクルにおける母子の健康と看護

精神看護学❶ 精神看護学概論／精神保健

精神看護学❷ 精神障害をもつ人の看護

看護の統合と実践❶ 看護実践マネジメント／医療安全

看護の統合と実践❷ 災害看護学

看護の統合と実践❸ 国際看護学

別巻

臨床外科看護学Ⅰ

臨床外科看護学Ⅱ

放射線診療と看護

臨床検査

生と死の看護論

リハビリテーション看護

病態と診療の基礎

治療法概説

看護管理／看護研究／看護制度

看護技術の患者への適用

ヘルスプロモーション

現代医療論

機能障害からみた成人看護学❶
呼吸機能障害／循環機能障害

機能障害からみた成人看護学❷
消化・吸収機能障害／栄養代謝機能障害

機能障害からみた成人看護学❸
内部環境調節機能障害／身体防御機能障害

機能障害からみた成人看護学❹
脳・神経機能障害／感覚機能障害

機能障害からみた成人看護学❺
運動機能障害／性・生殖機能障害

基礎分野

基礎科目 物理学

基礎科目 生物学

基礎科目 社会学

基礎科目 心理学

基礎科目 教育学

ISBN978-4-8392-3415-7
C3347 ¥2000E
定価2,200円
（本体2,000円＋税10%）

9784839234159

1923347020000

新体系 看護学全書

健康支援と社会保障制度 ❸

社会福祉